TRAITÉ

DES ACCOUCHEMENS.

AF363370

TRAITÉ

DES ACCOUCHEMENS

EN FAVEUR

DES ÉLEVES;

Dans lequel sont traitées les maladies des Femmes grosses & accouchées, & celles des petits Enfans :

Par M. F. A. DELEURYE,

Membre de l'Académie Royale de Chirurgie, Conseiller - Chirurgien ordinaire du Roi en son Châtelet.

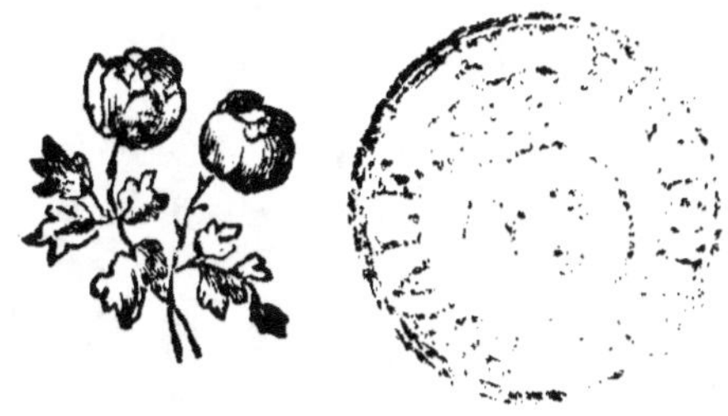

A PARIS,

Chez

M. LAMBERT, Imprimeur-Libraire, rue des Cordeliers , au Collége de Bourgogne.

P. F. DIDOT, le jeune, Libraire, Quai des Augustins.

M. DCC. LXX.

DISCOURS
PRÉLIMINAIRE.

AUX ÉLEVES.

LES FONCTIONS DE L'ACCOUCHEUR, Messieurs, sont aisées à remplir quand la nature ne s'écarte pas de ses loix ; si cela se passoit ainsi, toute étude seroit inutile ; les meres, après avoir conçu, se verroient délivrées avec facilité ; le premier homme présent seroit dans le cas de les secourir ; les précautions les plus simples suffiroient : mais cet état, qui seroit sans doute préférable à tous égards, n'existe que dans les souhaits que nous faisons pour sa réalité.

Les maux qui assiégent l'humanité dans les Accouchemens, se présentent en foule ; la nature, si belle, si réglée, si uniforme dans ses fonctions quand rien n'intervertit son ordre, cache cependant à

notre foible vue , la maniere dont elle
les exécute , & celle dont elle les termine;
l'œil humain ne fçauroit pénétrer fes fe-
crets , & dans l'incertitude où cette ignorance jette l'Opérateur , il doit toujours
craindre que les fonctions qu'il voit ou
croit voir remplir avec la plus heureufe
apparence n'aient un principe vicieux , il
doit toujours trembler qu'un accident imprévu n'entraîne les fuites les plus facheu-
fes ; car à combien d'accidens les femmes
ne font-elles pas fujettes dans cet état de
crife.

Il eft d'ailleurs , des fujets qui avec
l'extérieur le plus parfait , font dans le
cas d'éprouver , par des événemens inat-
tendus , des accouchemens qui fortent
des loix ordinaires ; c'eft alors que devenant laborieux les reffources de l'art font
les plus néceffaires : que fera l'Opérateur , fi une étude approfondie n'a donné
à fon efprit la fagacité , la juftefle , la
promptitude à fe déterminer , & tant d'autres qualités que le moment exige.

Combien d'infortunées font péries entre

les mains d'Opérateurs imprudens ou inexpérimentés ! Il eſt toujours douloureux de n'avoir pu prévoir le mal, de n'avoir pu y remédier, quoique l'on ait fait tout ce que la prudence humaine inſpire, & que la conſcience, cette voix intérieure, à qui rien n'échappe, ne diſe rien ; mais que de reproches ne doit pas ſe faire celui qui cauſe la perte de deux infortunés par ſa coupable ignorance ; c'eſt ce qu'il faut craindre, & ce que l'on ne peut éviter ſans une étude approfondie de l'art & de ſes reſſources.

Que de vertus ne doit point avoir un Accoucheur, que d'obligations il s'impoſe ; combien de réflexions ne doit-il pas faire, quand il ſçait que ſon concitoyen va lui confier ce qu'il a de plus cher ; ſa femme & ſon enfant : ce principe bien gravé dans ſon cœur le force de s'inſtruire & de travailler continuellement pour ſe rendre digne de cette confiance, & en remplir les fonctions avec toutes les qualités requiſes ; c'eſt le but qui m'anime, c'eſt cette idée qui m'a fait mettre cet ouvrage au jour.

Avant que d'entrer en matiere, il ne fera pas inutile de jeter un coup d'œil fur les ouvrages & fur les Auteurs qui nous ont précédé : après avoir indiqué les pas qu'ils ont faits dans cette carriere, j'analyferai rapidement les différens objets que j'ai tâché de réunir dans ce volume.

L'art des Accouchemens, fi précieux, fi utile à la fociété, & depuis fi long-tems dans le néant, peut être regardé comme un art nouvellement découvert, dont la théorie forme aujourd'hui une doctrine très-étendue; du tems d'Hyppocrate, la doctrine fur les Accouchemens étoit réduite à bien peu de chofes, & les ouvrages que ce Prince de la Médecine nous a laiffés fur cette matiere ont été la fource d'une infinité d'erreurs dont on n'eft revenu que depuis un fiécle & demi environ.

Ambroife Paré eft le premier qui tira cette doctrine du néant. *Guillemeau*, fon difciple, parmi les ouvrages qu'il a faits, nous a laiffé un Traité d'Accouchemens. *Pierre-Paul Bien-affis*, de la ville de Poitiers, en fit imprimer un en 1602 ; mais ces Traités étoient bien éloignés de la perfection ; pour s'en convaincre il ne faut que les lire, & remarquer la façon dont ces Accoucheurs se conduisoient lorsque l'enfant se présentoit mal.

Quelque tems après parut *Mauriceau*, c'est lui, qui le premier a écrit sur la maniere de retourner l'enfant, & sur la nécessité de le faire ; son Livre, qui a été traduit en plusieurs langues qui a passé chez les étrangers, le nombre d'éditions qui en ont été faites, font assez connoître l'Auteur & le mérite de son ouvrage.

Après lui parurent *les Peu, les Dionis, les Clement, les Viardel*, qui tous, comme de concert, ont travaillé à la perfection de l'art : les observations de *Viardel* font détaillées, cet Auteur explique les positions que tenoit l'enfant, & les différens procédés qu'il a mis en usage pour terminer le travail.

C'est à *Lamotte*, à qui nous avons l'obligation d'avoir fait de cet art un corps de doctrine ; ce Praticien éclairé, a pris ce que ces Auteurs ont dit de meilleur, il appuie fon fentiment d'un nombre infini d'obfer- vations, & a formé un corps d'ouvrage excellent ; fes obfervations font pleines de fagacité & de doctrine, enfin c'eft le meil- leur Livre que nous ayons en ce genre.

Depuis l'ouvrage de *Lamotte, Menard, Deventer, Smellie, Levret, Roederer* ont écrit fur cet objet. *Deventer* fur-tout en expliquant l'obliquité de la matrice a rendu un fervice très-effentiel à l'art.

Il eft des cas où la nature & la main feule du Chirurgien le plus expérimenté ne peuvent fuffire pour terminer certains travaux ; les anciens avoient imaginé dif- férens inftrumens tous très – meurtriers ; préfentement ils font réduits à un très-petit nombre, le forceps fuffit à un Ac- coucheur, & dans un cas défefperé le crochet, mais très-rarement ; c'eft ce que l'on fera à portée de voir dans le cours de l'ouvrage.

L'invention du forceps, cet inftrument

fi utile depuis fes corrections, a été dif-
puté par trois Chirurgiens ; enfin *Palfin*
le donna en France, & il y fut connu fous
le nom des mains ou forceps de *Palfin*. Par
les corrections que M. *Levret* y a fait,
cet inftrument eft devenu fi utile à l'art
des Accouchemens, que felon moi il eft
le feul favorable, & le feul dont on doive
fe fervir.

Depuis fon ufage l'art des accouchemens s'eft civilifé, fi je puis parler ainfi,
les inftrumens meurtriers des anciens ont
été rejetés, & l'on a aboli l'ufage barbare
de facrifier l'enfant pour fauver la vie de
la mere.

Le levier de *Roonhuifen*, fi connu en
Hollande, fi vanté par quelques Praticiens
de nos jours, n'eft pas fi général dans
fon ufage que le forceps, puifqu'il n'**y a**
qu'une pofition de favorable à fon application ; il eft d'autant plus inutile que dans
la néceffité de s'en fervir, une branche
du forceps peut produire le même effet.

Mauriceau eft le feul qui ait écrit fur
les maladies des femmes groffes, & accou-

chées ; tous les Auteurs fe font contenté
de traiter fimplement les accouchemens ;
cette partie eft cependant très-néceffaire ,
car il ne fuffit pas de fçavoir fecourir une
femme pendant fon travail, il faut fçavoir
conferver fa groffeffe , remédier aux différens accidens qui peuvent arriver pendant
ce tems , conferver la mere pendant &
après fes couches s'il lui furvient quelques
maladies ; enfin fçavoir indiquer & donner
les remèdes dont elle peut avoir befoin.

Dans les grandes Villes où les fecours
de toute efpéce fe trouvent réunis on
appelle du confeil, & fouvent il arrive que
par entêtement ou par ignorance , on le
fait trop tard, la mere & fon fruit en font
la victime pendant la groffeffe, & l'un ou
l'autre après l'accouchement ; ces fecours
manquent quelquefois, il eft d'ailleurs des
circonftances où il faut fe décider fur le
champ , fi l'on veut fauver la vie de la
femme ; il faut donc qu'un Accoucheur
foit inftruit, & connoiffe à fond les grands
principes de l'art pour fe comporter avec
connoiffance de caufe dans le traitement

des maladies ; fi l'on n'eft pas perfuadé de ce principe, la partie pathologique de cet art reftera dans l'état le plus déplorable ; il ne faut pour s'en convaincre que lire les différens Traités d'Accouchemens qui ont paru.

DIVISION DE L'OUVRAGE.

Cet Ouvrage eft divifé en deux parties qui renferment chacune trois Livres, dans le premier Livre je commence par établir les principes de l'art, c'eft-à-dire, je donne une defcription exacte du baffin, de fon état naturel & contre nature ; une defcription des parties de la femme qui fervent à la génération, à la groffeffe & à l'accouchement ; dans le fecond font décrits les fignes des groffeffes, leurs dif-férences, & les fubftances qui les forment; le troifiéme contient les maladies des femmes groffes, leurs fignes & les moyens que l'on peut employer pour prévenir ces maladies, les pallier ou les guérir.

Le premier Livre de la feconde partie

renferme l'art des Accouchemens, les connoiſſances qu'il faut avoir, les différens procédés qu'il faut employer pour réuſſir & terminer l'opération ; le ſecond traite des maladies des femmes accouchées, de la maniere de les conduire ſuivant les différens cas, & des moyens de prévenir ou de guérir l'état morbifique dans lequel elles peuvent tomber; enfin dans le dernier je parle de l'enfant nouveau né, des accidens qui peuvent lui arriver, & de la conduite qu'il faut tenir avec lui depuis qu'il reſpire juſqu'à la dentition.

Cet Ouvrage eſt le fruit de mes lectures, de mes réflexions, de ma pratique, des leçons que j'ai reçues des grands Maîtres dont j'ai été le diſciple ; ils pourront même s'y reconnoître dans certains endroits, mais loin de m'en ſçavoir mauvais gré ils doivent au contraire s'en applaudir : mes Lecteurs y trouveront des choſes déjà énoncées dans les Auteurs, qu'ils n'en ſoient pas étonnés ; j'ai puiſé dans tous les Auteurs connus, & c'eſt avec ces ſecours réunis que j'ai formé ce corps d'Ouvrage.

Je fais mes efforts pour n'y rien dire d'inutile, on n'y trouvera ni remarque ni citations fur ce que l'on a fait précédemment ; depuis que j'enfeigne j'ai pris pour régle de ne dire que ce qui concerne la faine pratique, & fimplement ce qu'il faut faire, par ce moyen mes Auditeurs n'ont qu'un objet à fuivre, leur mémoire n'eft point embrouillée par des idées qui fouvent font étrangeres au fujet, les leçons font plus claires, & plus faciles à comprendre.

Je n'adopte aucun fyftême, les raifons qu'il faudroit donner pour & contre ne ferviroient qu'à groffir le volume fans apporter grande utilité ; fi mes Lecteurs veulent approfondir, ils font les maîtres de lire les Auteurs de tous les fyftêmes connus fur la menftruation, fur la génération, fur la nourriture du fœtus, &c.

Le defir d'être utile à mes concitoyens, & l'envie d'inftruire dans un Art auffi effentiel, font les motifs qui ont déterminé mon travail : ce font ces motifs, Meffieurs, qui m'engagent à vous l'offrir, & à vous exhorter à l'étude avec l'affiduité,

l'ardeur & la réflexion néceſſaires pour mé-
riter réellement la confiance de vos compa-
triotes ; puiſſe-t-il vous être agréable ; je
prend pour garant de ſon ſuccès l'envie
que vous avez d'apprendre, & de ſecourir
vos ſemblables dans les différens maux qui
les affligent.

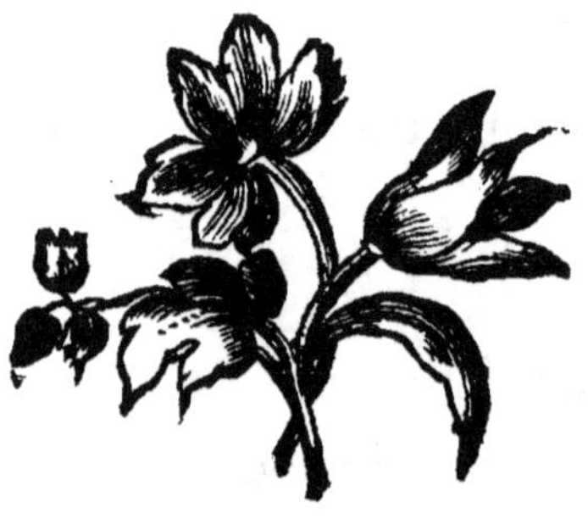

TRAITÉ
DES ACCOUCHEMENS.

PREMIERE PARTIE.

LIVRE PREMIER.

SECTION PREMIERE.

Description générale du Bassin de la femme.

1 L'on divise les parties de la femme qui servent à la génération, à la grossesse & à l'accouchement, en molles & en dures. Les parties dures sont les os du bassin, & les parties molles sont divisées en internes & externes.

2 Le bassin est une cavité sans fond qui termine le tronc dans le squelette ; il est articulé avec les dernieres vertebres des lombes & avec les os femurs.

A

3 Le bassin d'une femme & celui d'un homme également bien constitués, diffèrent entre eux. Ces différences étoient nécessaires pour la grossesse & l'accouchement.

4 Les os qui forment le bassin doivent être considérés, relativement aux accouchemens, tels qu'ils sont dans le fœtus, & tels qu'ils sont dans l'adulte : dans le fœtus, le bassin est composé de huit os ; dans l'adulte, au contraire, il n'est composé que de quatre.

5 Les os du bassin dans le fœtus sont unis par des cartilages dont une partie s'ossifie ; tels sont les piéces du sacrum & les os ilium, ischion & pubis : les ossifications ne sont jamais contraires à l'accouchement.

6 Les cartilages au contraire qui unissent l'os ilium avec le sacrum & les deux os pubis, ne s'ossifient jamais, ils acquièrent seulement plus de solidité en diminuant d'épaisseur.

7 Dans l'adulte le bassin est ferme, solide, fait pour résister à toutes les impressions qu'il reçoit ; ce qui étoit nécessaire, étant une partie intermédiaire, qui sert de base à toute la charpente osseuse, & qui supporte les secousses & les efforts des extrémités inférieures.

8 Dans le fœtus il est souple, flexible, ce qui facilite les différentes attitudes qu'il prend dans la matrice, favorise l'accouchement par le siége & par les pieds; dans l'un ou l'autre cas, les différentes piéces dont il est composé, font, par rapport à leur flexibilité, ce qu'exécutent les os du crâne dans l'accouchement naturel.

9 L'extrême flexibilité & la fermeté des os du bassin sont donc nécessaires pour que toutes les fonctions de l'adulte & du fœtus se fassent avec aisance.

SECTION II.

De la Structure des os du Bassin.

10 LES os qui entrent dans la composition du bassin sont communs & propres; nous allons les examiner en tant qu'ils nous sont nécessaires pour les accouchemens.

11 Le sacrum forme la partie postérieure Du Sacrum. du bassin, sert de base & de soutien à l'épine, facilite ou retarde l'enfantement, suivant sa bonne ou mauvaise conformation; sa figure est triangulaire, sa base est supérieure & se joint avec sa derniere vertebre des lombes, la pointe est inférieure & est jointe avec le coccix.

12 La partie supérieure de cet os forme

A ij

une faillie par fa jonction avec la derniere vertebre des lombes ; fes différens degrés de proportion caufent de grands accidens dans le tems de l'enfantement.

13 La préfence de cette faillie & fa jufte proportion facilitent l'accouchement ; lorf-qu'elle manque, c'eft un défaut de confor-mation nuifible aux femmes , fur-toût à celles qui font groffes.

14 A la partie inférieure de cet os eft une feconde faillie moins confidérable que la premiere, ce qui rend cet os concave & augmente le volume de la cavité du baffin.

15 Il eft rare de trouver l'os facrum dé-pourvu de ces deux faillies; & lorfque l'une des deux manque, la cavité du baffin eft diminuée, & l'un des détroits eft plus grand que l'autre.

16 De chaque côté du facrum font des trous qui fouvent varient en nombre : ces trous donnent paffage à des nerfs qui occa-fionnent les crampes, les engourdiffemens & les tremblemens que les femmes reffen-tent dans l'accouchement naturel, fur-tout lorfque l'on employe le forceps.

Vices du Sa-crum.

17 Cet os eft mal conformé quand fa face interne eft plate au lieu d'être con-cave, quand fa faillie fupérieure eft ou trop fuperficielle ou trop avancée en dedans, quand l'angle inférieur de cet os eft trop

recourbé en dedans , enfin quand les piéces de cet os font mal difpofées.

18 **A** l'extrémité inférieure du facrum eft le coccix qui eft beaucoup plus petit , & a la même configuration ; il eft com-pofé de plufieurs piéces offeufes qui ne s'of-fifient que dans l'âge avancé ; leur défaut d'offification eft très - favorable pour l'ac-couchement. Du Coccix.

19 Le coccix aide à former la faillie in-férieure de l'os facrum, il facilite & retarde l'accouchement fuivant les cas; & dans l'un & l'autre il peut produire de grands acci-dens.

20 Le coccix trop recourbé en dedans, fur - tout dans un âge avancé, & lorf-que les os qui le compofent font foudés entre eux, eft un obftacle très grand à l'ac-couchement : ce vice à l'âge de 15 , 18 ou 20 ans eft de peu de conféquence ; cet os au lieu d'être courbé peut être droit; il ag-grandit par cette difpofition le détroit fupé-rieur , & facilite la defcente de la matrice dans le tems de l'accouchement. Vices du Coccix.

21 On donne le nom d'Innominés aux os propres du baffin ; ces os font au nombre de deux , un de chaque côté , que l'on divife en trois piéces offeufes , nommées ilium, ifchion & pubis. Des Inno-minés.

A iij

De l'ilium.

22 L'os ilium, autrement os des isles ou des hanches, est la plus grande des trois piéces qui forment les innominés; il leur est supérieur, situé obliquement de devant en arriere, & de dehors en dedans; il repré-sente une espéce d'aîle large, plate & con-cave; ces aîles sont plus écartées aux fem-mes qu'aux hommes, c'est ce qui sert en partie à distinguer le bassin d'un squelette de femme d'avec celui d'un homme, tous deux également bien conformés.

Vices de l'i-lium.

23 Cet os peut être trop serré, trop rap-proché de son congénere, avoir la crête plus élevée & moins arrondie; les épines antérieures & supérieures peuvent rentrer en dedans, & avoir le bord inférieur tran-chant au lieu d'être arrondi.

De l'is-chion.

24 L'ischion est plus petit que l'ilium, auquel il est inférieur, & postérieur au pu-bis; il forme, avec celui du côté opposé, les parties latérales inférieures du bassin; ensemble ils empêchent la chûte de la ma-trice, & donnent chacun attache à deux forts ligamens qui contribuent à la forma-tion du bassin.

25 Cet os se divise en trois parties, sça-voir, son corps, sa tubérosité & sa bran-che; ses parties facilitent, retardent ou met-tent un obstacle invincible à l'accouche-ment.

26 Le corps de cet os peut être jeté en dedans, sa face interne, inégale & raboteuse ; l'épine sciatique, trop pointue ou trop avancée ; l'angle inférieur, trop recourbé ; enfin la piéce intérieure de cet os peut, en se rapprochant trop de sa congénere, former un cône tronqué.

Vices de l'ischion.

27 L'os pubis est le plus petit des trois os qui forment les innominés, il fait la partie antérieure du bassin.

De l'os pubis.

28 On le divise en trois parties, sçavoir, son corps, son angle & sa branche ; son corps aide à former la cavité cotiloïde, son angle est la partie par laquelle il se joint avec celui du côté opposé, & sa branche se joint avec celle de l'ischion.

29 Sa jonction avec celui qui lui est opposé forme un cintre dont la convexité est en dehors, & la concavité en dedans. La partie supérieure forme une partie du détroit supérieur, & l'inférieure une partie du détroit inférieur, & s'appelle l'arcade du pubis.

30 Les vices du pubis sont d'avoir son cintre trop applati & porté en dedans, son épine rejetée vers la partie intérieure & tranchante au lieu d'être arrondie, la symphise peut être plus longue, la branche plus rapprochée de sa congénere, & former par ce moyen un angle aigu au lieu d'un presqu'arrondi.

Vices du pubis.

A iv

SECTION III.

Des Cartilages & des Ligamens du Baffin.

31 Il n'y a dans l'adulte que trois cartilages qui uniffent les os du baffin, fçavoir, celui du pubis, & ceux des ilium, avec les apophyfes tranfverfes du facrum.

32 L'écartement de ces cartilages a lieu pendant le travail de l'enfantement ; ce fait eft prouvé, & l'on n'en doute plus ; leur diftenfion eft d'autant plus facile à comprendre, que ces cartilages tiennent de la nature des cartilages intervertebraux.

33 Le Docteur Smellie a donc tort de n'accorder la diftenfion de ces cartilages que dans les accouchemens contre nature & violens ; ils s'écartent, à la vérité, dans ce cas, mais ce n'eft qu'avec précipitation, & l'on s'en apperçoit aifément, au lieu que dans l'accouchement naturel ils y font préparés de longue main : c'eft ce que je vais expliquer.

34 Dans les cas ordinaires l'accouchement naturel ne fe déclare pas fur le champ, il fe prépare 10, 12, 15 jours avant le terme ; la matrice alors par fa pofition pefe fur les bords du détroit fupérieur, com-

prime les vaiſſeaux qui rampent ſur cette partie, la circulation qui ſe trouve gênee ſe fait difficilement, la ſéroſité s'extravaſe, s'épanche dans le tiſſu cellulaire des parties environnantes; le tiſſu des cartilages participe à cette infiltration, les fibres qui entrent dans leur compoſition, ſe trouvant abreuvées & macérées, deviennent plus ſouples, plus lâches & plus ſuſceptibles d'extenſion lorſqu'une cauſe quelconque les oblige de s'allonger, de ſe diſtendre, enfin de s'écarter.

35 Vers la partie inférieure du baſſin il y a de chaque côté deux ligamens très forts que l'on appelle ſacro-iſchiatiques; ces ligamens ſervent à diriger la tête de l'enfant dans l'accouchement naturel, & le ſiége, lorſque l'enfant vient par cette partie.

Des ligamens ſacro-iſchiatiques.

36 De ces ligamens, le plus grand, qui eſt externe, vient des parties latérales & ſupérieures de l'os ſacrum, & par quelques fibres de la partie poſtérieure de l'os des iſles, deſcend obliquement pour gagner la tubéroſité de l'iſchion où il ſe termine; le petit ou l'externe tire ſon origine des parties latérales inférieures du ſacrum, & ſupérieures du coccix, ſe croiſe avec le grand, & va ſe terminer à l'épine de l'iſchion.

37 Les jonctions cartilagineuſes de ces

os font foutenues par plufieurs ligamens
très forts qui, des parties latérales & fupérieures de l'os facrum , vont fe terminer
aux os des ifles ; il y en a de très-forts qui
partent des apophyfes tranfverfales de la
derniere vertebre des lombes.

S E C T I O N IV.

De la forme interne & externe du Baffin, &
de la différence du Baffin d'une femme
d'avec celui d'un homme également bien
conftitués.

38 J'AI déjà dit plus haut que le baffin
d'une femme bien conformée, différoit de
celui d'un homme également bien confti-
tué , en ce que 1°, fa cavité eft plus large
de tout côté. 2° Les aîles formées par les
iliums y font plus évafées & plus applaties.
3° Son cintre formé par les pubis y eft
plus allongé. 4° Les branches des pubis &
ifchions y font plus écartées. 5° Les tubé-
rofités des ifchions y font plus éloignées.
6° L'os facrum & le coccix s'y portent plus
en arriere. 7° La faillie fupérieure de l'os
facrum eft moins confidérable.

39 Un baffin de femme où fe trouvent
toutes fes dimenfions, & qui eft accompagné de fes ligamens facro · ifchiatiques ,

a deux ouvertures que l'on appelle les détroits du baffin, que l'on diftingue en fupérieur & en inférieur.

40 Le détroit fupérieur a ordinairement
quatre pouces un quart de devant en arriere,& cinq pouces un quart de droite à gauche; le détroit inférieur a quatre pouces
un quart de tous côtés; mais dans le tems
de l'enfantement, & lorfque la tête va pour
s'engager fous l'arcade du pubis, le coccix
eft forcé de fe porter en arriere, & alors la
dimenfion de derriere en avant augmente
d'un pouce environ.

41 Depuis la jonction de la derniere vertebre des lombes jufqu'à la pointe du coccix, la profondeur du baffin eft de cinq
pouces; depuis la bafe des iliums jufqu'à la
tubérofité des ifchions, la profondeur eft
de quatre pouces; enfin la fymphife du pubis n'a que deux pouces; quelques-unes de
ces dimenfions changent dans le tems de
l'accouchement, c'eft ce que nous verrons
plus bas.

42 Le facrum & le coccix forment une
concavité qui rend la cavité du baffin plus
ample; la defcente du pubis eft un peu inclinée en devant, & celle des ifchions eft
perpendiculaire; ces os fe portent en dehors
en venant de derriere en devant; enfin les
vertebres des lombes fe jettent en arriere,

après avoir formé leurs voûtures avec le ſacrum.

43 Un baſſin ainſi conformé favoriſera toujours l'accouchement à terme, ſoit naturel, ſoit contre nature.

44 Un baſſin peut être plus large ou plus étroit, & cauſer beaucoup d'accidens dans le tems du travail ; s'il eſt trop large, il cauſera la deſcente de la matrice dans l'accouchement naturel, & dans celui contre nature, on pourra entraîner ce viſcere, ſi l'on n'y fait beaucoup d'attention.

45 La matrice peut encore être entraînée, quoique le baſſin ait toute ſes dimenſions, ſi la femme a paſſé d'un embonpoint extrême à une extrême maigreur.

46 La deſcente de matrice ſera encore plus à craindre dans un accouchement contre nature, ſi la femme a naturellement le baſſin ſpacieux, ou ſi elle ſe trouve affoiblie par une maladie ſoit aiguë ſoit chronique.

47 Si par la même raiſon une femme extrêmement graſſe accouche facilement de ſon premier enfant, il faut ſe défier des dimenſions de ſon baſſin, ſi elle vient à faire d'autres enfans dans l'état de maraſme.

48 Le baſſin peut être étroit ſans difformité lorſqu'il n'aura pas encore acquis **toute**

fon étendue, fi les os qui le compofent font plus gros qu'ils ne doivent être naturellement ; fi le baffin fe trouve plus étroit dans l'âge où toutes les parties de la femme ont pris leur accroiffement.

49 La terminaifon de l'accouchement fera plus ou moins difficile dans un baffin étroit fans difformité, parce qu'un baffin peut être trop étroit pour un enfant volumineux, & fuffifamment large pour un petit, même pour un moyen.

50 Il ne faut jamais juger de la groffeur de la tête de l'enfant par celle de fon corps dans l'accouchement contre nature, ni de celle de fon corps par celle de la tête dans l'accouchement naturel.

51 Il fe trouve des femmes qui, avec le baffin bien formé, accouchent difficilement de leur premier enfant, & très-facilement du fecond ; il arrive auffi fort fouvent que la même femme accouche fort facilement de plufieurs enfans, & a beaucoup de peine aux fuivans.

52 Il y a des femmes, en apparence très-bien faites, & qui ont des peines infinies à accoucher, pendant qu'une femme mal conftituée accouchera fort aifément ; c'eft toujours une marque que les premieres ont été nouées dans leur plus tendre enfance.

53 Enfin l'on voit des femmes accoucher fort heureusement de certains enfans quoiqu'elles foient nouées. & on en voit mourir d'autres après avoir fouffert des douleurs & des tourmens inouis, fans avoir pu accoucher. Ces différences s'établiffent fur le volume de l'enfant dans un fujet d'ailleurs mal conformé.

54 Il naît fouvent des enfans difformes, mais cette difformité dépend le plus fouvent de la gêne qu'ils ont éprouvée dans la matrice, d'autres peuvent l'être devenus après leur naiffance, faute d'attention & de foin.

SECTION V.

Des parties qui tapiffent l'intérieur du Baffin.

55 LES os du baffin font revêtus de parties mufculeufes, ligamenteufes & autres, qui par leur foupleffe empêchent que l'impreffion qu'ils font fur la matrice ne foit douloureufe.

56 L'os facrum a fes connexions avec l'ilium & les dernieres vertebres des lombes, fortifiées par des fibres ligamenteufes; les parois internes font tapiffées poftérieurement par le mufcle pfoas, latéralement par l'iliaque, antérieurement par le triceps,

le pectineus, intérieurement & postérieurement par le pyramidal, intérieurement par l'obturateur interne, enfin le fond de cette cavité est fermé par les muscles releveurs de l'anus, les muscles coccigiens, les ligamens sacro-ischiatiques, les tégumens communs, &c.

57 Le bassin, à sa partie postérieure, est garni d'une infinité de nerfs fort considérables ; ces nerfs sont le crural tant antérieur que postérieur, les sacrés & l'intercostal.

58 Ces muscles & ces nerfs causent les douleurs, les engourdissemens, les foiblesses & les autres incommodités que ressentent les femmes pendant leurs grossesses, & surtout lorsqu'on employe le forceps dans l'accouchement naturel.

Section VI.

Des Parties molles qui servent à la génération, à la grossesse & à l'accouchement.

59 Le pénil est une éminence commune aux deux sexes, on l'appelle vulgairement Du pénil. la motte, le mont de Vénus, &c. Cette éminence placée au bas de l'hypogastre, entre les aînes & au-dessus des grandes lévres, est en partie formée par la graisse dont la quantité est plus ou moins grande, suivant les degrés d'embonpoint.

60 A treize ou quatorze ans il y croît des poils, ce qui annonce l'âge de puberté; & plus l'on avance en âge, plus ils se multiplient.

Des grandes levres. 61 Les grandes lévres sont situées au-dessous du pubis, & placées entre les cuisses; elles sont formées par la peau qui recouvre un amas de graisse; elles sont plus amples à leurs parties supérieures qu'aux inférieures; elles ont deux surfaces, l'extérieure a la peau blanche, épaisse, garnie de poils, l'intérieure est rouge, vermeille, très fine, très unie, très douce; leur écartement forme ce que l'on appelle la vulve ou grande fente.

62 Les grandes levres sont toujours fermes dans les jeunes filles, à moins que de très grasses elles ne tombent dans le marasme; cette fermeté diminue dans les femmes; enfin elles sont plus ou moins rapprochées l'une de l'autre, & leur jonction s'appelle commissure.

63 Ces parties en diminuant d'épaisseur concourent à la dilatation de l'orifice du vagin dans le tems de l'accouchement, c'est pourquoi si l'on se trouve dans le cas d'y faire des incisions, il faut les ménager, surtout chez les femmes qui peuvent encore avoir des enfans.

64 Les grandes levres se touchent de plus près aux parties supérieures qu'aux inférieures ; dans leurs substances l'on trouve une quantité de glandes sébacées qui fournissent une liqueur onctueuse ; très - utile dans le tems de l'accouchement.

65 Sur la fin des grossesses les grandes levres deviennent œdémateuses , mais ce n'est qu'après que les jambes & les cuisses le sont devenues : la compression des veines iliaques est une cause de cette maladie ; c'est ce que nous verrons en parlant des maladies des femmes grosses. Voyez le paragraphe 442.

66 Le clytoris est un petit bouton charnu *Du clytoris.* qui se rencontre au-dessus de la commissure supérieure des grandes levres : le clytoris rempli les mêmes fonctions que la verge ; mais il n'a ni urétre ni muscles accélérateurs.

67 Le clytoris s'accroît avec l'âge ; il se gonfle dans les approches conjugales ; il est doué d'un sentiment très délicat, & varie tant en longueur qu'en grosseur ; plus il est long, plus les femmes sont lascives ; souvent même elles peuvent en abuser.

68 Le clytoris reçoit un nerf de l'intercostal, les artères & veines honteuses lui fournissent du sang.

B

Des nymphes ou petites levres.

69 Les nymphes ou petites levres font deux replis de la peau interne des grandes levres ; elles forment par leur commiſſure ſupérieure le prépuce du clytoris ; elles reſſemblent aſſez bien aux crêtes qui pendent ſous le goſier d'un jeune coq ; leur ſituation eſt oblique, leur ſubſtance eſt celluleuſe & ſpongieuſe ; elles ſe gonflent, ſe roidiſſent pour ſerrer plus exactement la verge ; elles ſont parſemées d'une grande quantité de houpes nerveuſes qui les rendent très-ſenſibles.

70 Les nymphes changent avec l'âge, elles ſont fermes & ſolides dans certaines perſonnes, à d'autres elles augmentent de volume ou diminuent : quelquefois elles ſont ſi longues qu'on eſt obligé de les retrancher, mais il ne faut le faire que lorſque la femme a paſſé le tems de faire des enfans.

71 Les nymphes s'effacent dans l'inſtant du travail, & concourent à la dilatation de l'orifice du vagin ; ſouvent on les trouve effacées entiérement, même quelques jours après l'accouchement.

72 Entre les nymphes au-deſſous du clytoris eſt une ouverture à qui on a donné Du méat urinaire. le nom de méat urinaire, c'eſt l'orifice de l'urètre chez les femmes.

73 Pendant la groſſeſſe cet orifice eſt

communément retiré, & on le voit très-aifé-
ment dans les travaux laborieux ; c'eft pour
cette raifon qu'il faut fe fervir d'une fonde ou
algali plus long & plus menu qu'à l'ordinaire,
lorfqu'on veut pratiquer le cathéterifme.

74 Au-deffous du méat urinaire, eft un autre orifice que l'on appelle orifice du vagin : avant les approches conjugales cet
orifice eft étroit, entouré d'un cercle que
l'on appelle hymen ; mais après la premiere
approche ce cercle difparoît, & l'on trouve
en place quatre petits boutons charnus, qui
ont reçu le nom de caroncules mirtiformes.

75 Si après la confommation du mariage les femmes n'ont point d'enfans, les caroncules reftent dans leur état ordinaire,
elles s'écartent feulement pour permettre
l'intromiffion ; mais fi les femmes ont eu
plufieurs enfans, elles s'effacent & pâliffent
peu à peu. J'ai vu des femmes dont les caroncules mirtiformes étoient prefqu'obli-
terées, & ne laiffoient appercevoir que
quelques petits boutons charnus.

76 L'hymen forme quelquefois une membrane dont la continuité occafionne une
maladie, qui, par la longueur du tems, annonce tous les fimptômes de la groffeffe :
cette maladie eft occafionnée par la retenue du flux menftruel ; pour la guérir il ne

faut que fendre la membrane de l'hymen, & donner iſſue au ſang.

77 Il y a des filles en qui le cercle de l'hymen eſt ſi épais & ſi fort, qu'il empêche l'intromiſſion du membre viril ; une ſimple ſolution de continuité ſuffit pour remédier à ce vice de conformation : ſi la femme ne veut pas la ſouffrir, il faut la laiſſer tranquille ; ſi elle devient groſſe, la tête de l'enfant en ſortant déchirera cette membrane.

78 L'impoſſibilité de l'intromiſſion n'empêche pas la fécondation, on en a des exemples très-certains, tant à des femmes mariées qu'à des filles qui ne vouloient pas la permettre appréhendant de devenir groſſes.

79 L'on peut trouver des filles avec l'orifice du vagin fort large ; il ſuffit pour cela qu'elles ſoient ſujettes à des fleurs blanches habituelles, ou qu'elles ayent élargi cette partie peu à peu par des attouchemens indiſcrets.

80 L'orifice externe du vagin eſt couvert extérieurement par les muſcles du clytoris ; ſous ces muſcles eſt un lacis de vaiſſeaux qui a retenu le nom de plexus rétiforme, lequel pléxus eſt formé par des vaiſſeaux venant des hypogaſtriques.

81 Au devant de l'orifice du vagin, &

de l'hymen lorsqu'il existe, est un enfoncement appelé fosse naviculaire ou scaphoïde ; elle est terminée par la fourchette qui, dans les jeunes filles, est un ligament très-tendu, mais qui s'efface par l'usage du coït, & se détruit par l'accouchement.

82 On appelle perinée cet intervalle de deux doigts qui est depuis la fourchette jusqu'à l'anus : cette partie se trouve séparée en deux par une ligne brune qu'on appelle raphé.

83 Pendant le travail de l'accouchement le perinée acquiert beaucoup d'étendue, ce qui fait que depuis le coccix jusqu'à la fourchette, on peut séparer cette partie en trois, c. a. d. depuis la fourchette jusqu'à l'anus, l'anus dans sa totalité, & depuis l'anus postérieurement jusqu'à la pointe du coccix.

Section VII.
Du Vagin.

84 On appelle vagin ce canal membra- neu^x qui précede le col de la matrice : il est placé au-dessous du col de la vessie & de l'urètre, & au-dessus du rectum ; il est attaché dans toute sa longueur à ces trois parties ; il a deux extrêmités, une extérieure qu'on appelle l'orifice, & une intérieure qu'on appelle son fond.

B iij

85 Quand on fe deftine à la pratique des accouchemens, il faut bien connoître le vagin à raifon du toucher : c'eft ce que j'expliquerai plus bas. *V. le* § 235 & fuiv.

86 La fubftance du vagin eft membraneufe & fpongieufe : la fubftance membraneufe eft divifée en deux, dont l'une eft nerveufe & l'autre mufculeufe ; la premiere eft interne, la feconde externe.

87 Le tiffu fpongieux, qui compofe le vagin, eft entre ces deux membranes qu'il unit ; il eft naturellement ample, lâche, fouple & extenfible ; il contient des glandes qui filtrent continuellement une humeur onctueufe.

88 Le vagin eft fufceptible de relâchement ou de defcente, fur-tout lorfqu'il a acquis une grande dilatation ; ces accidens arrivent le plus fouvent aux femmes groffes qui portent de grands fardeaux, ou qui étant conftipées font de grands efforts pour aller à la garderobe.

89 Le vagin peut encore être contus, déchiré, meurtri, accidens qui arrivent toujours par imprudence, foit par le toucher trop fréquent, foit par les preffions que l'on fait dans l'intention d'avancer ou de précipiter l'accouchement ; fouvent ils arrivent par le trop long féjour de la tête au détroit inférieur.

90 Le vagin peut être étroit de naif-

fance au point d'empêcher l'intromiffion : il y en a un exemple dans l'Hiftoire de l'Académie des Sciences, année 1712, p. 36. Dans les ouvrages de M. Puzos l'on en voit un autre exemple : ces faits prouvent que la conception peut fe faire fans intromiffion.

SECTION VIII.
De la Matrice.

91 La matrice eft un vifcere creux, fitué dans la cavité du baffin, entre la veffie & le rectum ; la matrice étant le principal organe qui fert à la génération, à la groffeffe & à l'accouchement, demande à être connue dans les différens états par où elle paffe ; il faut fçavoir quelles font les parties qui entrent dans fa compofition, quel eft fon ufage, fa figure, fes régions, fes connexions.

92 La matrice, dans l'état de groffeffe & dans celui de vacuité, éprouve des changemens confidérables ; c'eft fous ces deux états qu'il faut la confidérer. Je vais commencer par la décrire telle qu'elle eft dans l'état de vacuité.

93 La figure de la matrice dans une fille de 15, 20 ans, approche de celle d'un flacon renverfé ; elle eft un peu applatie tant antérieurement que poftérieurement, mais

De la matrice en vacuité.

moins du côté de la partie antérieure, ce qui donne la facilité au rectum & à la veſſie de s'étendre, lorſqu'ils ſont remplis d'ex-crémens, ſans qu'elle puiſſe être gênée.

94 La matrice ſe diviſe en ſes régions, qui ſont antérieures, poſtérieures & latérales ; en ſes parties, qui ſont ſon fond, ſon corps & ſon col ; ſon corps & ſon fond s'apperçoivent aiſément quand le bas-ventre eſt ouvert ; mais ſon col ne peut s'appercevoir que par le vagin.

95 Une partie du corps de la matrice près ſon col tient, par un tiſſu fort ſerré, à la veſſie & au rectum ; & à raiſon de l'intimité de cette adhérence, l'on ne peut ſouvent décider laquelle des trois parties eſt malade, ſur-tout dans les cas d'inflammation.

96 La jonction de la matrice avec le vagin eſt coudée en tout tems ; mais elle eſt plus ou moins grande ſuivant l'état de la matrice.

97 Des parties latérales de la matrice partent deux angles que l'on appelle les cornes ; c'eſt à ces parties que ſont attachés les ligamens de ce viſcere, & celui de l'ovaire.

98 La cavité de la matrice répond aſſez bien à ſa forme extérieure ; on y obſerve trois ouvertures, dont deux très-petites ſont

fupérieures, & une troifieme beaucoup plus grande eft inférieure.

99 L'orifice de la matrice eft toujours ouvert, lorfqu'il n'y a rien de renfermé dans fa capacité qui ait rapport à la conception; mais pendant la groffeffe, il eft toujours fermé, à moins que la matrice n'emprunte de fon col pour fournir à fon extenfion.

100 Un nombre infini de fibres charnues & de vaiffeaux de tous genres entrent dans la compofition de la matrice; il y a des circonftances où les lymphatiques font en très-grand nombre, & d'autres où ce font les fanguins, le tout retenu par un tiffu cellulaire, qui fe prête facilement au degré d'extenfion plus ou moins confidérable que la matrice eft obligée de fubir.

101 Deux membranes enferment ces différentes fubftances; une externe, qui eft une continuation du peritoine, l'autre interne, très-fine, très délicate, qui eft une continuation de celle du vagin.

102 Les vaiffeaux de la matrice en vacuité font fi fins, fi repliés fur eux-mêmes, que l'on a beaucoup de peine à les appercevoir; mais dans le tems de la groffeffe, les calibres des vaiffeaux augmentent, les fibres fe redreffent, le tiffu cellulaire s'al-

longe, s'écarte suivant le besoin ; & jamais cette extension n'a été contraire à la matrice.

103 Les vaisseaux de la matrice sont des veines, des artères & des nerfs : le principal lui vient de l'intercostal ; les autres lui viennent des spermatiques, des hypogastriques & des hémorrhoïdales ; les veines vont se rendre dans celles du même nom.

104 Ruisch a placé au fond de la matrice un muscle ; il attribue la puissance contractive de ce viscere à ce muscle : il n'y a pas de muscle au fond de la matrice, & ce qu'il a pris pour tel, n'est que la réunion des fibres musculaires qui composent la matrice, qui se rassemblent dans cet endroit comme dans un centre.

105 La cavité de la matrice va en diminuant, & continue sans interruption quelconque depuis son fond jusqu'à l'extrémité de son col. De là l'impossibilité de pouvoir pénétrer dans son intérieur, & la facilité que certains corps, contenus dans sa cavité, ont à s'y engager.

106 Quelquefois le col de la matrice s'allonge considérablement, & paroît même jusqu'à l'orifice du vagin : cet allongement est occasionné par la présence d'un corps mou, comme germe avorté, & autre,

qui s'y est engagé, & qui y demeure quelque tems.

107 La matrice à l'approche des régles se gonfle, ses dimensions se trouvent alors changées ; mais elle revient à son état naturel, si-tôt que l'écoulement périodique est cessé.

108 La matrice peut encore essuyer des maladies qui la changent totalement, comme schirre, polype, &c. Elle peut renfermer toute autre chose qu'un enfant & ses dépendances ; elle est pour lors dans un état de maladie.

109 La matrice dans l'état de grossesse change totalement, ses parties sont confondues, sa situation n'est plus la même, aussi gêne-t'elle beaucoup la veïlie & le rectum, & occasionne-t'elle des douleurs considérables à la femme.

De la matrice dans l'état de grossesse.

110 Si les parois de la matrice n'augmentent pas pendant la grossesse, elles ne diminuent pas non plus de volume ; mais le diametre de ses vaisseaux augmente, les fibres musculaires se déployent, les mailles du tissu cellulaire s'écartent, elle prend plus de volume, & sa capacité devient plus grande.

111 L'endroit où le placenta s'implante paroît plus épais, il est vrai, mais cette

épaiſſeur eſt due aux calibres des vaiſſeaux qui ſont plus conſidérables, en plus grande quantité & plus ſanguins, puiſque j'en ai vu d'aſſez gros pour permettre l'entrée d'un tuyau de plume dans leur cavité.

112 Les fibres qui compoſent la matrice étant ſerrées & preſſées les unes ſur les autres hors le tems de la groſſeſſe, ſe déployent dans l'extenſion progreſſive de ce viſcere, ſe rangent à côté les unes des autres, ſont tendues & rendent, par les différens degrés de tenſion qu'elles ont, la ſurface interne inégale & raboteuſe. Les jeunes Accoucheurs ne doivent point ignorer cette diſpoſition, ſans cela ils occaſionneroient de grands accidens, ſur-tout quand ils operent la délivrance par le moyen de l'art.

113 La matrice a deux mouvemens, un naturel que l'on appelle actif, & l'autre contre nature que l'on appelle paſſif : l'actif a lieu hors la groſſeſſe, le paſſif a lieu au contraire pendant la groſſeſſe.

114 La ſubſtance du col de la matrice eſt la même que celle du corps & du fond de ce viſcere ; par conſéquent le col jouit des mêmes priviléges que le corps & le fond.

115 Les mouvemens du col de la matrice agiſſent en ſens contraire de ceux du fond & du corps, c. a. d. que lorſque le paſſif a lieu de la part du fond de la ma-

trice, c'eſt l'actif qui a lieu ſur le col; & lorſque l'actif agit chez le corps & le fond, c'eſt le paſſif qui a lieu ſur le col.

116 Pendant le travail de l'enfantement, la matrice ne ceſſe de ſe contracter ſur les corps qu'elle renferme, & quand ces corps ſont une fois ſortis, toutes les parties qui avoient été dilatées ſe reſſerrent & ſe contractent.

117 Tant que la matrice a de quoi fournir à ſon extenſion, elle n'emprunte rien ou très-peu de choſe de ſon col; mais dans les groſſeſſes énormes, au contraire, la matrice emprunte beaucoup, pour ne pas dire tout, de ſon col.

118 La membrane interne de la matrice eſt ſujette à s'exfolier, ſur-tout après des accouchemens contre nature, & lorſqu'on les termine long tems après l'évacuation des eaux: on s'apperçoit de cette ſuppuration par l'écoulement fétide qui ſort de ce viſcere après l'accouchement.

119 La ſuppuration & l'exfoliation peuvent exiſter dans une petite partie ou dans une grande; elles peuvent arriver dans une ſeule partie ou dans pluſieurs endroits à la fois, c'eſt ſelon les cas.

120 Ces accidens arriveront ſur-tout ſi la matrice eſt fortement reſſerrée ſur l'en-

fant, & quand on est obligé dans ces cas d'y introduire la main pour terminer l'accouchement.

121 Les endroits les plus maltraités sont ceux qui répondent au bord inférieur du pubis, à la saillie du coccix, & principalement à celle que forme le sacrum avec la derniere vertebre des lombes : l'on doit juger par là de la nécessité des eaux *c. a. d.* de leur présence, pour retourner l'enfant plus facilement, plus commodément & avec moins de danger pour la femme.

122 Malgré les connexions énoncées précédemment, la matrice a encore dix ligamens dont deux sont larges, deux ronds antérieurs, & deux ronds postérieurs.

S E C T I O N   IX.

Des Ligamens de la matrice, & des Parties qui y sont attachées.

Des ligamens ronds antérieurs.

123 Ces ligamens sont appelés ronds de leur figure, ils partent de la matrice immdéiatement au-dessous de ses cornes; leur composition est vasculaire.

124 La direction de ces ligamens n'étant pas la même dans tous les tems, il faut les diviser en leurs extrémités & leur milieu.

125 Hors le tems de la groſſeſſe les ligamens ne ſont d'aucun uſage à la matrice ;
pendant la groſſeſſe ils peuvent lui ſervir,
étant tendus & droits.

126 Ce ſont ces ligamens qui font reſſentir aux femmes groſſes, & à celles qui
ſont attaquées de deſcente de matrice, des
douleurs dans les aînes & près du pubis.

127 Des Auteurs ayant cru appercevoir
des fibres muſculeuſes dans la compoſition
de ces ligamens, leur attribuent l'uſage de
faire deſcendre la matrice dans le vagin
pendant le coït.

128 Les ligamens larges ne ſont qu'une
ſuite du péritoine adoſſé de part & d'autre. Des ligamens lar-
ges.

129 Ces ligamens ſont ſitués à la partie
latérale de la matrice, & de là ils vont ſe
rendre dans les régions iliaques ; leur uſage
eſt de maintenir la matrice, de l'empêcher
de balotter & de former cette maladie qu'on
appelle deſcente de matrice.

130 Il ſe forme des dépôts laiteux dans
la duplicature des ligamens larges, V. Parag. 1144. Les adhérences de la matrice
avec les parties voiſines, ſuffiſent pour la
maintenir ; & c'eſt une erreur de croire que
ſes ligamens la fixent.

131 La matrice étant ſoutenue par les
parties ſolides du baſſin, il ne faut pas croire

que ses ligamens soient diſtendus & tiraillés pendant le travail de l'enfantement.

132 Il peut cependant arriver deux circonſtances où ces ligamens ſe trouveront
tiraillés & diſtendus. 1° Lorſque les détroits du baſſin trop large laiſſeront un libre
paſſage à la tête de l'enfant, revêtu de la
ſubſtance propre de la matrice. 2° Lorſque
l'adhérence du placenta ſera ſi forte, que
la perſonne qui opérera la délivrance amenera le fond de ce viſcere, ſi le cordon ne
ſe caſſe point, ce qui ſeroit fort avantageux lorſque pareils faits tombent entre les
mains de gens ſans expérience.

Des liga-
mens ronds
poſtérieurs. 133 Les ligamens ronds poſtérieurs viennent de la partie poſtérieure & inférieure
de la matrice, ſe perdent le long des vertebres lombaires; ce ſont leurs tiraillemens
qui occaſionnent les douleurs dans les lombes, que les femmes éprouvent dans les
derniers tems de la groſſeſſe, ſur-tout quand
la matrice ſe porte en devant.

Des trom-
pes de Fal-
lope. 134 La trompe de Fallope eſt un canal
membraneux qui a deux extrémités, l'une
flottante dans l'hypogaſtre, & l'autre qui eſt
fixe à la corne de la matrice qu'elle péné-
tre pour s'ouvrir dans la cavité de ce viſcere.

135 A l'extrêmité flottante eſt un pro-
longement qui forme pluſieurs dentelures,

&

& à qui l'on a donné le nom de morceau frangé ou déchiré : les deux orifices de ce canal font très-petits dans les perfonnes qui n'ont point eu d'enfans.

136 L'œuf peut être retenu dans la cavité de la trompe, & s'y accroître pendant un certain tems : j'en rapporterai plufieurs exemples plus bas. § 229.

137 La trompe eft compofée de deux membranes, l'externe lui eft commune avec tous les vifceres du bas-ventre, *c. a. d.* une portion du péritoine ; l'interne eft continue avec celle de la matrice ; elle eft ridée, pliffée & abreuvée par une liqueur qui s'y filtre, & qui lui eft propre ; un tiffu cellulaire unit les plans des fibres charnues & longitudinales qui la compofent : chacunes de ces fibres ont leurs ufages particuliers, les longitudinales fervent à faire entrer la trompe en contraction, & à l'approcher de l'ovaire ; les obliques lui fervent à exécuter le mouvement vermiculaire qui lui eft néceffaire pour faire defcendre l'œuf dans la matrice.

138 Les ovaires font un corps blanchâtre un peu applati, renfermé dans la duplicature de l'aîleron poftérieur ; ils fe trouvent joints à la matrice par un cordon blanc que les anciens Anatomiftes regardoient comme canal déférant, le croyant creux.

Des ovaires.

C

139 Les ovaires doivent être examinés dans deux tems différens. 1° Depuis la naiſſance juſqu'à l'âge de puberté. 2° Dans le tems de la conception. Dans le premier tems on les croiroit ſimplement glanduleux & propres à filtrer quelques liqueurs; dans le ſecond tems on les trouve entourés de pluſieurs véſicules membraneuſes, rondes & tranſparentes, que l'on regarde comme autant d'œufs.

140 La quantité de ces œufs eſt de 12 ou 15 de chaque côté; lorſqu'on examine ces véſicules dans une fille en âge de concevoir, on les trouve toutes; mais dans une femme qui a déjà eu pluſieurs enfans, on remarque qu'il ne reſte qu'un petit trou, occupé autrefois par les véſicules qui en ont été détachées.

Des vaiſſeaux ſpermatiques.   141 Les vaiſſeaux ſpermatiques ſont deux artéres & deux veines; ils ont la même origine que dans l'homme, à l'exception qu'ils ne paſſent pas les anneaux.

142 Les veines ſpermatiques rapportent le ſang des artéres; la droite va ſe rendre à la veine cave ſupérieure, & la gauche à l'émulgente du même côté : ces vaiſſeaux ſont extrêmement gonflés pendant la groſſeſſe, & ils ne reprennent leur reſſort qu'à meſure que la matrice reprend le ſien.

SECTION X.

De la situation, de la figure du Bassin : De l'engagement de la tête de l'enfant pendant le travail.

143 APRÈS avoir traité du bassin en général, il faut en donner une idée plus particuliere, à raison de sa situation dans la femme vivante ; idée qui, en nous faisant connoître ses proportions, nous mettra à même de juger des différens événemens qui se passent pendant la grossesse, & des accidens qui peuvent arriver pendant le travail de l'enfantement.

144 Le bassin se termine en devant par l'épine antérieure & supérieure des os des îles ; supérieurement par la ligne circulaire de cet os, par l'éminence des deux dernieres vertebres des lombes, avec les premieres piéces du sacrum ; les échancrures formées par les épines supérieures & antérieures des os des îles, sont cachées par les tégumens communs, les muscles du bas-ventre & le péritoine ; mais l'aponévrose de ces muscles, & la ligne blanche manquant vers le pubis, diminuent la force antérieurement & facilitent singuliérement l'obliquité de la matrice en devant.

C ij

145 La véritable situation du baſſin eſt oblique de devant en arriere ; cette ſituation nous apprend que la tête de l'enfant, pour ſortir, doit décrire une ligne de devant en arriere, & enſuite une autre de derriere en devant.

146 L'ouverture ovale qui ſépare le grand d'avec le petit baſſin s'appelle détroit ſupérieur ; cette ouverture eſt formée par la partie ſupérieure du ſacrum poſtérieurement, par le bord inférieur des os des îles latéralement, & par les pubis antérieurement ; ſon diamètre eſt de quatre pouces un quart de derriere en devant, & cinq pouces un quart de droite à gauche.

147 Lorſque la tête de l'enfant va pour s'engager dans le détroit ſupérieur, elle n'eſt pas placée dans la direction qu'elle tient quand elle franchit l'inférieur ; car la partie la plus large répond à la partie la plus large du détroit ; alors les temporaux regardent l'un le ſacrum, & l'autre le pubis ; & la face ſe trouve à droite, & l'occiput à gauche, *aut vice verſâ.*

148 La tête, après avoir franchi ce premier détroit, tombe dans le baſſin proprement dit ; cette cavité eſt formée par le ſacrum, le coccix, les iſchions, le pubis & les ligamens ſacro-iſchiatiques : c'eſt une cavité ſituée entre deux ouvertures plus

resserrées ; & c'est par le moyen de cette structure, que l'on définit le mécanisme de l'enclavement.

149 Le détroit inférieur a quatre pouces un quart en tous sens, *c. a. d.* d'une tubérosité de l'ischion à l'autre, & de la partie inférieure de l'arcade du pubis jusqu'au coccix ; mais pendant le travail la tête de l'enfant venant à franchir le détroit inférieur, sa présence force le coccix de reculer en arriere, & pour lors ce détroit se trouve avoir cinq pouces un quart de derriere en devant ; les dimensions du détroit inférieur sont en raison inverse du détroit supérieur.

150 Le bassin, ainsi que je l'ai dit, a cinq pouces de profondeur postérieurement, quatre latéralement, & deux antérieurement ; de sorte que la tête se trouve durant le travail, perpétuellement soutenue par le sacrum & le coccix, serrée sur les côtés par les ischions ; ainsi pressée, elle cherche à s'engager du côté où elle trouve moins de résistance, & c'est sous l'arcade du pubis, qui n'a que deux pouces de profondeur.

151 Alors la tête de l'enfant tourne dans la concavité de l'os sacrum pour se placer, de la partie la plus large du bassin, à sa partie la plus étroite, qui est d'une ore lle à l'autre.

152 Six triangles compofent le baffin, trois font pleins, un poftérieur formé par le facrum, deux antérieurs formés par les ifchions & le pubis ; trois font vides, deux poftérieurs formes par les échancrures fciatiques, un antérieur formé par l'arcade du pubis ; le petit diametre du détroit fupérieur eft oblique, c. a. d. que la faillie de l'os facrum avec la derniere vertebre des lombes eft beaucoup plus élevée que la partie fupérieure du pubis, ce qui facilite la petite culbute de l'enfant ; la pointe du facrum répond à la partie inférieure du pubis, ce qui oblige la tête de s'engager fous cette arcade.

S E C T I O N XI.

De la façon d'examiner les filles contrefaites que l'on deftine au mariage.

153 Si l'on eft confulté pour décider des rifques que de jeunes perfonnes contrefaites peuvent courir en devenant meres, il faut d'abord s'informer fi elles ont été nouées dès leur enfance : fi elles font boffues, voir quelle eft la partie de l'épine qui fe trouve viciée ; fi cet examen étoit plus fouvent requis, il ne périroit pas tant de meres & d'enfans.

154 Il faut procéder à cet examen avec toute la prudence & la modeſtie requiſes : il ne faut donc pas ſuivre la méthode de ces Praticiens qui diſent qu'il faut mettre ces jeunes perſonnes nues juſqu'aux hanches, les faire marcher, & que par ce ſeul moyen l'on reconnoîtra facilement le lieu du déſordre ; je crois que les yeux ne doivent entrer pour rien dans cet examen, par le toucher l'on porte un jugement bien plus certain : l'on paſſera donc les mains ſous les jupes, on examinera ſi les os des îles ſont dans l'état naturel, enſuite la largeur en tous ſens du détroit ſupérieur, le tout par eſtimation ; en palpant avec les doigts l'on cherchera à découvrir ſi le pubis eſt bien élevé, & s'il n'eſt pas déprimé ni enfoncé.

155 Des Praticiens conſeillent d'introduire le doigt dans le vagin pour reconnoî-tre la face interne de cet os, l'on doit ſe défendre l'intromiſſion du doigt par le vagin, non-ſeulement elle ſeroit douloureuſe, mais encore l'on déchireroit l'hymen ; on doit ſe contenter d'appliquer le doigt index ſur le pubis, & le pouce ſous la ſymphiſe à côté du clytoris, afin de juger par l'écartement de ces doigts de la largeur de la ſymphiſe, & ſi cet os eſt placé trop bas ou s'il eſt trop élevé.

156 Après avoir examiné les os pubis,

l'on paſſe au ſacrum, on conſidere ſi le pli qui ſe remarque au défaut des lombes eſt conſidérable; c'eſt alors ce qu'on appelle être enſellée; ſi ce pli eſt ſuperficiel, c'eſt un vice de conformation dont il faut s'aſſurer, & pour le faire il n'y a pas d'autres moyens que d'introduire le doigt par l'anus, alors il faut faire coucher la jeune perſonne.

157 Sans ſortir le doigt de l'anus, on peut examiner les os iſchions, conſidérer l'écartement de leurs tubéroſités, ſi elles ſont rejetées en dehors ou rapprochées en dedans; voilà tout ce que l'on peut faire dans cet examen : & d'après les connoiſ-ſances que j'ai données, & ce que l'on aura trouvé, on conſeillera ou défendra le ma-riage.

SECTION XII.

Du Flux Menſtruel.

158 Le commencement, la durée, la fin, l'état naturel & contre nature de cette éva-cuation périodique ſont aſſez évidemment aſſignés; ſur le reſte nous n'avons que des ſyſtemes que je ne détaillerai pas, je n'adop-terai même aucun ſentiment, je me con-tenterai d'en expliquer les principaux phé-nomènes relativement aux accouchemens.

159 Les femmes d'un bon tempérament
& faines, ont tous les mois, pendant plufieurs années de leur vie, un écoulement
de fang qui fe fait des vaiffeaux de la matrice par le vagin; on a donné différens
noms à cet écoulement, on l'appelle les régles, les mois, les ordinaires, les fleurs,
les menftrues, &c.

160 La furabondance de fang, la difpofition des vaiffeaux de la matrice qui admettent facilement la pléthore fanguine,
font, felon moi, la caufe de cette évacuation; auffi voit - on qu'elles font plus
abondantes chez les femmes oifives, féden-
taires, maigres, & qui ne font aucun exercice que chez celles qui font fortes, graffes, replettes, accoutumées à la fatigue,
qui exercent ou travaillent beaucoup.

161 Cette évacuation eft néceffaire à la
fécondité, à la nourriture du fœtus, à la
fanté même des femmes.

162 Les femmes qui relevent de maladie, de couche, qui ont eu des pertes fréquentes & abondantes par quelques voies
que ce puifle être, ne font réglées que bien du
tems après : les nourrices, les femmes groffes ne le font pas ordinairement ; lorfque
ces dernieres le font, c'eft un état contre
nature, ou un accident auquel il faut re-

médier, & se conduire selon les circonstances qui se présentent.

163 La pléthore universelle du sang n'est
que la cause antécédente ou auxiliaire de
cette évacuation ; la pléthore particuliere
de la matrice doit être regardée comme la
cause prochaine & immédiate de cet écoulement.

164 L'âge où les régles paroissent, leur
retour, leur durée, leur quantité, les vaisseaux par où le sang s'écoule, ne sont pas
encore déterminés.

165 L'expérience seulement apprend que
les régles commencent à paroître à l'âge de
quatorze à quinze ans, quelquefois plus
tard ; d'autres fois plutôt ; elles cessent entre
quarante cinq à cinquante pour l'ordinaire.

166 Il peut arriver cependant que les
régles cessent bien plutôt, & ordinairement c'est suivant l'âge auquel elles ont
commencé ; quelquefois elles passent de
beaucoup le tems ordinaire de leur cessation. Les personnes qui ont vu disparoître
cette évacuation trop tôt, sont dans le cas
de la voir revenir ; c'est alors un état contre nature.

167 Une femme peut devenir grosse sans
avoir eu ses régles depuis son accouchement ; il suffit pour cela que la nature ait

été difposée à cette évacuation, j'en ai des preuves qui ne peuvent être revoquées en doute. *Deventer, page 68 & 90*, nous donne un exemple plus furprenant.

168 Enfin une femme groffe ne doit point être réglée; fi elle l'eft, c'eft un état contre nature auquel on doit apporter les plus grandes attentions, à moins que ce ne foit de peu de conféquence, puifqu'il y a des femmes groffes qui font réglées jufqu'au fixieme mois fans en être incommodées.

169 Les régles paroiffent entre douze & quinze ans, 1° parce que les filles ont prefque toutes pris à cet âge leur accroiffement. 2° Parce qu'elles mangent & digèrent plus facilement. 3° Parce que le fang eft alors moins féreux, & l'apparition plus ou moins prompte des régles dépend de la conftitution de la matrice.

170 Les régles ceffent entre quarante-cinq & cinquante ans, 1° parce qu'à cet âge les fibres de la matrice font plus folides. 2° Les vaiffeaux de ce vifcere font plus crifpés. 3°. Leurs orifices plus refferrés. 4° Parce que les mouvemens fpafmodiques font foibles, & commencent à manquer.

171 L'apparition, le retour fixe des régles eft très-néceffaire à la fanté des femmes ou filles; leur retardement, leur dimi-

nution, leurs périodes irréguliers caufent beaucoup d'accidens qui quelquefois font mortels.

172 On ne peut rien dire de pofitif fur le retour des régles ni fur la quantité de fang que fournit cette évacuation : cela dépend du tempérament, de la conftitution naturelle du corps, de l'âge, du régime de vivre, des différentes maladies, des exercices plus ou moins violens, des différentes paffions de l'ame.

173 Leur qualité de fang eft la même que celle qui circule par toute l'habitude du corps; fi on y fait quelques différences dans les femmes faines, ce n'eft que rapport à l'âge, à la couleur, à la confiftance.

174 Le fang des régles ne fort que des vaiffeaux uterins libres; ce n'eft pas à dire pour cela qu'il n'en puiffe fortir des vaiffeaux du col de la matrice ou des vaiffeaux du vagin : je crois feulement que ces derniers ne fourniffent que dans l'état de groffeffe.

175 Les fentimens fur l'efpéce de vaiffeaux qui fournit les régles font partagés ; deux raifons peuvent déterminer à croire que le fang vient des artères plutôt que des veines 1° Il fe fait continuellement, dans l'intérieur de la matrice, & fur-tout à l'approche des régles, un écoulement lympha-

tique ; cet écoulement ceffe par gradation & devient rouge , & ce font les globules rouges qui , en dilatant les capillaires lymphatiques, forment la menftruation : il eft reçu que tout écoulement lymphatique n'eft produit que par les artères capillaires , difpofées par la nature à cet écoulement , qui à l'inftant des régles fe trouvent gonflées & pleines de fang. 2° Perfonne de l'art n'ignore que les fucs nourriciers, fi néceffaires au foutien de l'économie animale, font contenus dans les artères : dans le tems de la groffeffe le fœtus a befoin de ces fucs pour fon accroiffement ; les orifices lymphatiques étant ouverts, fe trouvent difpofés à l'efpéce d'anaftomofe qui fe forme avec le placenta ; il eft donc probable que c'eft des artères utérines que fort le fang que reçoit l'enfant, ce doit donc être par les orifices de ces mêmes artères que fe fait l'écoulement des régles.

176 Enfin dans le tems de cette évacuation , il eft très-dangereux de faire des remèdes, & de tous la faignée du bras eft le plus à craindre.

S E C T I O N XIII.

De la Génération.

177 On appelle génération cette fonction naturelle par laquelle l'homme produit son semblable; l'obscurité qui en enveloppe le mécanisme, m'empêche de m'étendre autant que je le desirerois; je me contenterai de rapporter les principaux systèmes qui ont paru, & les différens sentimens.

178 Dans tous les animaux on distingue deux sexes, le mâle & la femelle; il faut l'accouplement, la copulation des deux sexes pour que la génération ait lieu; il y a cependant des animaux qui jouissent des deux facultés, *c. a. d.* de concevoir & faire concevoir; d'autres se régénèrent eux-mêmes sans accouplement.

179 Dans l'acte vénérien le male & la femelle répandent une semence prolifique, & c'est du mélange des deux semences que résulte la formation du fœtus : telle a été l'opinion d'Hypocrate, telle est celle de quelques Praticiens.

180 Mais d'où part la semence de la femme ? Elle est dardée du fond de la matrice, apportée des ovaires par le moyen de la trompe; les ovaires, selon eux, sont

les teſticules des femmes, ils avouent cependant que la ſtructure de ces glandes n'eſt
pas encore bien connue ; qu'ils reſſemblent
cependant aux teſticules des hommes , &
qu'ils reçoivent une artère ſpermatique ainſi
qu'eux ; mais dire comment ſe fait ce mêlange , quelle ſorte de combinaiſon ſe fait
alors, ce ſont autant de queſtions auxquelles
on ne peut répondre.

181 Après ce ſentiment eſt celui des
vers & des œufs ; c'eſt ce dernier que la
plupart des Phyſiciens ont adopté ; ils s'ap-
puyent ſur ce que nousvoyons dans la plûpart des animaux relativement à la génération ; enſorte que, ſelon eux, la femme
fournit l'œuf, & l'homme la matiere prolifique néceſſaire pour le mettre en mouvement & le vivifier.

182 Levenhoeck & d'autres diſent, c'eſt
l'homme qui fournit l'homme en entier ,
le fœtus eſt tout-à fait formé dans la ſemence, & on y voit, par le moyen du microſ-
cope, un nombre infini de petits vers qui
ſe meuvent avec une agilité ſurprenante ;
qu'un ſeul de ces vers, plus fort que tous
ſes camarades, s'inſinue dans l'œuf en per-
çant la capſule, s'y attache & le vivifie ;
enſuite l'œuf deſcend dans la trompe , &
de là dans la matrice.

183 Voilà quels ſont les principaux ſyſ-

têmes sur la génération; celui des œufs étant le plus généralement adopté, je crois devoir expliquer plus au long la façon dont s'expliquent les Auteurs: c'est par le moyen des trompes de Fallope, qui ont deux petites ouvertures dans l'intérieur de la matrice, que l'esprit séminal parvient à l'ovaire.

184 L'œuf pénétré & vivifié se détache de l'ovaire, est pris par la trompe de Fallope, & descend dans l'intérieur de la matrice.

185 Ce qui prouve que l'œuf tient cette route, c'est que l'on a trouvé des fœtus dans l'ovaire, le morceau frangé adapté dessus; d'autres fois on en a trouvé dans la trompe de Fallope; on a vu même des fœtus prendre un certain accroissement dans la trompe. § 229 & 232.

186 Enfin l'œuf parvenu dans la matrice, se gonfle & ayant acquis une grosseur proportionnée au diamétre de la cavité de la matrice, touche de près ses parois, s'y adhére, le chorion s'épaissit dans cet endroit, & forme, par succession de tems, ce qu'on appelle le placenta, établit la communication nécessaire pour l'enfant: vouloir disputer ou tâcher d'éclaircir ces systêmes, seroit un ouvrage trop long pour l'insérer ici: lisez les Auteurs qui ont écrit là dessus & choisissez.　　SECTION

SECTION XIV.

Des signes de Virginité, de Viol & de Stérilité.

187 UNE fille est vierge: une fille dit avoir été violée; l'on est quelquefois obligé de rendre raison de ces deux faits; les Juges consultent souvent au sujet du viol, il faut être bien circonspect sur le jugement qu'on doit porter: car souvent ce qui nous annonce les violences les plus outrées, comme le délabrement, le gonflement, la tuméfaction des parties génitales, la déchirure de l'hymen, n'est souvent que le triomphe de l'imposture & de la méchanceté: n'a-t on pas vu des filles & des femmes s'introduire des corps étrangers dans le vagin, se déchirer & crier au viol. *Du viol.*

188 Une femme & une fille peuvent également être violées; l'intromission de la verge n'est pas nécessaire pour être convaincu du crime de viol, & je suis persuadé que de dix personnes qui se plaignent du viol, il n'y en a pas deux où l'intromission se soit faite, les meurtrissures que l'on remarque viennent des efforts que l'on a faits avec les doigts & les mains.

189 On ne reconnoît pour moyens de viol

que la foibleſſe de l'âge de la fille violée,
& le nombre des perſonnes à qui elle n'a pu
réſiſter ; en conſéquence il ne faut, ſur des
faits ſi épineux, que porter un jugement
très-équivoque.

Des ſignes de virginité.

190 On demande notre jugement pour
ſavoir ſi une fille eſt vierge, il faut donc
l'examiner ; quoi qu'en diſent les Auteurs,
la virginité eſt un être réel en phyſique, &
la marque la plus certaine eſt l'exiſtence de
l'hymen, mais de ce qu'il exiſte ou de ce
qu'il eſt détruit, peut-on aſſurer de la pudi-
cité d'une fille ou non ? Je ne le crois pas,
parce qu'il peut arriver différentes maladies
ou accidens qui peuvent relâcher cette
membrane, & même la détruire ; le jugement que l'on doit porter en pareil cas, ne
doit être que conditionnel.

De la ſtéri-lité.

191 Il eſt plus aiſé de décider l'impuiſ-
ſincea chez les hommes, que chez les femmes ; d'ailleurs, il peut arriver qu'une femme ne faſſe pas d'enfans avec ſon premier
mari, & qu'elle conçoive avec le ſecond ;
cependant toutes les fois qu'une femme aura
éprouvé des démangeaiſons aux parties génitales dans l'âge de puberté, que ces parties
feront humectées, abreuvées, qu'elle ſera
bien réglée, bien conformée, qu'elle aura
éprouvé une ſenſation voluptueuſe dans les

embraffemens de fon mari, l'on pourra juger que cette femme peut concevoir.

192 Ces conditions ne font pas toutes
d'une abfolue néceffité, il y a des femmes
qui conçoivent fans volupté; au moins l'af-
furent-elles; d'autres ont conçu fans avoir
été réglées. Deventer, page 68. 90.

193 L'impuiffance de la femme ne roule
donc que fur la mauvaife conformation des
parties génitales, telle que l'oblitération
totale ou imparfaite du vagin, l'imperforation de cette partie, les vices de conformation de la matrice, foit au col par défaut
naturel, foit à raifon de quelque accident,
l'ouverture de l'anus ou de la veffie dans le
vagin.

194 Les conditions requifes pour une
bonne conception font donc les defirs de
la femme, l'humidité des parties génitales, la préfence du flux menftruel dans
l'état naturel, & la faine conformation des
parties.

195 L'on fait actuellement ce qui peut
rendre l'accouchement heureux relativement à la bonne difpofition des parties de
la femme, ce qui eft néceffaire pour que la
conception foit parfaite; nous allons connoître la groffeffe, fes différences, les fignes
qui les annoncent.

D ij

LIVRE SECOND.

SECTION PREMIERE.

De la Grossesse naturelle.

196 LA grossesse est le produit de l'accroissement successif de l'enfant, & des substances qui l'accompagnent; accroissement qui, en écartant les parois de la matrice, augmente le volume du ventre.

197 Dès le commencement de la conception l'enfant ne peut se distinguer malgré l'examen le plus exact : à peine apperçoit-on quelques fibres éparses çà & là ; l'embrion au bout d'un tems prend la figure d'un petit lézard, alors on commence à discerner la tête & le tronc.

198 En examinant le tronc on y remarque un point saillant que l'on regarde comme le cœur, d'autres disent que c'est le cerveau ; mais je ne crois pas qu'on puisse supposer que l'un de ces visceres exécute ses fonctions sans l'autre.

199 A quinze jours les os commencent à vouloir se former, mais ce n'est qu'un

mucilage qui céde facilement à l'impreſſion du doigt; alors les bras, les jambes ſe développent, l'embrion ſe trouve tout-à-fait formé, le placenta s'accroît & devient dix fois plus gros que lui.

200 Au bout de deux mois de conception l'enfant a la figure tout-à-fait formée; l'on peut même diſtinguer le ſexe : dans les premiers tems de la conception la ſituation de l'enfant n'eſt pas fixe, il eſt comme ſuſpendu par le cordon ombilical.

201 L'enfant ne reſpirant pas dans la matrice, & les poulmons ne faiſant point leurs fonctions, la circulation ne doit pas être la même que dans l'adulte; c'eſt ce que nous verrons en parlant de la nourriture du fœtus.

SECTION II.

Des ſignes de Groſſeſſe.

202 LES ſignes de groſſeſſe ſont rationnels, ſenſibles & mixtes; les rationnels ſont communs & propres; les communs ſe rencontrent dans les deux eſpéces de groſſeſſe; les propres font diſtinguer chaque eſpéce de groſſeſſe.

203 Les ſignes rationnels communs de la

grosesse font la supression des régles, la
perte de l'appétit, les dégoûts pour les choses ordinaires, les appétits dépravés, les
nausées, les vomissemens, les caprices, les
douleurs de reins, les coliques, le gonflement & la douleur des mammelles, des
mammellons, la difficulté de respirer, le
saignement de nez, le crachement de sang,
le ptialisme, &c.

204 La supression des régles dans une
femme mariée, est le plus frappant de tous
les signes; cette évacuation se supprime
parce que la matiere qui fournit les régles
se trouve arrêtée dans les vaisseaux par l'ad-
hésion du placenta à la matrice.

205 Quoique ce signe soit le plus frappant, il peut souvent être faux parce que
1° les menstrues peuvent être supprimées
par une infinité de causes, comme la peur,
la joie, le chagrin, le dévoyement ou toute
autres excrétions immodérées.

2° Parce qu'il se trouve des femmes qui
font réglées pendant leurs grossesses, & il
y en a qui ne l'ayant jamais été le sont devenues étant grosses.

206 Une femme peut devenir grosse sans
que ses régles se suppriment, sur-tout dans
les premiers tems de la grossesse; mais il faut
pour cela ou que la femme ait conçu peu de

tems avant l'apparition , alors elles viennent en moindre quantité , ou que le fang
forte des vaiffeaux du col de la matrice , ou
des vaiffeaux du vagin.

207 Lorfque les régles font fupprimées
à raifon d'une groffeffe commençante , il
arrivera que l'enfant ne confommera pas
tout le fang que la femme auroit perdu ;
ce fang fera obligé de furcharger d'autres
parties ; de là le mal-aife que les femmes
éprouvent , & qui ne finit que lorfque l'on
a tiré du fang ; quoique la femme foit ré-
cemment groffe ; preuve certaine que c'eft
la quantité du fang qui caufe tout le défordre.

208 Si la faignée eft néceffaire, la purgation ne l'eft pas moins ; l'une fert à diminuer le volume du fang, facilite par
conféquent la circulation, & l'autre diminue les fucs laiteux , & évacue les humeurs
nuifibles à l'économie animale.

209 La matrice dans l'état de groffeffe
eft obligée de fe dilater , les nerfs qui entrent dans fa compofition s'écartent, fe déployent & s'allongent, de là leur divulfion
qui fe communique à tout le genre nerveux , de là l'ordre naturel des parties fe
trouve dérangé ; mais ce dérangement n'eft
pas égal chez toutes les femmes ; on attribue à cette divulfion des nerfs bien des ac-

cidens qui arrivent aux femmes grosses : nous verrons plus bas ce qu'il faut en penser.

210 Dans l'inftant de la conception, les femmes fentent intérieurement un certain frémiffement mêlé de volupté, de douleurs, de plaifirs qu'elles ne peuvent définir, & qui pourroit être un figne de groffeffe ; mais comme il n'eft pas général, on peut le regarder comme très équivoque.

211 On ne peut compter davantage fur la tuméfaction, la dureté des mammelles, parce que la fuppreffion morbifique des régles peut occafionner tous ces fymptômes.

212 La tuméfaction du ventre, l'élévation du nombril font encore des fignes fort équivoques parce qu'ils peuvent arriver dans d'autres maladies ; d'ailleurs dans le tems où la plûpart de ces fymptômes fe font appercevoir, la groffeffe eft manifeftée ; les naufées, les dégoûts, les vomiffemens doivent être rangés dans la même claffe ; ces accidens accompagnant très fouvent la fuppreffion morbifique des régles.

213 Tous ces fymptômes ne font pas néceffaires pour donner à douter de la groffeffe, il fuffit qu'il s'en rencontre quelques-uns des plus ordinaires.

214 Ces fymptômes en grand nombre

tourmentent cruellement quelques femmes,
d'autres en ont peu, quelques unes point du
tout ; ils peuvent auffi ne fe pas rencontrer
à la même femme dans les différentes groffeffes : cela dépend ,

1° De l'état de la matrice.

2°Du nombre d'enfants qu'à eu la femme.

3° De la quantité du fang & de fa fluidité.

4° De l'abondance des fucs laiteux & de
leur qualité.

215 Plus la groffeffe avance moins la
femme eft tourmentée : cela dépend ,

1° De l'enfant qui abforbe une plus grande quantité de fucs.

2° Des vaiffeaux de la matrice, qui plus
dilatés laiffent paffer le fluide plus aifément.
3° De la matrice qui prête alors plus facilement, enfin des nerfs qui dans ce tems
font moins irrités.

216 Il y a des femmes en qui le vomiffement & le mal-aife continuent : s'ils ceffent ce n'eft que pour un tems , car ils ne
tardent pas à revenir ; dans le premier cas
ces fymptômes font entretenus par la dilatation de la matrice & l'abondance des fucs
laiteux : dans le fecond cas par la gêne qu'é-
prouve l'eftomac , & par la quantité d'humeur nuifible à l'économie animale qui le
furcharge.

217 Une fille arrivée à l'âge d'être réglée, éprouvera les mêmes symptômes si elle se trouve imperforée.

Des signes rationnels propres de la vraie grossesse.

218 Les signes rationnels de la vraie grossesse, en outre des symptômes ci-dessus rapportés, sont la suppression permanente des régles, le ventre qui dans le commencement devient plus plat, le tiraillement dans les aînes, les douleurs des lombes, l'odontalgie, l'élévation du nombril ; tous ces symptômes, chez une femme qui a toujours été bien réglée, annoncent une grossesse ; si cependant elle n'étoit pas bien avancée, il ne faudroit rien prononcer de trop affirmatif.

Des grossesses contre nature & de leurs signes.

219 La grossesse contre nature est celle dans laquelle la nature semble avoir oublié son ouvrage, & s'être écartée des loix ordinaires ; or il arrive souvent que la conception s'est faite hors la matrice, ou qu'une conception bonne dans son commencement a péri dès le principe.

220 On divise la grossesse contre nature en deux espéces ; la premiere lorsque la matrice renferme un corps qui étoit un vrai germe, mais qui a péri ; la seconde c'est quand la matrice ne contient que de l'eau, du sang ou de l'air.

221 Les signes rationnels de ces grossesses ressemblent assez bien à ceux de la vraie,

cependant ils font moins marqués : voici ce qu'on remarque le plus fouvent dans une fauffe groffeffe :

1° Le ventre eft plus gros dans la totalité.

2° Il y a des apparitions de régles, mais elles font irrégulieres.

3° Il s'écoule de la matrice des eaux rougeâtres.

4° L'appétit revient plutôt, & les mammelles font moins groffes & moins fermes.

222 Quoique nous préfumions que ces fymptômes annoncent une mauvaife groffeffe, il eft néceffaire quelquefois de les regarder comme faux, afin de ne pas faire venir un vrai germe pour un mauvais.

223 Les fignes qui accompagnent la groffeffe d'eau, de fang ou d'air font, en outre de ceux qui font communs aux groffeffes précédentes, une rondeur circonfcrite à la région hypogaftrique, pour lors la femme éprouve des mouvemens vaporeux, des fuffocations, &c.

SECTION III.

Des Groffeffes déplacées.

224 On entend par groffeffe déplacée celle où la conception fe forme hors la matrice ;

pluſieurs obſervations prouvent ce fait ; les Mémoires de l'Académie des Sciences année 1702, les Obſervations de Ruiſch, &c. Dans ces groſſeſſes l'enfant eſt perdu ſans reſſource, & rarement la mere ſurvit, ou c'eſt un de ces efforts de nature ſur lequel il ne faut pas compter.

225 Je dis que dans ces groſſeſſes l'enfant eſt perdu ſans reſſource, parce qu'il n'eſt pas poſſible qu'il puiſſe prendre ſuffiſamment de nourriture pour ſon accroiſſement ; je dis qu'il eſt rare que la mere ſurvive, parce qu'il faut qu'il s'établiſſe un point de ſuppuration aſſez conſidérable pour permettre la ſortie de ces corps ou par parcelles ou en entier.

226 Un Praticien de nos jours a dit publiquement qu'il avoit été appelé pour voir une femme dont on croyoit la matrice ulcérée ; il examina les parties qui étoient ſorties, & trouva des petits os qu'il jugea être ceux d'un enfant de deux mois environ de conception ; il laiſſa agir la nature & la malade a guéri, le pus ſortoit par le vagin & par l'anus ; car les os que ce Praticien examina avoient été rendus en allant à la garde-robe.

227 Le ſeul remède à ces maladies eſt l'opération céſarienne ; mais l'on eſt ſouvent appelé trop tard, ou l'on craint de

se compromettre & de perdre sa réputation si l'on ne réussissoit pas : les symptômes de ces maladies étant toujours douteux.

228 Il est très-difficile d'établir des signes qui soient propres à ces espéces de grosses-ses : il y en a trois ; le fœtus peut rester dans la trompe, dans l'ovaire ou tomber dans la cavité de l'abdomen ; lorsque l'un de ces faits arrive, l'enfant périt toujours & très-souvent la mere. *Signes des grossesses deplacées.*

229 De ces trois espéces de grossesse prenons celle de la trompe, & voyons comment elle peut arriver : selon moi elle peut avoir lieu plutôt à un premier enfant qu'aux suivans, à une femme jeune d'un tempérament trop fort & trop robuste, & dont les fibres sont trop élastiques ; l'œuf en conséquence ne pouvant vaincre la résistance, ne peut tomber dans la matrice, s'arrête dans la trompe, prend adhérence & s'y accroît jusqu'au terme de trois mois environ ; la trompe alors ne pouvant se distendre davantage, se rompt, le fœtus tombe dans le bas-ventre, la femme éprouve des convulsions, & meurt dans cet état. *De la grossesse dans la trompe.*

230 Dans cette sorte de grossesse les régles doivent couler moins abondamment, & dans des tems peu fixes, il y a un tiraillement considérable du côté de la trompe affectée, le ligament rond est douloureux,

la douleur augmente quand la femme eſt couchée ſur le côté oppoſé, le ventre fait une légère protubérance d'un ſeul côté, la groſſeur n'eſt pas toujours la même, tantôt elle eſt ſenſible à la vue, d'autres fois elle ne l'eſt qu'au toucher, & s'enfonce dans la cavité de l'abdomen ſi l'on appuye deſſus.

231 Par le toucher, tant interne qu'externe, l'on reconnoît la matrice vide, dans une ſituation plus ou moins directe, & toujours renfermée dans le petit baſſin; ſi à ces ſignes, quoique par eux-mêmes fort équivoques, ſe joint de ce côté ſeulement les mouvemens qu'un enfant de trois mois fait reſſentir, nous devons nous tenir ſur nos gardes, & prendre les meſures les plus convenables aux tems & aux circonſtances.

De la groſ-
ſeſſe dans
l'ovaire.

232 Pour pouvoir concevoir la groſſeſſe de l'ovaire, il faut donner à l'œuf un pédicule aſſez fort pour ne pouvoir être détaché de ſon calice malgré le changement que l'eſprit ſéminal y cauſe, ſi le morceau frangé reſte attaché à la trompe, ce ſont les mêmes ſignes que ceux de la trompe; s'il n'y reſte pas, comme l'ovaire n'eſt attaché que par un ligament très délicat, le poids de la tumeur le fait tomber dans le bas ventre: je ne crois pas que ces eſpèces de groſſeſſes puiſſent aller juſqu'à trois & quatre mois comme celle de la trompe.

233 Celle du bas-ventre ne peut arriver que par la faute du morceau frangé qui a été paresseux ou inepte à remplir ses fonctions ; nous ne reconnoissons cette espéce de grossesse que lorsque le secours est inutile ; elles se terminent ordinairement par suppuration, soit du côté de l'anus, soit du côté du bas-ventre : les Auteurs nous fournissent quelques exemples de ces faits.

De la grossesse formée dans le bas-ventre.

SECTION IV.

Des signes sensibles de la Grossesse.

234 Les signes sensibles de la grossesse se tirent de la vue & du toucher ; ceux qui se tirent de la vue sont très-incertains, ce n'est que dans le commencement de la conception que l'on peut reconnoître le changement du visage de la femme qui devient enceinte ; passé ces premiers instans, le toucher, de tous les signes, est le plus certain.

235 Le toucher est une opération qui nous met à portée de décider dans quel état se trouve la matrice relativement à la grossesse ; il ne faut pratiquer cette opération que le plus tard possible, les femmes étant persuadées que c'est là le vrai moyen de connoître leur état, & voulant, d'après, nous faire décider.

Du toucher.

236 Pour ne pas compromettre fa réputation, il ne faut pratiquer le toucher qu'à trois mois & demi, quatre mois, plutôt il ne feroit pas poſſible d'aſſujettir la matrice, qui eſt encore vague & flottante dans le petit baſſin ; au lieu qu'au terme que je viens de fixer, elle commence à excéder le rebord du pubis, & il eſt facile pour lors de la diſtinguer & de la fixer.

237 L'on pratique le toucher dans trois circonſtances différentes.

1° Pendant le courant de la groſſeſſe pour s'aſſurer de ſon exiſtence.

2° Quand le travail de l'enfantement ſe déclare pour connoître à quel degré il eſt, & quelle eſt la partie que l'enfant préſente.

3° Hors le tems de la groſſeſſe pour connoître les maladies qui arrivent au vagin, à la matrice ou à ſon col.

238 On ſe détermine à pratiquer le toucher au terme de trois mois ou environ pour pluſieurs raiſons,

1° Quand une femme ſe ſoupçonne groſſe à la ſuite d'une maladie aiguë ou d'une perte de ſang.

2° Vers le tems où les régles veulent quitter, & qu'à raiſon de leurs diſparitions par intervalle la femme ſe ſoupçonne groſſe.

3° Quand une fille mal réglée eſt quelque
que

que tems sans l'être quelque mois après son mariage.

4° Quand une nourrice se soupçonne grosse.

5° Quand une femme qui se soupçonne grosse, est inopinément attaquée d'une perte de sang.

6° Enfin quand il survient à une femme qui se croit enceinte, quelques maladies qui exigent des remèdes très-violens.

239 On ne connoîtra jamais l'état de la matrice, tant que l'on ne touchera que par le vagin, comme font encore quelques Praticiens ; les signes & les inductions que l'on peut tirer de cette façon, sont non-seulement insuffisans mais très-équivoques : c'est ce qui n'est pas difficile à prouver.

240 Des Auteurs disent qu'en touchant par le vagin seulement, ils décident de la grossesse par plusieurs signes.

1° Par la place qu'occupe le col de la matrice.

2° Par la longueur de son col.

3° Par l'état de son orifice fermé ou en-tr'ouvert.

4° Par le plus ou moins de hauteur qu'a ce viscere.

5° Par sa pesanteur.

241 Ces signes ne sont rien moins que certains, c'est ce que je vais démontrer.

242 Il ne faut que considérer les connexions de la matrice, pour être convaincu de l'incertitude des signes que l'on peut tirer de la place qu'occupe le col de ce viscere ; la matrice est vague & flottante dans le bassin, lisse, polie, arrondie, située entre deux corps qui peuvent, selon leur état, lui faire prendre différentes situations.

243 De sa longueur & de sa consistance, rien de si incertain ; il en est de cette partie comme des autres éminences du corps qui sont plus ou moins longues, ou plus ou moins épaisses.

244 De l'état de son orifice plus ou moins fermé, quand on a pratiqué le toucher sur les filles & sur les femmes pendant la grossesse ou hors cet état, l'on a dû trouver l'orifice également fermé ou entr'ouvert, & il est de fait que les filles ou femmes qui n'ont point eu d'enfans, ont cet orifice beaucoup plus étroit que celles qui en ont eu.

245 Celui que l'on tire du plus ou moins de hauteur de ce viscere, ne peut être absolument certain, la matrice pouvant acquérir plus ou moins de pesanteur de la part des visceres du bas-ventre suivant leurs différens états ; ce signe devient encore plus équivoque, si l'on touche la femme debout.

246 D'après ce que je viens de dire l'on peut conclure qu'il n'est pas possible d'avoir une connoissance exacte de l'état de la matrice par la seule intromission du doigt dans le vagin, & qu'il faut de nécessité avoir recours à la façon que je vais décrire, mais il ne faut la pratiquer que depuis deux mois & demi jusqu'à trois mois au plus.

247 Lorsqu'on pratiquera cette opération, il faut de nécessité employer les deux mains; l'une sera appliquée sur le ventre immédiatement au dessus du pubis; le doigt indicateur de l'autre sera introduit dans le vagin jusqu'à ce qu'on rencontre le col de la matrice, & l'on placera son doigt à la partie postérieure près le corps.

248 La situation la plus commode est de faire coucher la femme sur le dos & à plat, lui faire élever les fesses plus que le reste du corps, afin d'écarter de la matrice les intestins, & les autres parties flottantes du bas-ventre, lui faire fléchir les jambes, les cuisses écartées, les genoux pliés; on introduira avec douceur le doigt indicateur dans le vagin, & on avancera jusqu'au col de la matrice, qui ne sera pas difficile à trouver.

249 Il ne faut pas laisser le doigt à l'extrémité du col, on ne découvriroit rien;

il faut suivre le col, & fixer le doigt à la partie postérieure près le corps.

250 Si en palpant & en serrant avec la main placée sur la région du pubis, si en soutenant avec le doigt le corps de la matrice, & si dans les différentes pressions que l'on fait, l'on sent une espéce de contrecoup, l'on peut être certain de la grossesse, & que c'est un enfant qui est contenu dans la matrice.

251 Si au contraire l'on ne sent rien, & qu'il n'y ait pas de mouvement qui se fasse sentir d'une main à l'autre, c'est signe qu'il n'y a point de grossesse ou qu'elle est trop récente ; & si dans ce cas la matrice étoit volumineuse & montée au-dessus du pubis, on pourroit soupçonner qu'il y a maladie à la matrice, ou qu'elle renferme quelque corps étranger.

252 Lorsqu'on pratique le toucher par le vagin il faut avoir attention,

1° De ne se servir que du doigt indicateur à moins que l'on ne soit forcé d'agir autrement.

2° De ne jamais toucher que les ongles n'avent été coupés, rognés, & que le doigt n'ait été graissé.

3° De faire l'intromission doucement par degrés en suivant le trajet oblique du sacrum ; par ce moyen on évitera les douleurs, les égratignures, les contusions, les meurtrissures & autres petits accidens très-douloureux.

253 Lorsqu'on sera obligé de toucher des filles ou femmes intéressées à céler leur grossesse, il faut les faire jaser, leur faire des questions subites, afin de mettre en relâche les muscles abdominaux, & de pouvoir sentir aisément l'état de la matrice.

254 On pratique le toucher avant la fin de la grossesse pour deux accidens, 1° à raison d'une perte de sang, 2° à raison des contractions forcées de la matrice causées par le retournement de l'enfant.

255 Dès qu'une femme se trouve attaquée d'une perte de sang étant grosse, on lui prescrit *la saignée*, *le repos*, *les lavemens*, *un régime adoucissant*; & si malgré ces précautions la perte continue, il faut connoître l'état du col de la matrice pour décider quel remède l'on peut apporter à la maladie; c'est ce que l'on verra plus bas.

256 Si l'on touche une femme hydropique, il faut l'examiner dans la situation perpendiculaire, le dos appuyé & à demi renversée sur quelque chose d'élevé. Si par l'intromission du doigt on sent un corps rond, dur, étendu, qui en le soulevant retombe pesamment, l'on pourra soupçonner

groſſeſſe, & faire part de ſes ſoupçons qui ſeront confirmés ſi la femme a eſſuyé quelques uns des ſymptômes qui accompagnent les groſſeſſes.

257 Vers la fin de la groſſeſſe il ſurvient quelquefois aux femmes des douleurs périodiques, des vomiſſemens, des coliques, des épreintes, des douleurs dans les lombes; ces douleurs ſemblent leur annoncer le commencement du travail, auſſi ne tardent-elles pas à appeler le ſecours; elles exigent même d'être touchées, il faut les contenter; mais il faut, pour ſatisfaire à l'opération, les faire coucher ſur le dos.

258 Si on touchoit une femme debout on ne pourroit atteindre le col de la matrice, & à ſa place l'on trouveroit un corps volumineux, liſſe & poli; qui eſt le propre corps de la matrice, ce qui pourroit en impoſer à ceux qui, ne s'y connoiſſant pas, croiroient toucher la tête de l'enfant & engageroient la femme à faire valoir ces douleurs.

259 Quelquefois l'on peut trouver de la dilatation au cercle de l'orifice, mais elle ne ſera occaſionnée que par la violence des douleurs, par les vomiſſemens & par les efforts; il ne faudra pas penſer à accoucher la femme ſi le col ſe trouve épais, ſi la poche des eaux ne fait pas ſaillie, s'il ne coule point de glaires ſanguinolentes, il faut au

contraire tenter les remèdes adoucissans, comme *la saignée*, *les lavemens*, *les huileux*; cela varie selon les cas.

260 Il peut arriver que l'on trouve le col de la matrice tout-à-fait effacé, le cercle de l'orifice très-dilaté, sans que la femme soit prête d'accoucher malgré les petites douleurs qu'elle éprouve : cet état dépend du peu de volume de la matrice, ou de l'énormité des substances qu'elle renferme, car alors son fond & son corps n'ayant pas de quoi fournir à son extension, elle est obligée d'emprunter de son col : j'ai vu des femmes à sept mois dont le col étoit tout-à-fait effacé, & chez qui le cercle avoit plus de six lignes de diamètre; par les attentions & les soins, elles n'ont accouché qu'à leur terme.

261 Mais si par le toucher la douleur est expulsive au lieu d'être contractive, ce qu'on connoîtra par la saillie que fait la poche des eaux; si en outre le col est émincé, le cercle de l'orifice raisonnablement dilaté & cernant exactement la tête de l'enfant, ou les membranes qui renferment les eaux pendant la contraction, ce sera un signe certain que le travail est vrai, & que l'accouchement n'est pas éloigné.

262 Si l'on est mandé pour une femme qui tout à coup ne sentira plus son enfant,

il faudra la toucher pour connoître si l'enfant est mort ou vivant ; on appliquera dans ce cas, la femme étant couchée, les deux mains sur le ventre avec lesquelles on pressera par gradation & également la matrice ; si l'enfant, gêné par cette pression, ne fait sentir aucun mouvement, on pourra, après plusieurs tentatives, être certain de sa mort.

263　Il est naturel que les femmes soient fâchées d'accoucher d'enfans morts, surtout lorsqu'elles ont senti remuer ; aussi dès l'instant qu'elles ressentent quelques mouvemens, sans distinguer s'ils ressemblent à ceux d'un enfant, elles se flattent & croyent le porter vivant ; si elles se trompent nous ne devons pas nous tromper, c'est à nous à connoître leur état ; les mouvemens de la matrice se font tout d'un tems, & sont causés par les efforts que fait ce viscère en se contractant pour chasser le cadavre qui l'incommode.

264　Il est très-difficile de sçavoir si un enfant est mort avant qu'il ait fait sentir ses mouvemens ; cependant il y a quelques signes qui peuvent en faire douter ; il faut sçavoir si la femme a essuyé quelques maladies, si elle a eu quelque frayeur, si les mammelles se sont affaissées, si elles rendent du lait, quand il n'en couloit pas auparavant,

s'il y a de tems en tems de petits écoulemens
sanguins, enfin si son ventre forme des élé-
vations tantôt d'un côté tantôt de l'autre.

265 Ces signes dépendent des rationnels
& des sensibles, j'en ai déjà parlé plus haut ;
je dirai seulement ici qu'ils peuvent servir
depuis le commencement de la grossesse
jusqu'au tems où l'enfant fait sentir quelques mouvemens ; car alors il n'y a plus d'é-
quivoques, & ce terme arrive aux unes
plutôt, aux autres plus tard ; la marche ordinaire de la nature est depuis quatre mois
jusqu'à cinq, quelquefois plutôt.

Des signes
mixtes de la
grossesse.

SECTION V.

De la fausse Grossesse, du Germe avorté & de la Mole.

266 La fausse grossesse est la conformation vicieuse de quelque corps dans la matrice ; les signes qui l'accompagnent ressemblent assez bien à ceux de la vraie, & cela
n'est pas étonnant, puisque ce qui a produit
la fausse grossesse a été dans son principe
une bonne & vraie conception, qui a péri
dès le commencement.

De la fausse
grossesse.

267 Il y a deux autres espéces de maladies
de matrice auxqu'elles l'on pourroit donner,
avec plus de raison, le nom de fausse gros-

feſſe, puiſque le produit de celle ci n'eſt que l'eau ou l'air, & que les ſymptômes qui les accompagnent ſont à peu près les mêmes.

Du germe
avorté & de
la mole.

268 Le germe avorté & la mole ne ſont autre choſe que le produit d'une bonne conception qui a dégénéré dans la ſuite, ce qui eſt arrivé tantôt plutôt, tantôt plus tard ; de là ſont venues les différentes eſpéces dont parlent les Auteurs.

269 On doit entendre par germe avorté un corps pulpeux, glanduleux, dur juſqu'à un certain point, gros dans ſon milieu & ayant deux extrémités, l'une qui répond au fond de la matrice, & l'autre à ſon col ; ce corps reſte environ ſix ſemaines ou deux mois dans la cavité de la matrice.

270 Dès l'inſtant que l'embrion ceſſe de vivre, il ne s'y porte plus de ſang, alors la maſſe en reçoit davantage, de là vient qu'elle a quelquefois beaucoup de ſolidité.

271 La mole eſt une eſpéce de germe qui a péri dès le commencement, & qui exiſte tant que ſon pédicule continue à le nourrir : il eſt mou, fongueux, pulpeux, & paroît quelquefois charnu ; il reſte plus ou moins de tems dans la matrice, & il peut parvenir au terme de la vraie groſſeſſe, & même aller juſqu'au dix, onze & douzieme mois.

272 Le germe avorté est celui qui cesse de prendre nourriture après un certain tems d'exiftence; plus tard il périt plus l'embrion est formé; mais on le trouve toujours: voilà ce qui a fait donner le nom de faux germe à ces corps pulpeux où l'on ne trouve rien de ce qui peut annoncer le fœtus.

273 Ces corps fortent ordinairement peu de tems après avoir ceffé de vivre, & pour lors il s'établit un travail, plus ou moins long, plus ou moins douloureux, avec une perte plus ou moins confidérable.

274 Dans les premiers tems de la conception l'embrion peut périr par un nombre infini de caufes, telles que la peur, les coups, les chûtes, &c. L'enfant alors ne pouvant réfifter à l'impreffion des eaux qui l'entourent, fe décompofe, il n'en refte aucune trace, le placenta feul végéte & s'accroît: voilà ce qu'on appelle faux germe.

275 Mais fi le fœtus refte vivant plus long-tems, il acquerra plus de force, il réfiftera davantage, il ne pourra fe décompofer ; & lorfque la matrice fe débarraffera du cadavre, l'on trouvera le fœtus dans les membranes, c'eft ce qu'on appelle avortement, la deftruction du fœtus n'étant pas totale.

276 La mole part des mêmes principes, & n'eft autre chofe que le germe péri dès

le commencement, qui, au lieu de refter fix femaines dans la matrice, y croît, y végéte l'efpace de cinq, fept, huit, dix mois & peut-être davantage.

277 Il faut donc être bien perfuadé que tous ces corps partent d'un même principe, *c. a. d.* d'une bonne conception qui a péri plutôt ou plus tard, & du placenta qui a refté plus ou moins long-tems dans la matrice.

278 L'on peut mettre au nombre des fauffes groffeffes toutes ces monftruofités : tels font les enfans qui viennent au monde avec deux têtes, quatre bras, quatre jambes, &c. ceux qui viennent avec des difformités caufées ordinairement par la gêne qu'ils ont éprouvée dans la matrice, ou par quelque maladie qu'ils ont effuyée.

SECTION VI.

Des Subftances qui compofent la vraie groffeffe.

279 LES fubftances qui compofent la vraie groffeffe font les membranes, les eaux, le placenta, le fœtus & fon cordon ombilical : examinons ces parties les unes après les autres.

Du placenta.

280 Le placenta eft un corps fpongieux,

plat & de figure orbiculaire, composé de l'entrelacement d'une infinité d'artères & de veines; sa figure se moule à la convexité de la matrice; il a deux faces, l'interne lisse, polie, l'externe inégale & remplie de rides; son épaisseur est en raison de la grossesse & de la disposition du fœtus : on remarque cependant qu'à la fin de la grossesse il a environ huit travers de doigts de largeur, sur un pouce d'épaisseur dans son milieu, laquelle diminue insensiblement en approchant de la circonférence.

281 Il faut bien connoître la figure du placenta, afin de ne pas être embarrassé lorsqu'on est obligé d'introduire la main dans la matrice pour délivrer la femme.

282 L'attache du placenta n'est point fixe comme le pensoient plusieurs Auteurs, l'on est revenu de cette erreur : en conséquence ces différentes implantations peuvent forcer la matrice de prendre différentes positions, & rendre par là l'accouchement long, difficile & laborieux.

283 L'attache du placenta à la partie postérieure & supérieure de la matrice, ne dérange nullement la position du col de ce viscère; au contraire, son attache à la partie antérieure forcera la matrice de se pencher en devant, & formera ce qu'on appelle le ventre en besace; l'orifice sera très-difficile

à toucher, étant fitué à la partie fupérieure de l'os facrum.

284 Si l'attache eft à droite ou à gauche, le fond fe penchera du côté de l'attache, & l'orifice fe trouvera fitué du côté oppofé au fond ; mais s'il tient un milieu, il occafionnera des douleurs à la hanche, à la cuiffe, du côté oppofé à l'inclinaifon, pendant toute la groffeffe fans difformité extérieure ; s'il tient le milieu antérieurement, le ventre paroîtra difforme, & occafionnera les mêmes douleurs par le tiraillement des ligamens ronds poftérieurs.

285 La fituation de la matrice dans une femme bien conformée eft toujours au milieu de l'abdomen, fi le placenta feul & unique eft adhérant à fon fond, à fa partie poftérieure, ou fur la circonférence interne de fon col.

286 La partie de la matrice où s'adhére le placenta, eft toujours la plus épaiffe, & celle qui a le moins d'élafticité & de force ; c'eft ce qui donne lieu, dans certains cas, au chatonnement du placenta : enfin lorfque cette maffe fe trouve implantée poftérieurement au fond de ce vifcère, il fe trouve toujours vertical au plan incliné de la fortie du baffin jufqu'à la fin de la groffeffe, la femme étant bien conformée.

287 Le nombre des placentas répond à

celui des enfans, c'est une attention qu'il faut avoir dans la pratique, & on ne doit jamais délivrer qu'après la sortie des fœtus, sans cela la mere périroit d'hémorragie.

288 Quelquefois les placentas sont séparés, dans d'autres ils se joignent sans avoir de communication, j'en ai injecté plusieurs sans que la liqueur ait pénétré de l'un dans l'autre : dans ce cas ils ont chacun un amnios & un seul chorion qui embrasse les deux poches d'eau sous une même enveloppe.

289 L'usage du placenta est d'absorber les sucs nourriciers qui servent au fœtus, de diviser, atténuer & affiner le sang qui est rapporté par les artères ombilicales.

290 C'est par le moyen du cordon ombilical que l'enfant reçoit les sucs nourriciers, & c'est par le moyen du cordon qu'il se débarrasse de ce qu'il a de trop pour sa nourriture.

291 Le cordon ombilical est composé de deux artères & d'une veine renfermée dans une gaine membraneuse que leur fournit le chorion, son implantation est fixe chez le fœtus, mais varie beaucoup du côté du placenta, ce qui est très-essentiel à sçavoir pour faire l'extraction de cette masse.

292 Les vaisseaux qui composent le cor-

don ombilical agiſſent en ſens contraire de leurs fonctions chez l'adulte, car c'eſt la veine qui porte le ſang au fœtus, & les artères qui le rapportent.

293 Les artères ombilicales prennent naiſsance des iliaques internes, la veine eſt formée par la réunion de toutes celles qui ſe trouvent ramper ſur la ſurface du placenta ; on peut en diſséquant ſuivre les artères, mais il eſt impoſſible de ſuivre la veine étant confondue dans la maſſe du placenta.

294 Laveine ombilicale n'a ni valvule ni ramification, ni anaſtomoſe, par conſéquent ſi elle eſt comprimée en un point elle le ſera dans toute ſon étendue. Les cordons diffèrent entre eux, il y en a de gros, de grêles, de ſecs, de longs, de courts, de variqueux & de noueux ; en général on doit pour la délivrance & la ligature, ſe fier aux grêles plutôt qu'à tous les autres.

Des membranes. 295 Le fœtus dans la matrice eſt enveloppé de membranes, & nage dans des eaux qui ſont renfermées dans leur cavité ; ces membranes ſont le chorion qui eſt l'externe, & l'amnios qui eſt l'interne : le chorion eſt très ſpongieux, l'amnios, au contraire, eſt très-mince, très-délié, très-tranſparent.

296 Le chorion eſt de la même nature que le placenta, & l'on remarque que plus

cette

cette membrane s'éloigne du placenta, plus elle est mince ; & que plus elle en approche, plus elle s'épaissit.

297 Si l'on jette quelques portions du chorion dans l'eau, on y voit une quantité prodigieuse de filamens qui ne sont autre chose que les vaisseaux de cette membrane, qui étoient inhérents avec ceux de la matrice, raison pour dire & assurer que les membranes sont adhérentes à la matrice du plus au moins, ce que nient quelques Praticiens de nos jours.

298 J'ai décrit plus haut la matrice dans l'état de grossesse; & j'ai dit que sur la fin de la grossesse ses fibres musculaires tendues en tous sens rendoient sa face interne inégale : or je conçois qu'à raison de cette inégalité l'adhérence des membranes avec la matrice ne peut pas être bien intime tant que ce viscère restera distendu : mais dès l'instant qu'il aura éprouvé des contractions, les fibres musculaires se contractant sur elles-mêmes, les adhérences des membranes seront plus courtes & pour lois elles seront intimement unies avec la matrice : c'est ce que l'on éprouve dans la délivrance.

299 L'amnios recouvre la face interne du placenta & du chorion, renferme immédiatement le fœtus & les eaux ; & se sépare aisément du chorion. Des Anatomistes ont

voulu donner au fœtus une troisieme membrane appelée allantoïde, mais elle ne se trouve que chez les animaux.

Vices des membranes.

300 Les membranes sont dans un état contre nature lorsqu'elles sont trop fines, trop délicates, ne résistent pas assez à la contraction utérine, se rompent trop promptement, & rendent l'accouchement pénible en laissant échapper trop subitement les eaux ; elles gênent pendant le travail lorsqu'elles sont trop fermes, trop dures, trop épaisses, qu'elles ne se rompent pas au tems fixé par la nature, mais c'est un très-petit accident.

Des eaux.

301 L'on trouve ordinairement dans l'amnios une quantité d'eaux claires, transparentes, sans odeur, sans saveur ; elles déposent seulement sur le corps de l'enfant un sédiment onctueux ; ces eaux ont la propriété de la lymphe, elles se coagulent au feu ; la quantité varie suivant les tems de la grossesse.

302 La liqueur contenue dans l'amnios est la même que celle qui abreuve & lubréfie la matrice hors le tems de la grossesse, elle se fait jour par les pores du chorion, & de là passe dans les vaisseaux lymphatiques de l'amnios pour tomber dans sa cavité.

303 Les eaux sont d'une très - grande

utilité pendant la groffeffe, tant à la mere qu'à l'enfant pendant l'accouchement, parce qu'elles lubrefient; & dilatent les parties; & lorfqu'elles manquent ou viennent à s'écouler trop promptement, elles rendent l'accouchement long, difficile & laborieux.

304 La trop grande abondance des eaux occafionne l'hydropifie de matrice & fon inertie, fi l'on n° prend beaucoup de précaution dans le tems de l'accouchement : le peu d'eau eft encore un vice, parce que la matrice n'étant pas affez dilatée, l'enfant fe trouve trop ferré, fes mouvemens fe font avec peine, la mere fouffre lorfqu'il fe remue & le travail eft plus long, plus laborieux; quelquefois elles n'ont pas leurs fiéges dans l'amnios, j'en ai vu s'épancher entre le chorion & cette derniere membrane, pour lors il n'y en a qu'une très-petite quantité; cette membrane alors embraffe l'enfant, le ferre, le gêne, & il vient ordinairement enveloppé dedans en peloton.

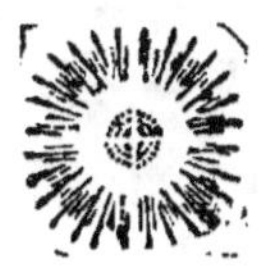

SECTION VII.

De la Superfétation, des Jumeaux, de la Circulation du sang dans le fœtus, & de sa Nutrition.

De la supér-
fétation.

305 LA superfétation a-t'elle lieu ? certains faits nous portent à le croire. Comment se fait-elle ? C'est ce que nous ignorons, ainsi que le mécanisme de la génération.

306 La superfétation est la conception de deux enfans à des tems éloignés l'un de l'autre : les anciens Auteurs ont cru qu'elle avoit lieu, nos modernes en ont nié jusqu'à la moindre existence, Hypocrate la désavoue.

307 Je serois assez porté à croire que la superfétation peut avoir lieu à une demi-heure, une heure, deux heures même, mais au bout de quinze jours, trois semaines, un mois & plus, je ne crois pas la chose possible ; les signes de la superfétation avant l'accouchement ne sont pas sensibles, après l'accouchement ils sont fort équivoques.

Des ju-
meaux.

308 Les jumeaux sont deux enfans conçus en même tems, & portés neuf mois dans la matrice : ils vivent assez ordinairement, quelquefois l'un des deux meurt, & c'est toujours le plus foible & le plus délicat : l'on

peut diftinguer la groffeffe de deux enfans ,
fi on a vu la femme dans fes groffeffes précédentes ; mais les fignes ne font fenfibles que
vers le quatrieme ou cinquieme mois.

309 Le ventre de la femme fe tuméfie,
les mammelles fe gonflent extraordinaire-
ment ; dans le feptieme & huitieme mois,
le ventre de la femme eft comme partagé
par une ligne qui le fépare en deux tumeurs,
& toutes les incommodités qui accompagnent ordinairement fes groffeffes, font au
dernier degré d'intenfité ; quant aux fignes
qui accompagnent l'accouchement, j'en parlerai en traitant de l'accouchement de deux
enfans.

310 Dans les jumeaux quel eft l'aîné, c'eft
celui qui vient au monde le premier ; cette
queftion eft décidée. Hypocrate s'eft donc
trompé quand il a dit que le premier formé
étoit au fond de la matrice, les enfans jumeaux font à côté l'un de l'autre , & non
pas vis-à-vis l'un de l'autre.

311 Le fœtus tire la plus grande partie
de fa nourriture des fucs nourriciers qu'il
reçoit de la mere par le moyen du placenta, & qui lui font apportés par la veine
ombilicale, & le réfidu eft reporté à la
maffe du placenta par le moyen des deux
artères ombilicales.

De la cir-
culation du
fang dans
le fœtus.

312 La veine ombilicale conduit le fang

au foie de l'enfant pour le décharger dans le sinus de la veine-porte.

313 La plus petite partie enfile un conduit particulier appelé canal veineux, qui est situé vis-à-vis l'embouchure de la veine ombilicale; ce canal conduit d'abord le sang dans le tronc de la veine-cave inférieure, immédiatement au-dessous du diaphragme, après avoir traversé une partie de la substance du foie; là il se mêle avec le sang de la veine-cave, pour entrer, comme je l'ai dit plus haut, dans l'oreillette droite, où il se confond avec celui qui vient de la veine cave supérieure.

314 Le sang alors se partage en deux portions; la plus grande, ainsi que dans l'adulte, passe dans le ventricule antérieur, & la plus petite passe de l'oreillette droite dans la gauche, par une ouverture qui se trouve à la cloison de ces deux oreillettes, & à qui l'on a donné le nom de trou ovale: du côté de l'oreillette gauche on remarque à ce trou une valvule qui permet bien au sang de passer de l'oreillette droite dans la gauche, mais qui en empêche le retour; alors la portion de sang de l'oreillette gauche se mêle avec le sang qui vient par les veines pulmonaires.

315 La première portion de sang, que

j'ai dit passer dans le ventricule antérieur, est reprise de ce ventricule par l'artère pulmonaire dans laquelle elle se partage en trois portions ; deux sont enlevées par les deux artères pulmonaires droite & gauche, pour entrer dans les poumons ; mais la troisieme, qui n'entre point dans le poulmon, est reçue par le canal artèriel, qui la porte dans l'aorte inférieure.

316 Les deux premieres portions, après avoir parcouru toutes les ramifications des artères pulmonaires se dégorgent dans l'oreillette gauche, où pour lors le sang se mêle avec la portion qui a passé de l'oreillette droite dans l'oreillette gauche, de laquelle elle passe dans le ventricule postérieur pour en sortir par le tronc de l'aorte, qui la distribue à toutes les parties du corps de l'enfant.

317 L'enfant contenu dans le ventre de sa mere, ne dissipe pas tout le sang qui lui est apporté, en conséquence il a besoin de canaux de décharge ; c'est ce que font les artères ombilicales qui, étant parvenues à la surface externe du placenta, se divisent en branches qui s'enfoncent dans cette substance, & dégénérent en capillaires.

318 Les sentimens sur la façon dont l'enfant se nourrit dans le ventre de sa mere, ont produit plusieurs systêmes, pour prouver

De la nutrition.

quelle étoit la matiere qui le faifoit vivre, & par quel moyen il la prenoit ; les uns veulent que ce foit par le moyen des fucs contenus dans le fang que la veine ombilicale lui porte, d'autres par le moyen d'un fuc laiteux filtré par les glandes qu'ils admettent dans la matrice ; d'autres enfin par la liqueur contenue dans l'amnios, & par la veine ombilicale : ces différens fentimens ont fourni d'autres fyftêmes fur la façon dont l'enfant fe nourrit, les uns veulent que ce foit par la bouche ; on a reçu des enfans qui avoient les lévres parfaitement agglutinées : d'autres par la veine ombilicale ; il y a des faits très-rares qui annoncent des enfans venus au monde vivans fans cordon ombilical : d'autres enfin par les pores abforbans.

319 Ceux du premier fentiment difent que les artères hypogaftriques de la mere dépofent dans les véficules du placenta des fucs nourriciers dont le fœtus a befoin ; que la veine ombilicale reçoit le fang chargé de ces fucs, & le tranfmet à l'enfant ; que le réfidu eft repris par les artères, dont les ramifications vont fe perdre dans la fubftance du placenta, d'où il rentre chez la mere par les veines hypogaftriques ; ce qui établit une communication réciproque de la mere à l'enfant, & de l'enfant à la mere.

320 Ceux du second sentiment disent : ce n'est pas du sang que la mere fournit à l'enfant, mais un suc laiteux qui se trouve séparé par des glandes qui sont à la surface de la matrice ; ceux-ci pour lors n'établissent que le commerce du placenta à l'enfant, & de l'enfant au placenta.

321 Le troisieme sentiment est celui de ceux qui admettent le sang avec la liqueur contenue dans l'amnios, & disent que le fœtus prend une seconde nourriture par la bouche, que c'est la liqueur contenue dans l'amnios qu'il avale ; ce qu'on peut se persuader en voyant la liqueur contenue dans l'estomac.

322 Voilà les principaux systêmes au sujet de la nutrition de l'enfant : mon sentiment est de croire que tout concourt à faire végéter & à fortifier l'enfant, qu'il se nourrit par la veine ombilicale, par la bouche & par les pores absorbans ; qu'il n'y a point de circulation réciproque de la matrice au placenta, ni du placenta à la matrice : je crois plutôt que le placenta est comme une espéce d'éponge qui absorbe le sang que la matrice fournit ; que ce sang est repris par les ramifications de la veine, & que pour celui qui y est rapporté par les artères, il reçoit dans le placenta une nouvelle préparation, & ne retourne point à la mere.

323 Nous venons d'examiner les groffeffes, les fignes pour les reconnoître,
les fubftances qui compofent les différentes groffeffes ; nous allons parler des maladies des femmes groffes.

LIVRE TROISIEME.

Des Maladies des femmes grosses.

324 LA partie des accouchemens qui regarde les maladies des femmes grosses, accouchées, & des petits enfans, semble avoir été abandonnée par les Auteurs qui ont écrit sur les accouchemens; il est pourtant essentiel de la connoître : il faut sçavoir conserver la femme grosse, prévenir ou guérir les maladies qu'elle peut éprouver, la secourir après ses couches, s'il lui arrive des accidens; remédier à ceux qui arrivent à l'enfant : accidens d'autant plus difficiles à connoître, qu'il ne peut nous instruire. Je vais tâcher de développer toutes ces maladies, & de décrire leurs signes, leurs symptômes, & les remèdes convenables.

SECTION PREMIERE.

Du Régime que les femmes grosses doivent tenir.

325 UNE femme grosse est chargée d'un dépôt précieux qu'il faut qu'elle conserve avec tout le soin possible. Elle doit donc faire un usage modéré des six choses non

naturelles, auxquelles l'on peut ajouter la
maniere de s'habiller, & en certains cas la
privation des approches conjugales.

De l'air.　326 L'air doit être pur, vif & sain : les
femmes grosses sont très-susceptibles des
mauvaises impressions de cet élément ; l'a-
vortement est plus commun dans les grandes villes, dans les endroits marécageux
qu'à la campagne ; un air humide, chargé
d'exhalaisons putrides, y a plus de part que
le reste ; l'on ne fait pas, dans ce pays-ci, assez
d'attention à cet objet.

Des ali-　327 Les alimens doivent être choisis,
mens.　tant pour la qualité, que pour la cuantité ;
dans le commencement de la grossesse elle
doit manger peu, pour ne pas augmenter
la pléthore : la nature a souvent soin de la
prévenir, en leur faisant essuyer cette maladie, connue sous le nom d'inappétence ;
maladie qui, n'étant pas poussée au dernier degré, leur est très-salutaire.

328 Les alimens doivent être d'un bon
suc, & de facile digestion ; ces précautions
sont essentielles, & de là dépend, en partie, la vigueur & la force de l'enfant. La
femme ne doit faire usage que de liqueurs
fermentées, & de vieux vin, l'eau pure ne
vaut rien, elle relâche trop la fibre ; & en
général les femmes grosses doivent toujours
boire froid.

329 L'exercice doit être modéré, la grossesse sera moins pénible, & le travail moins laborieux : l'exercice doit se faire à pied, parce que les voitures ne conviennent pas aux femmes enceintes, encore moins à celles qui sont sujettes à des fausses couches, ou à des descentes de vagin ou de matrice.

De l'exercice.

330 Le sommeil est nécessaire à la femme grosse, mais il ne faut pas en abuser ; une femme grosse ne doit dormir qu'une heure ou deux de plus qu'elle ne dort ordinairement.

Du sommeil.

331 La femme enceinte est naturellement portée à la colere & à la mauvaise humeur plus que dans tout autre tems ; il faut en conséquence éviter tout ce qui en peut être la cause ; son fruit en souffriroit, pourroit même périr, ou elle seroit dans le cas d'accoucher avant terme.

Des passions de l'ame.

332 Les femmes ne doivent jamais retenir leurs urines, sur-tout dans les derniers mois de leur grossesse : si cela arrivoit, elles seroient dans le cas d'être attaquées de stranguric ; elles doivent aller au moins une fois le jour à la garderobe, sinon elles doivent faire usage de lavemens de deux jours l'un.

De la retenue des excrémens.

333 Les femmes grosses ne doivent point être gênées dans leurs habillemens ; elles ne doivent point être trop chargées de jupes,

Du vétement.

leur poids gêne les mufcles du bas-ventre, & met fouvent l'enfant mal à fon aife; enfin elles ne doivent point porter de corps, car il gêne les mammelles, le bas-ventre & la matrice lorfqu'elle commence à s'élever au-deffus du petit baffin.

Des approches conjugales. 334 Les femelles des animaux dès qu'elles ont conçu s'éloignent du mâle, pourquoi l'homme eft il moins raifonnable; la nature femble s'y oppofer, puifque fon but eft rempli; cependant l'homme ne peut fuivre cet exemple : il faut dans ce cas fçavoir fe modérer car l'on a vu perdre, **pour la fa**tisfaction d'un inftant, le plaifir de devenir pere.

335 Il faut fouftraire de la vue des femmes groffes tous les objets effrayans, les détourner des dangers, des craintes, des frayeurs fubites : il y a des exemples de femmes qui ont effuyé les plus funeftes accidens par le faififfement & la peur.

S E C T I O N   II.

Des Remèdes que l'on peut adminiftrer aux femmes groffes.

336 La faignée eft le remède le plus ufité & le plus utile pendant la groffeffe; mais celui que l'on adminiftre le plus mal fort

souvent : dans le commencement de la groffeffe on l'employe pour diminuer la fenfibilité du genre nerveux; vers le milieu pour diminuer la pléthore ; vers la fin pour remédier aux varices, aux hémorrhoïdes , & autres accidens qui ont pour caufe la gêne de la circulation ; enfin on l'employe dans tous les tems de la groffeffe, pour remédier aux maladies qui peuvent furvenir ou pour les prévenir.

337 On ne doit pratiquer que *la* *faignée* *du bras*, la faire petite, car il eft d'expérience que la faignée trop grande produit un bouleverfement qui procure quelquefois l'avortement. Il y a des femmes qui craignent la faignée au point que la peur leur occafionne des révolutions capables de les faire accoucher prématurément : il ne faut faigner ces femmes que dans des cas d'une abfolue néceffité ; on réglera en conféquence leur régime, & on prefcrira une conduite analogue aux tems & aux circonftances.

De la faignée du bras.

338 Il ne faut jamais *faigner* la femme que dans des cas de néceffité ; il faut alors faire la faignée petite ; la femme doit être couchée, l'on doit éviter les fyncopes, il ne faut pas la répéter, & ne jamais la faire par précaution feulement.

339 La *faignée* eft communément en

uſage chez les femmes groſſes dans cé pays, parce qu'on a fait une régle générale d'une particuliere : on a vu des femmes qu'il falloit ſaigner pour prévenir *l'avortement*, les *pertes de ſang*, *& autres accidens* ; on a cru de là qu'il falloit les ſaigner toutes : pernicieuſe croyance dont il faut revenir pour le bien de l'humanité.

340 On ſaigne pour prévenir & diminuer *la toux*, *le crachement de ſang*, *les vertiges*, *les maux de tête*, arrêter *le vomiſſement*, prévenir *l'apoplexie & les convulſions*. Enfin on doit ſaigner la femme le dernier mois de ſa groſſeſſe ; cette ſaignée lui eſt la plus avantageuſe, elle avance quelquefois le travail ; mais il eſt prouvé qu'une femme accouche plus heureuſement avant la révolution du neuvieme mois qu'après, cette ſaignée diminuant l'éretiſme de la matrice, & rendant les ſuites de l'accouchement moins fâcheuſes.

De la ſaignée du pied & de la gorge.

341 La ſaignée du pied eſt regardée, dans ce pays, comme très-pernicieuſe à la femme groſſe. L'on a tort : il eſt des cas où elle eſt abſolument néceſſaire : d'ailleurs ſi elle étoit ſi pernicieuſe, il n'y auroit pas tant de bâtards ; les cas où elle eſt d'une néceſſité indiſpenſable, ſont *dans les engorgemens du cerveau*, *les coups de ſang & les convulſions*, *la difficulté de reſpirer* occaſionnée

casionnée par la trop grande abondance du sang dans le poumon, *l'inflammation* ; mais alors il faut qu'elle soit précédée de celle du bras. L'on fait *la saignée de la gorge* dans le cas *de convulsion*, ou lorsque la femme en est menacée, c'est même la meil-u .ic.

342 Les effets de *la saignée*, dans une femme grosse, sont de vider les vaisseaux trop pleins, de relâcher les parties, mais il faut avoir attention d'éviter les syncopes : dans les maladies *inflammatoires*, elles font cesser *l'érétisme* ; il faut les faire petites, & ne point traiter une femme grosse comme celle qui ne l'est pas.

343 On ne doit point faire usage des *émétiques* pendant la grossesse, sur - tout comme *vomitifs*, je les ai employés avec succès comme *minoratifs*, encore faut-il les donner avec beaucoup de prudence, & bien diriger leurs effets. Des médicamens.

344 *Les purgatifs* sont d'une nécessité absolue, leur usage est presque toujours indiqué dans toutes les maladies des femmes grosses, on doit éviter les *résineux* ; on employe simplement les *stomachiques*, les *légers amers*, les *rhubarbarins*, les *sels neutres*, les *eaux acidulées purgatives*, &c.

345 L'on peut purger, avec les précautions requises, dans tous les tems de la

G

grossesse ; mais le tems le plus avantageux, j'ose même dire indispensable, est au commencement du neuvieme mois: on nettoye, par le moyen de cette *purgation*, l'estomac des *mauvais levains* qui peuvent y être amassés ; on évite *les diarrhées* qui surviennent fort souvent aux femmes nouvellement accouchées, & l'on rend les suites des couches moins funestes.

346 *Les lavémens* sont d'un bon usage, ils évitent, rallentissent & diminuent *les vertiges, les ardeurs d'estomac, les maux de téte, les tintemens d'oreilles*, &c. previennent *l'inflammation*, empêchent *l'avortement* ; mais il faut qu'ils soient simples, *c. a. d. adoucissans, émolliens & rafraîchissans*.

347 On ne doit faire aucun usage des *narcotiques*, des *diaphorétiques, des diurétiques* & des *sudorifiques* trop violens ; ils ne faut, dans une femme enceinte, qu'entretenir les évacuations sans les provoquer.

SECTION III.

Des Maladies pendant la grossesse.

348 L A grossesse expose les femmes à des maladies, mais aussi elle les sauve d'un nombre d'autres très graves : la nature veille

avec foin fur le précieux fardeau qu'elles portent ; quelquefois même la groffeffe les guérit de certaines : enfin une femme groffe pourroit prefque gager qu'elle a encore neuf mois à vivre.

349 Les maladies auxquelles les femmes groffes font fujettes, ne font pas les mêmes à toutes les femmes, ni à la même femme pendant fes différentes groffeffes ; ces maladies ont encore des périodes réglées, les unes commencent avec la groffefe, les autres arrivent dans le milieu, d'autres fur la fin : enfin il y en a qui arrivent indiftinctement dans tous les tems de la grofsefse, c'eft ce que nous allons examiner.

350 L'inappétence, ou perte d'appétit, eft une maladie qui attaque prefque toutes les femmes grofses, dans le commencement de la grofsefse : fi cette affection eft légere, c'eft un bien pour la femme, fi elle eft portée à l'excès, il faut y remédier promptement, fans cela les femmes *maigriffent, pâliffent, le fœtus fouffre, ne prend point de nourriture, vient au monde décharné, ou périt avant le tems.*

De l'inappétence.

351 La caufe de cette maladie eft un dérangement dans les nerfs de l'eftomac, un anéantifsement des fibres de ce vifcère. Mais qui peut produire ce dérangement ? On l'attribue à la fympathie qui regne entre

la matrice & l'eſtomac, produite par la diſ-
tenſion des fibres de la matrice ; cette diſ-
tenſion peut-elle avoir lieu au bout de 24
heures ? Je ne le crois pas : on l'attribue encore à la pléthore, mais la pléthore ne peut
avoir lieu auſſi promptement ; il faut donc
avoir recours à d'autres cauſes.

352 J'ai dit, en parlant de la génération, que dans l'inſtant de la conception,
les femmes éprouvoient un frémiſſement
univerſel, mêlé de douleurs & de plai-
ſirs, tout le corps en eſt étonné ; l'eſtomac
doit l'être particuliérement, à raiſon de ſa
ſympathie avec la matrice, qui ſe trouve,
dans cet inſtant, la partie la plus animée.
Partant de cette idée, je crois que l'on peut
attribuer la cauſe éloignée de l'inappétence, à la tranſmiſſion de l'étonnement dont
eſt ſaiſie la femme, & la cauſe immédiate
à la ſenſibilité plus ou moins grande des fibres de l'eſtomac.

353 Cette maladie paſſe ordinairement
vers le quatrieme mois, & c'eſt un bien
pour la femme ; ſi elle dure plus long-tems,
ou qu'elle ſoit plus conſidérable, les remèdes que l'on peut y apporter ſont de recommander à la femme de *l'exercice* & de
la *gaîté* : on tâchera de trouver les mets
qui la ragouteront le plus ; on en changera
ſouvent, on fera uſage des *eaux ferrugineu-*

fes ; on *saignera* la malade ; on la *purgera* ; on évitera les *aigres*, les *acides*, & sur-tout les *amers aromatiques*, qui ont presque tous une vertu emménagogue.

354 Le vomissement est connu de tout le monde, relativement à sa définition : la nausée est un vain effort, une secousse légere, des envies de vomir infructueuses, auxquelles les femmes sont sujettes dans le commencement de la grossesse : le vomissement est considérable ou léger, continuel ou momentané, essentiel ou symptomatique. Il y a des femmes qui ne vomissent que le matin, d'autres indifféremment dans la journée ; d'autres ne vomissent que de l'eau, d'autres enfin vomissent des alimens.

355 Le vomissement arrive à certaines femmes dès l'instant qu'elles ont conçu, à d'autres dans les douze ou quinze premiers jours ; d'autres plus tard, quelquefois le troisieme ou quatrieme mois, alors il dure jusqu'au sixieme ou septieme : on a vu des femmes être tourmentées de vomissement jusqu'à la fin de la grossesse, & il est alors plus ou moins dangereux.

356 L'on a toujours regardé le vomissement comme signe de grossesse, l'on a eu tort. La cause prochaine & immédiate du vomissement est une forte & vive contrac-

G iij

tion du ventricule qui force les matieres con-
tenues d'en sortir. La cause de cette contraction dépend encore, dans les premiers tems
de la grossesse, de l'étonnement de la matrice & de l'estomac, dans le troisieme ou
quatrieme mois de la distension des fibres
de la matrice & de la pléthore, & dans les
huitieme & neuvieme de la position de l'enfant.

357 Le vomissement qui arrive après le
troisieme mois, est causé par la distension
de la matrice, par la pléthore, par les impuretés, les mauvais levains des premieres
voies, d'où résulte un chyle visqueux & mal
digéré.

358 Le vomissement, qui a lieu dès l'instant de la conception, finit ordinairement
vers le troisieme ou quatrieme mois, parce
que dans ce tems le fœtus & le placenta
absorbent plus de sucs, que la matrice est
moins gênée, & que les vaisseaux font moins
gorgés.

359 Le vomissement est essentiel, idiopa-
tique ou symptomatique; le premier différe
du second, en ce qu'il dépend d'une cause
inhérente à l'estomac, & qu'il est accompagné de *fiévre* ou de *mouvemens fébriles*;
il est très-facile de distinguer s'il est exces-
sif ou léger.

360 Le vomissement léger n'est pas dan-

gercux, il finit seul, & est très-salutaire à la femme, débarrasse *les premieres voies*, détermine *l'écoulement des matieres fécales*, & réveille *la circulation* : il n'en est pas de même de celui qui est considérable ; il produit bientôt *l'avortement*, forme *un chyle visqueux*, donne *le dévoyement*, occasionne *le marasme de la mere*, *le dépérissement de l'enfant*, & souvent *sa mort*.

361 Pour arrêter & appaiser le vomissement du commencement de la grossesse, il ne faut qu'un *exercice modéré*, un *régime de vivre adoucissant*, & *de bons alimens* ; celui du deuxieme ou troisieme mois est plus sérieux ; c'est lui qui, le plus souvent, cause l'avortement : on employe dans ce cas *l'eau de rhubarbe*, le *vin vieux*, & le *vin d'Espagne* ; on purge avec les *doux amers*, les *sels neutres* ; on évite les *bols*, c'est le purgatif le plus pernicieux pour la femme grosse.

362 Pendant l'usage de ces remèdes, l'on fait tenir à la femme un certain *régime* ; on la fait manger *peu* & *souvent* ; on ne lui donne que des *alimens* de facile digestion ; on évite tous les *alimens sucrés* & *douceeux*, *sa boisson doit être froide* ; *ses habillemens fort aisés* ; *ses exercices modérés* ; *l'air qu'elle respire doit être pur* : si ces

moyens ne réuſſiſſent pas, on tente le *lait coupé*, les *eaux ferrugineuſes*, &c. &c.

363 Smelie dit que la *ſaignée* eſt le plus ſûr moyen de guérir les femmes groſses, il a raiſon, mais il la faut faire petite. Si le vomiſſement prend au ſeptieme, huitieme mois, il faut ſçavoir quelle en eſt la cauſe ; ſi c'eſt la dépravation des humeurs, & la ſabure des premieres voies, il faut purger la femme ; ſi elle dépend de la poſition de l'enfant, il n'y a rien à faire. L'accouchement eſt le ſeul & unique remède. **Des Auteurs** conſeillent les *antiſpaſmodiques* ; mais ils ne valent rien, ils augmentent le mal au lieu de le diminuer.

De la diar- 364 La diarrhée eſt une excrétion fré-
rhée. quente d'excrémens liquides, ſans douleurs, par la voie des ſelles ; le dévoyement ſimple eſt très-avantageux pour la femme groſse : la diarrhée ſe diſtingue en dyſſenterique & en lienterique, & elle devient pour lors plus dangereuſe ; elle eſt plus ou moins à craindre, ſuivant le tems de la groſseſse.

365 L'eſtomac, dans cette maladie, *eſt dérangé, ſes fonctions ſe font difficilement ; la digeſtion eſt pervertie ; le chyle eſt d'une mauvaiſe qualité ; les matieres ſont âcres, piquantes, & irritent le canal inteſtinal ; de là les digeſtions ſont plus fréquentes, la membrane interne des inteſtins s'enflammera,* &

la dyſſenterie aura lieu. Le chyle mal digéré
ſera, *altéré, âcre,* & *froncera les vaiſſeaux
laclés*; le chyle ne pourra plus *s'y filtrer,* cou-
lera *le long du canal inteſtinal,* & produira la
lienterie : la *pareſſe* de l'eſtomac ſera la
cauſe éloignée & diſpoſante de cette maladie, & *la crudité* des alimens la cauſe
prochaine & déterminante.

366 Le dévoyement ſimple ſe diſtinguera
facilement du dyſſentérique & du lientérique par la nature des matieres, & par l'impreſſion qu'elles font en paſsant ; ſi elles
reſsemblent à *de la lavure de chair,* il ſera
lientérique ; ſi elles *ſont glutineuſes & ſan-
guines,* il ſera dyſſentérique ; celui-ci ſe diviſe encore en deux claſses, *c. a. d. flux hé-
morrhoïdal,* & *flux hépatique.*

367 Si le dévoyement commence auſſi-
tôt ou peu de tems après la conception, il
dépendra *de la ſimple convulſion* de l'eſtomac & des inteſtins ; c'eſt le changement
qui arrive à ces parties qui le produit ; s'il
ne prend que trois ſemaines, un mois, deux
mois après, il a pour cauſe *les humeurs,
les impuretés de l'eſtomac & du canal inteſtinal.*

368 Le dévoyement eſt plus ou moins
dangereux ſuivant les accidens qui l'accompagnent, & le tems où il arrive ; celui
qui arrive peu après la conception, ou dans
le courant des premiers mois eſt très ſalu-

taire, il devient dangereux lorsqu'il est dyffentérique, & fur-tout quand il est accompagné *de douleurs, de prurit, de fiévre, de
tenefme & de vives tranchées*, il produit
prefque toujours l'avortement.

369 Il est afsez difficile de guérir le dévoyement : celui qui vient peu de tems
après la conception, cefe ordinairement
vers le quatrieme mois, parce qu'alors la
matrice & les inteftins font accoutumés à
l'efpéce de convulfions qui les affecte ; celui du troifieme mois va jufqu'au feptieme ;
celui qui prendra dans le huitieme, continuera jufqu'après l'accouchement, mettra
la mere dans le rifque de périr dans les premiers jours de fes couches.

370 Le dévoyement du premier tems,
demande peu de remèdes, il faut tantôt de
l'exercice, tantôt du repos ; il ne faut donner à la femme que quelque léger *ftomachique*. Le dévoyement des troifieme & quatrieme mois demande plus d'attention : il
faut, dans celui-ci, faire évacuer les humeurs qui l'entretiennent, par le moyen des
purgatifs, & fortifier l'eftomac par les *toniques* & les *ftomachiques*.

371 On commence par régler le *régime
de vivre*, on ne permet que *des alimens de
facile digeftion & de bon fuc* ; on évite
tous *les alimens fades & humides* ; on or-

donne une *boisson* faite avec la *camomille*,
la rhubarbe, le *rhapontic* ; on fait prendre
quelques sels neutres comme celui d'*epsum*
ou de *segnette* ; on purge avec les *rhubarba-*
rins, le *catholicon double*, & autres de cette
espéce.

372 Si la diarrhée est considérable, &
accompagnée de fiévre, on donne des *la-*
vemens ; le lendemain on fait prendre une
potion purgative, rarement employe-t'on
la saignée ; les lavemens doivent être *adou-*
cissans & rafraichissans. Si une *seule potion*
purgative ne suffit pas, on la réitére trois ou
quatre jours après, pendant ce tems on travaille à rétablir l'estomac par le moyen des
bouillons légérement *amers* ; on use de
confortatifs, comme la *rhubarbe*, la *théria-*
que, le *diascordium*, les *fleurs de camo-*
mille, le *cachou*, le *café*, le *simarouba*, &c.

373 La colique est une douleur plus ou
moins vive, que les femmes grosses éprouvent dans le bas-ventre : cet accident est
la suite des mauvaises digestions. Elle se
fait sentir ordinairement vers le troisieme
ou quatrieme mois de la grossesse ; son siége est dans l'estomac ou dans les intestins :
elle peut être considérable ou légere.

Des vens &
de la coli-
que.

374 La retenue & le développement de
l'air sont la cause éloignée de cette maladie,
les mauvaises digestions qui dépendent de

la débilité de l'eſtomac, la mauvaiſe qualité des alimens, ou toutes les deux enſemble ſont les cauſes immédiates.

375 Si une femme groſſe ſouffre des douleurs de ventre, tantôt à un côté, tantôt à l'autre, qu'il n'y ait point de fiévre ni d'altération, que ſon ſommeil ſoit tranquille, il y a lieu de croire que la colique eſt dans les inteſtins, & il n'y a pas grands médicamens à faire, vu que cette eſpéce de colique ſe termine ordinairement par un léger dévoyement ; mais ſi les douleurs ſont vives, qu'il y ait fiévre, inſommie, cela demande beaucoup d'attention.

376 Il faut ſçavoir ſi la colique eſt venteuſe, ou ſi elle eſt produite par l'amas d'humeurs dans les premieres voies, le traitement n'étant pas tout-à-fait le même.

De la colique néphrétique. 377 La douleur de la colique néphrétique eſt fixe & *lancinante dans les lombes, les urines* ne coulent point, ou en très-petite quantité ; la douleur s'étend *juſqu'aux cuiſſes,* à cauſe de la compreſſion des reins ſur les paires lombaires, la malade ſent *des tiraillemens* dans les lombes, *les ligamens ronds, les aînes, les cuiſſes,* &c.

De la colique hépatique. 378 Dans l'hépatique la douleur eſt fixe dans *l'hypocondre droit,* il y a nauſées, *vomiſſemens, fiévre commune, tiraillemens ;*

tous ces symptômes ne se trouvent pas dans la colique intestinale ; par conséquent il est fort aisé de la distinguer.

379 Dans le traitement de la colique, il faut sçavoir si la femme souffre continuellement ou par intervalle : il faut toujours commencer par guérir l'accès, *c. a. d.* travailler à calmer les douleurs, ensuite détruire la maladie. Pour calmer les douleurs l'on fait frotter le ventre avec des *serviettes chaudes* ; l'on donne des lavemens d'*eau tiéde* simple ou d'*eau de trippe* ; l'on fait boire quelque légère infusion de *plantes vulnéraires* ; on évite les *élixirs carminatifs* ; si c'est à la suite de la digestion, on donne les *plantes amères* en lavage, quelques *laxatifs doux* & *légers* ; si les douleurs ne se calment pas, c'est l'humeur & non le développement de l'air qui l'occasionne ; il faut alors avoir recours aux *purgatifs doux.*

380 L'accès étant passé, il faut travailler à guérir la maladie : pour cet effet il faut *rétablir l'estomac* par des remèdes analogues, *évacuer les humeurs*, prévenir les *mouvemens spontanés* dans les digestions, &c. La colique néphrétique se traite durant la grossesse comme dans tout autre tems, on évite seulement la quantité des bains, les *émétiques trop violens*, les *forts purgatifs* ; on *saigne* souvent & *en petite quantité* : pour l'hépatique, il faut avoir

plus souvent recours aux *laxatifs*, aux *saignées*, aux *topiques émolliens & relâchans*.

De l'odon-
talgie.

381 L'odontalgie ou les douleurs de dents se font sentir à certaines femmes dans le commencement de leurs grossesses ; il y a même des femmes qui les regardent comme signes certains de grossesse : ce mal peut être grave ou léger, essentiel si la dent est cariée, symptomatique si elle est saine ; il faut éviter, autant que l'on peut, de faire tirer une dent à une femme enceinte, surtout si elle est foible, délicate, ou sensible, parce qu'il est à craindre que la douleur ne la fasse tomber en convulsion : des hommes forts & robustes y sont tombés ; *à fortiori* une femme foible & délicate. Il faut travailler à calmer la douleur, & à pallier la maladie ; on en vient à bout par le moyen des *saignées*, des *purgatifs*, &c.

De l'insom-
nie.

382 Dans l'insomnie les femmes grosses sont dans une veille & une agitation perpétuelle. L'insomnie n'est point naturelle, elle est toujours accidentelle pendant la grossesse. La cause prochaine de cette maladie est un mouvement irrégulier des esprits animaux ; & tout ce qui mettra en jeu les fibres nerveuses, pourra produire ce mouvement. La cause éloignée sera la sensibilité, la tension augmentée, l'usage des

liqueurs spiritueuses, la pléthore générale, & sur-tout celle de la tête.

383 Les femmes, dans cette maladie, *sont agitées*, de *mauvaise humeur*, la *moindre chose les irrite*, les met *en colere* ; elles ne dorment ni jour ni nuit ; elles sont *inquiétes, mal à l'aise*, *l'appétit cesse, les digestions sont dérangées* ; ensuite viennent une foule d'autres accidens dont nous avons déjà parlé.

384 L'insomnie légere n'est pas fâcheuse, mais poussée à un haut degré d'intensité, elle est très-dangereuse, & donne naissance à beaucoup d'accidens, dont le plus fâcheux *est l'avortement*.

385 Pour remédier à cette maladie, il faut diminuer la pléthore, & en même tems avoir égard à l'agacement des nerfs ; pour cet effet on employe l'*exercice*, la *saignée du bras*, les *saignées blanches*, les *légers laxatifs*. Souvent l'insomnie dure jusqu'à la fin de la grossesse, & ne se guérit qu'après l'accouchement : dans ce cas il faut adoucir le mal, tranquilliser la femme. Pour y parvenir l'on met en usage le *petit lait*, les *adoucissans*, les *calmans*.

386 Ces douleurs attaquent spéciale-ment les femmes dans la premiere grossesse, parce que ces parties sont peu accoutumées

à être tiraillées : ces douleurs font légeres, fupportables, graves ou fatigantes , elles peuvent être effentielles ou fymptomatiques.

387 La caufe prochaine de ces douleurs, eft le tiraillement & la pléthore de toutes les parties voifines de la matrice ; les ligamens ronds antérieurs donnent celles des aînes ; les poftérieurs, joints à la preffion de la matrice, caufent celles des lombes : celles des cuiffes viennent de la preffion des pfoas & des lombaires : la caufe éloignée fera le gonflement & l'élévation de la matrice , la mauvaife façon dont les femmes s'habillent , la quantité de jupes qu'elles mettent.

388 Ces douleurs tant qu'elles font légeres n'ont rien de fâcheux ; mais fi elles viennent de la phlogofe des reins, elles font très dangereufes. Le tiraillement & la pléthore font les caufes établies ; pour les guérir, il faut diminuer l'un & l'autre : on diminue le tiraillement par la *fituation* que l'on fait tenir à la femme ; on remédie à la pléthore par les *faignées* du *bras réïtérées ;* on peut quelquefois ufer de *légers narcotiques* , mais il ne faut pas abufer de ce confeil.

Des douleurs des mammelles.

389 Le fein étant gonflé dans le commencement de la groffeffe, augmente vers

le quatrieme mois, produit des douleurs plus ou moins graves, & souvent accompagnées de fiévre : ce gonflement dépend de la quantité de sang qui s'y porte, à raison de la compression de la matrice sur les artères iliaques ; la femme se plaint d'un mal-aise universel, elle est moins agissante : la cause éloignée de ces douleurs est l'élévation & la dilatation de la matrice, surtout chez les femmes pléthoriques.

390 Pour remédier à cet accident, on employe la *saignée*, *l'exercice modéré*, la *diette adoucissante*, & la *position* pour tâcher de débarrasser une artère iliaque : les *topiques* font inutiles, même contraires : les femmes doivent simplement se tenir le sein chaudement, le soutenir sans le presser ni le serrer.

391 La dyspnée est une difficulté de res. pirer qui attaque les femmes grosses vers le cinquieme ou sixieme mois de grossesse, ce mal peut être essentiel ou symptomatique : essentiel, si la femme éprouvoit cette difficulté avant sa grossesse, alors le mal augmente : symptomatique, si elle est produite par la grossesse.

De la Dyspnée.

392 Cette difficulté vient de la peine que le diaphragme éprouve pour s'abbaisser. Les femmes qui portent leurs enfans très-haut font sujettes à cette maladie ; elle arrive plus

H

fréquemment dans les premieres groſſeſſes que dans les ſuivantes, & c'eſt pour lors par la faute des muſcles abdominaux, qui ont de la peine à s'étendre & à s'allon-ger ; ſouvent cette maladie ſe trouve accompagnée de la toux & du crachement de ſang.

393 Quand cette maladie eſt grave, la circulation devient difficile dans toute la machine, l'enfant languit, & meurt peu de tems après ſa naiſance. L'on vient à bout de pallier, ou de guérir cette incommodité par le moyen des *ſaignées* & du *régime*; mais en général il eſt rare de guérir parfaitement : l'accouchement eſt le ſeul remède dans la ſymptomatique; dans l'eſſentielle, il n'y en a pas.

394 Le ſang ſe portant en grande abondance au poumon, & ne pouvant ſortir par l'expectoration, cauſe une ſorte de dyſpnée très-dangereuſe : c'eſt l'abondance du ſang dans cette partie, qui, ſeule, produit cette maladie; il faut l'évacuer, & il faut avoir, ſur le champ, recours à la ſaignée du pied, c'eſt le ſeul & unique remède. J'ai eu occaſion de voir pluſieurs de ces maladies, & j'ai toujours éprouvé que plus on ſaignoit du bras la malade, plus la difficulté augmentoit.

De la toux &del'hémo-ptiſie. 395 La toux eſt un accident des plus fâcheux, elle procure preſque toujours l'avortement ; & je suis asez porté à croire qu'elle le procure plutôt que le vomisement. La toux a ses différences, elle est seche ou humide, simple ou compliquée, & l'hémoptisie l'accompagne asez souvent ; l arrive quelquefois que cette derniere est poussée à un degré d'intensité asez considérable pour effrayer. La toux peut encore être essentielle ou symptomatique.

396 La contraction vive, subite, irrégulicre & convulsive du diaphragme & des muscles expirateurs, la glotte étant fermée, occasionne la toux : cette contraction dépend de l'irritation des nerfs, qui se distribuent dans les poumons ; & cette irritation vient de la gêne où est le diaphragme, de la difficulté avec laquelle se fait la circulation dans les poumons, & de la quantité du sang qui s'y porte, la matrice presant les artères iliaques.

397 La femme tousse plus ou moins : si la toux est forte, il se fait des crevasses aux vaisseaux des poumons ; pour lors les femmes crachent le sang ; si la toux est humide, elle sera moins dangereuse : quand elle est symptomatique, elle dépend de la pléthore, de l'élévation de la matrice, de la roideur des muscles abdominaux, surtout dans une premiere grossesse.

398 La toux symptomatique dépend de

la pléthore des poumons, & de la senfibi-
lité des nerfs de ce vifcère : pour la guérir
il faut diminuer l'un & l'autre, la *faignée*,
le *régime de vivre*, l'exercice, *tantôt à cheval
tantôt à pied*, le *lait*, les *purgations* font les
feuls médicamens à employer ; tous les bé-
chiques adouciflans font plus nuifibles qu'u-
tiles ; un feul peut être employé, ou du
moins eft celui qui fait le moins de mal, &
que j'ai permis : c'eft une pâte de reglifle
préparée qui fe trouve chez M. Vaffal, Apo-
thicaire, rue de Gêvres.

Des palpi-
tations.

399 La palpitation eft un mouvement
vif, irrégulier & convulfif du cœur ; cette
maladie eft momentanée, forte ou légere ;
la caufe prochaine eft la contraction irré-
guliere du cœur, la caufe éloignée eft la
pléthore dans les parties fupérieures, en
vertu de la preffion de la matrice fur les artères iliaques.

400 Cet accident n'eft pas dangereux, il
ne ceffe affez ordinairement qu'après l'accouchement. On ne peut que pallier la maladie en ordonnant la *faignée*, la *dicte*, les
lavages, les *lavemens*, les *bains des pieds*,
pour diminuer la réfiftance, & rappeler le
fang vers les extrémités inférieures.

Des verti-
ges étour-
diffem ns,
bluettes &

401 Tous ces accidens font occafionnés
par l'abondance du fang vers les parties fupérieures : ils ne font pas dangereux ; mais

par la suite ils peuvent devenir très-graves ; douleurs de tête. car ils annoncent & sont toujours suivis, si l'on n'y prend garde, de la maladie appelée coup de sang : si la femme se plaint de ces petits accidens, il ne faut pas attendre qu'ils deviennent plus considérables, il faut sur le champ *la saigner*, lui prescrire *un régime adoucissant & de facile digestion*.

402 De tous les accidens des femmes Du coup de sang. grosses, le coup de sang est le plus terrible ; les femmes ont à peine le tems de donner signe de vie, & la femme la plus forte résiste à peine un quart d'heure. On ne peut que le prévenir, quand il nous est annoncé ; & les signes qui le précèdent sont, comme je viens de le dire, les vertiges, les étourdissemens, &c.

403 La cause est la pléthore des parties supérieures, en vertu de la pression de la matrice sur les artères iliaques, & sur la bifurcation de l'aorte inférieure : le sang porté en trop grande abondance, après avoir cassé & déchiré les vaisseaux du cerveau, s'épanche dans la substance même de ce viscère, s'y coagule & occasionne la mort subite.

404 La femme éprouve, depuis quelques tems, des douleurs de tête considérables, elle est assoupie, a des tintemens d'oreilles, des bluettes ; pour lors il y a tout à crain-

dre pour le coup de fang, & fi l'on n'y fait pas attention, la femme ne tardera pas à périr, cette maladie eft toujours mortelle, aucune femme n'échappe : on doit donc y apporter remède de bonne heure, il faut le faire dès le troifieme mois, tems où les fymptômes commencent à paroître.

405 Pour y remédier, il faut diminuer la pléthore, particuliérement celle de la tête, *par les faignées* qu'on répétera trois ou quatre fois, par la fituation où l'on fait mettre la femme ; on lui défend de fe coucher *fur le dos*, d'avoir *la tête trop baffe*; on employe le *régime*, la *dieite*, les *bains chauds des pieds*, *des jambes*, les *purgatifs minoratifs*, les *lavemens*.

406 J'ai plufieurs fois fuivi de ces accidens qui annoncent le coup de fang, & de toutes les faignées, la meilleure eft *celle de la gorge*, après l'avoir fait précéder *d'une petite du bras* : elle m'a conftamment réuffi, & je la préfére à celle *du pied*, que quelques Praticiens mettent encore en ufage.

De la dyfu-
ii.

407 On entend par dyfurie une difficulté d'uriner qui attaque les femmes groffes. Cette maladie peut venir dans le commencement de la groffeffe, & fur la fin du terme. La dyfurie peut être effentielle, fymptomatique, legère, confidérable, &

arriver au commencement, ou fur la fin de la groſſeſſe.

408 La cauſe prochaine eſt la difficulté qu'éprouve l'urine à ſortir ; difficulté qui dépendra, dans les trois premiers mois, de la ſituation du col de la matrice, & ſur la fin de l'obliquité de ce viſcère. Tous ces effets viennent de la gêne du col de la veſſie.

409 Si la maladie eſt eſſentielle, la femme aura éprouvé, avant ſa groſſeſſe, la même difficulté d'uriner ; ſi elle eſt ſymptomatique, on examine ſi elle dépend de l'obliquité de la matrice, ou d'un ſemi prolapſus de ce viſcère ; dans la ſituation tranſverſale, elle a coutume de ſe paſſer le quatrieme ou cinquieme mois, on recommande à la femme, quand elle veut uriner, de *ſe pencher en devant*, de ſe *mettre ſur le côté* : ſi cela ne réuſſit pas, on la fait *accroupir*, on *lui apprend à repouſſer le col de la matrice, en introduiſant le doigt dans le vagin*, & les urines coulent : c'eſt la même choſe dans le ſemi-prolapſus : on ordonne des *lavemens* afin de vider le rectum, & rendre par ce moyen la compreſſion de la matrice moins forte. Si c'eſt ſur la fin, ce n'eſt plus le col qui gêne, c'eſt le fond ; on fait ſituer la femme *de façon que l'on dérange le fond de la matrice, on lui fait relever le ventre avec une ſerviette* ; cette maladie ne ſe guérit que par l'accouchement. Si le mal dépend de

la phlogofe, de la pierre, &c. il faut avoir recours *à la faignée, & aux émolliens, faire mettre la femme fur des vapeurs d'eaux chaudes* : fi c'eft la pierre, il faut fe fervir du *catheter* pour faire couler les urines, n'étant pas prudent de tenter l'opération.

De l'incontinence d'urine.   410 Les femmes font encore fujettes à une maladie plus incommode, c'eft l'incontinence d'urine : elle a, ainfi que l'autre, fes degrés & fes différences. Quand elle dépendra du vice du fphincter, comme paralyfie, déchirement de cette partie, &c. elle fera effentielle ; & dans ce cas il n'y a rien à faire ; la femme affez ordinairement maigrit, s'atrophie, tombe dans le marafme & meurt.

411 Elle fera fymptomatique, quand elle arrivera pendant la groffeffe ; on la voit rarement arriver dans le commencement, c'eft plutôt fur la fin. La caufe feule & unique fera la pofition de la matrice qui s'appuye fur le propre corps de la veffie, le preffe & l'oblige à chaque inftant de laiffer échapper les eaux qu'elle contient dans fa capacité ; il n'y a pas grand remède à apporter à cette maladie, l'accouchement eft le feul, on ne peut que pallier, & pour le faire l'on fait coucher la femme *fur le dos, les feffes élevées* afin d'éloigner la matrice de la veffie, & empêcher la preffion de fon fond.

412 Les femmes font encore fujettes à la conftipation fur la fin de leur groffeffe, cela dépend de la preffion de la matrice fur la partie fupérieure du rectum, & inférieure du colon, à l'endroit où ce dernier fait quelques contours, tant à droite qu'à gauche, & de la conftitution féche de la mere, qui eft la caufe difpofante. *Du teneffme.*

413 Dans ce cas il y a chaleur au vifage, infomnie, bluettes, maux de tête, bouffiffure, tenfion du ventre, pefanteur dans les cuiffes & les aînes, &c. pour remédier à cette maladie, il faut *lâcher le ventre* de la femme par le moyen *de petits laxatifs*, lui faire prendre beaucoup *de bouillons, des lavemens émolliens*, enfuite *des fimples;* & quand une fois on fera parvenu à diminuer la conftipation, il faut lui faire prendre *un lavement* tous les jours, pour éviter l'engorgement.

414 L'hémorrhoïde eft une tumeur quelquefois dure, quelquefois molle, & toujours douloureufe, qui a fon fiége vers l'anus; elle dépend de la dilatation des vaiffeaux fanguins, qui rampent autour de cette partie. Les hémorrhoïdes font fluantes ou féches, externes ou internes, fimples ou compliquées d'inflammation, de difpofition à la fuppuration, ou de diarrhée. *Des hémorrhoïdes de l'anus.*

415 La caufe éloignée déterminante eft

la preſſion de la matrice ſur l'inteſtin rectum, qui gêne & preſſe la groſſe veine hémorrhoïdale ; & la cauſe prochaine ſera la
ſtagnation du ſang dans ces mêmes veines,
ſoit à raiſon de ſa quantité, ſoit à raiſon
de la difficulté du retour ; l'amas des excrémens endurcis, la difficulté d'aller à la garderobe, la ſtation trop longue en y allant,
ſeront les cauſes diſpoſantes.

416 L'hémorrhoïde fluante eſt un bien
pour la mere & pour l'enfant : c'eſt une ſage évacuation que produit la nature, qui
ſoulage l'un & l'autre ; mais il n'en eſt pas
de même quand elle eſt dure, ſéche, élevée
& douloureuſe, parce qu'elle occaſionne de
très grands maux.

417 Il faut diminuer la pléthore pour
calmer cette maladie ; mais ſouvent la douleur, la tenſion, la phlogoſe des hémorrhoïdes demandent un plus prompt ſecours ;
on *ſaigne* alors une ou deux fois ; on donne
un doux *narcotique* ; on fait ſuivre une *diette
ſévère* ; on applique des *cataplaſmes adouciſ-
ſans & calmans* ; on donne, s'il eſt poſſible,
des lavemens, ou l'on fait prendre *quelques
légers laxatifs, les vapeurs de lait, d'eau
chaude, le repos, la ſituation*, ſont tout ce
que l'on peut employer, il faut éviter ſur-
tout les répercuſſifs.

418 Si la pléthore eſt occaſionnée par la

preſſion de la matrice, il faut *ſaigner* la femme, lui donner *une ſituation convenable*,
lui défendre *tout exercice*, lui appliquer *les
cataplaſmes*; ſi le mal eſt très-conſidérable,
on applique les *ſangſues*. Cette façon de
vider les hémorrhoïdes, vaut mieux que l'ouverture faite par l'inſtrument.

419 Les femmes ſont encore ſujettes à
des hémorrhoïdes qui ſe forment dans l'intérieur du vagin : c'eſt toujours la compreſſion
des veines iliaques qui les occaſionne, &
la preſſion que fait la tête de l'enfant ſur
les veines voiſines. Les hémorrhoïdes du vagin viennent aſſez ordinairement pendant
le travail, principalement quand la tête de
l'enfant reſte long-tems au paſſage ; le ſang
alors étant arrêté dans les veines vaginales, &
s'y accumulant de plus en plus, il les dilate
quelquefois ſi conſidérablement, qu'elles ſe
crèvent. Quand cet accident arrive, il eſt
ſuivi d'un écoulement de ſang qui ne ceſſe
que lorſque l'accouchement eſt terminé. Il
eſt rare que cette eſpéce d'hémorrhoïde ne re-
vienne pas aux accouchemens ſuivans, à
moins que la femme n'accouche promptement, ou qu'elle ne ſoit pluſieurs années
ſans faire des enfans.

*Des hémor-
rhoïdes du
vagin.*

420 Les hémorrhoïdes du vagin n'ont
rien de dangereux, puiſque leur écoulement ceſſe toujours auſſi-tôt que la femme

est accouchée ; & si elles reviennent aux accouchemens suivans, ce n'est, comme je l'ai dit, que parce qu'ils ne sont pas prompts à se terminer : il n'y a rien à faire à ces espéces d'hémorrhoides.

Des tumeurs variqueuses. 421 La varice est une tumeur circonscrite, molle, inégale, indolente, noueuse, causée par la dilatation de quelques veines gorgées de sang. Ces varices se trouvent le plus ordinairement aux cuisses, & aux jambes ; il y en a dans le vagin qui, quelquefois, gênent beaucoup pendant l'accouchement.

422 La cause prochaine est la dilatation des veines, produite par la stagnation du sang, occasionnée par la pression qu'exerce la matrice sur les veines iliaques ; de là il s'ensuit que son retour étant gêné, il s'accumule entre deux valvules, distend cette partie de la veine, & en forme une poche ou kiste, à qui l'on a donné le nom de varice.

423 Les varices ne sont dangereuses que lorsqu'elles sont ordinairement grosses, car dans ce cas elles peuvent se crever, & donner lieu à une hémorrhagie considérable ; on ne peut pas guérir ces maladies après le cinquieme mois, on ne peut que prévenir les accidens ; c'est la pression de la matrice qui fait tout le mal : on fera tenir à la femme une

poſition avantageuſe ; par ce moyen la tumeur diminuera , on la ſoutiendra *avec des compreſſes graduées ;* mais ce qui vaut mieux , *avec des bas & des culottes de peau de chien , ſerrés & lacés médiocrement.*

424 Si la femme eſt conſtipée , on lui fait prendre des *lavemens ,* on *ſaigne* ſi l'on craint la rupture des varices ; on ne doit jamais les ouvrir ; quant à celles des parties génitales, on fait de ſon mieux pour s'en aſſurer pendant le travail ; ſur la fin de la groſſeſſe , *c. a. d.* proche le terme de l'accouchement , l'on *ſaigne copieuſement ;* on fait tenir à la femme un *régime exact ;* on lui fait *garder le lit ou ſa chaiſe longue.* Après l'accouchement , on examine s'il n'y a pas quelques varices crevées, & on y apporte alors le remède que l'on croit le plus néceſſaire.

425 L'œdème eſt une tumeur molle , indolente , ſans couleurs , cédant à l'impreſſion du doigt , cauſée par l'infiltration du ſerum dans le tiſſu cellulaire. Cette maladie attaque ordinairement les femmes vers le huitieme ou neuvieme mois de la groſſeſſe.

Des tumeurs œdemateuſes.

426 La cauſe prochaine de cette infiltration, dépend de la ſtagnation du ſang, laquelle eſt occaſionnée par la difficulté que ce fluide a de venir des parties ſupérieures,

à raiſon de la preſſion de la matrice ſur les grands vaiſſeaux iliaques ; ces vaiſſeaux ſont placés ſur les muſcles pſoas , qui forment la plus grande partie des bords du petit baſ-ſin ; ils doivent donc ſouffrir de la com-preſſion de la matrice, qui, conſidérable dans ce tems , rallentit le retour du ſang des extrémités inférieures , & facilite à rai-ſon de cet engorgement, la ſéparation de la partie rouge avec la blanche.

427 L'axiome des Anciens par lequel ils prétendoient prouver que cette infiltration étoit cauſée par les mauvaiſes humeurs qui deſcendoient des parties hautes, eſt faux ; & la preuve qu'ils en donnoient eſt auſſi fauſſe. Il nous a appris ſeulement que le meilleur remède que l'on peut employer pour une femme attaquée de cette maladie eſt le *lit* & le *repos*.

428 L'œdème a des différences à raiſon des parties qu'il occupe , & de ſon degré d'intenſité , *c. a d.* qu'il peut être léger ou conſidérable , qu'il peut être eſſentiel ou ſymptomatique. Celui des jambes n'eſt pas de conſéquence ; celui des genoux & des cuiſſes empêche de marcher ; celui des par-ties génitales eſt plus dangereux , gêne beau-coup pendant le travail ; celui des reins & du ventre , accompagné d'inflammation ,

de phlogofe, de douleur, fait craindre pour la vie de la mere & de l'enfant.

429 L'œdème ne peut fe guérir, pendant la groffeffe il dépend de la preffion de la matrice ; mais on pourra adoucir la fituation de la femme, en la faifant *tenir couchée, tantôt d'un côté, tantôt d'un autre,* afin qu'une artère iliaque foit toujours libre : on *faigne* de tems en tems pour diminuer le volume du fang : on donne des *laxatifs doux*; on évite les *fomentations aftringentes;* enfin fi l'œdème eft au dernier période, on fait des *fcarifications aux parties inférieures des jambes,* on les panfe avec le *digeftif fimple.*

430 Le phlegmon attaque les parties voifines de la matrice : cette maladie eft très-dangereufe, parce qu'elle vient de dedans en dehors; la preffion de la matrice en eft encore la caufe; il eft difficile d'en obtenir la réfolution, elle eft prefqu'impoffible, la gangrene ne tarde pas à paroître, & à faire périr très-promptement la malade : il n'y a que les *faignées* répétées coup fur coup, qui puiffent guérir cette maladie.

Du phlegmon des parties voifines de la matrice.

431 Si l'inflammation vient aux grandes lévres, il faut fçavoir fi elle eft commune avec celle du vagin & de la matrice, dont elle ne fera qu'une fuite; ou fi elle eft fimplement particuliere aux grandes levres : fi

elle eſt commune avec celle de la matrice & du vagin, elle ſera preſque toujours funeſte à la femme, ſi elle eſt en travail ou ſur la fin de ſon terme, parce qu'elle
périt aſſez communément après ſon accouchement; mais ſi elle n'eſt que particuliere
aux grandes lévres, elle ſera moins dangereuſe, & l'on pourra eſpérer d'en obtenir
la guériſon.

432 Quoique la fiévre, la douleur pul-
ſative, & la chaleur ſoient propres aux deux
eſpéces d'inflammation, il y a pourtant
beaucoup de différence entre elles. Dans
le premiers cas, on remarque que la fiévre
précède toujours l'inflammation des grandes lévres, & dans le ſecond cas elle l'accompagne ſeulement : dans le premier cas
l'inflammation s'étend communément aux
deux lévres ; dans le ſecond cas, il n'y a
qu'une ſeule lévre enflammée : dans le
premier cas l'inflammation ſe termine toujours par gangrène : dans le ſecond, la terminaiſon la plus ordinaire eſt la réſolution, ou
tout au plus la ſuppuration; & quand l'abſcès
ſera formé, on aura attention de ménager
les grandes lévres, & de les regarder *comme parties très - eſſentielles* à l'accouchement, comme je l'ai déjà dit.

433 On obtiendra la réſolution par les
ſaignées

saignées réitérées souvent & rapprochées l'une de l'autre, *les cataplasmes,* & *les autres médicamens usités.* Si l'on ne peut réussir, & que l'abscès se forme, il faut avoir recours *aux maturatifs* ; & dans le tems de la suppuration panser l'abscès suivant les règles de l'art.

434 Sur la fin de la grossesse les grandes levres deviennent œdémateuses , mais ce n'est qu'après que les jambes & les cuisses le sont devenues. La cause de cet œdème est encore la compression des iliaques; lorsqu'il est poussé au dernier degré d'intensité, il occasionne de grands accidens, retarde l'accouchement , & peut le rendre très-laborieux : dans ce cas, il faut les *inciser* dans leur longueur pour diminuer leur volume.

De l'œdème des grandes lévres.

435 Une lévre seule peut être œdémateuse , c'est une marque que la pression de la matrice ne se fait que sur une seule artère iliaque, & que le retour du sang est gêné de ce côté.

436 Les grandes lévres sont quelquefois sujettes à une autre espéce de gonflement, causé par la compression des veines iliaques, internes & hypogastriques : ce gonflement produit par le sang , se fait de deux façons , ou par épanchement, ou par infiltration.

437 Le gonflement par infiltration arrivera toujours plusieurs jours avant l'accou-

I

chement, & l'on y remédiera par le moyen des *résolutifs* ou des *anodins* suivant les cas.

438 Celui qui se fait par épanchement, se forme à l'instant du travail : *la saignée* est alors superflue ; il faut faire une simple *ouverture* sur la tumeur, & il est inutile d'y appliquer des médicamens : cette plaie se guérit toute seule.

439 Dans l'œdème des grandes lévres, il ne faut pas faire des *incisions* sur les parties ; les cicatrices, qui en sont toujours les suites, font quelquefois obstacle pendant le travail ; il faut s'attacher à gagner du tems, à pallier la maladie, & la rendre plus supportable.

440 Si l'œdème cependant étoit considérable, & qu'il occasionnât de grands accidens, l'on propose différens moyens pour y remédier ; les *scarifications* sur les grandes lévres, d'autres les conseillent aux parties internes & supérieures des cuisses ; d'autres des *incisions*, d'autres *l'application des vésicatoires*, partie sur les cuisses, partie sur les grandes levres : le meilleur de tous les moyens est de faire *des mouchetures* aux parties internes inférieures des jambes, l'on joint à cela les légers *diurétiques*, & la *situation*.

Des hernies des femmes grosses.

441 La hernie est une tumeur formée par le déplacement & la sortie des parties con-

tenues dans une capacité ; sans examiner plus au long la hernie & ses différentes espéces, je dirai que chez les femmes grosses elle se fait ordinairement par l'ombilic ou par les espaces que laissent les fibres des muscles du bas-ventre, rarement par les anneaux de ces muscles, à moins que ce ne soit la vessie.

442 La hernie, dans une femme grosse, peut être simple, quand elle rentre aisément ; compliquée, quand elle est accompagnée d'adhérence ou d'étranglemens ; essentielle, si elle existe avant la grossesse ; symptomatique, si elle dépend de la pression de la matrice.

443 La cause éloignée de la hernie dans la femme grosse sera donc la pression de la matrice, qui obligera les parties de s'échapper par l'endroit qui offre moins de résistance, & le plus ordinairement c'est par l'anneau ombilical.

444 La hernie se guérit communément après l'accouchement, sur-tout chez les femmes maigres : chez celles qui ont de l'embonpoint, elle rentre difficilement, & souvent il y a étranglement.

445 La cure de cette maladie consiste 1° à faire rentrer la hernie. 2° A empêcher qu'elle ne s'échappe de nouveau : souvent

la situation seule suffit, on applique après *le bandage élastique* ; quand la hernie ne veut pas rentrer on tâche de prévenir l'étranglement par *le repos, la saignée, les lavemens, les fomentations.*

De l'écoulement des eaux.

446 Les femmes grosses sur la fin de leurs grossesses, & sur-tout les quinze derniers jours, sont sujettes à un écoulement d'eaux fort incommode ; cet écoulement est considéré sous deux classes, *c. a. d.* ce sont des eaux claires, transparentes, sans odeur, sans saveur, & on les appelle fausses eaux ; ou elles sont glaireuses, épaisses, & donnent lieu à l'affaissement du ventre, & c'est ce que l'on appelle écoulement des vraies eaux.

447 Les véritables eaux s'écoulent à raison de la contraction de la matrice, qui commence à peu-près dans ce tems, & qui oblige les eaux à suinter au travers des membranes qui les renferment, & occasionne souvent leur rupture, si elles sont foibles : pour les fausses, leurs causes sont très-obscures ; mais il faut en soupçonner le siége entre la matrice & le chorion, pour pouvoir expliquer leur écoulement sans la rupture de cette membrane.

448 Ces écoulemens n'ont rien de fâcheux, sur-tout celui des fausses ; celui des vraies, lorsqu'il est considérable, détermine

l'accouchement, rend le travail long, laborieux, & met l'enfant en danger de perdre la vie.

449 Pour remédier à l'écoulement des fausses eaux, il ne faut que *de la tranquillité & de la patience ;* on *saigne* quelquefois; si la femme est extrêmement pléthorique, on ordonne quelques *boissons* pour l'amuser, car il faut toujours ordonner quelque chose. Quant à l'écoulement des vraies, il n'y a point de remède, il faut que l'accouchement se termine, & il sera plus ou moins long suivant les cas.

450 La goutte-crampe est une convulsion douloureuse, vive, tonique, & qui prend tout-à-coup, & se fait sentir dans différentes parties. Peu de femmes sont exemptes de cette incommodité ; les causes sont le reflux du sang vers les parties supérieures; une sécretion plus abondante d'esprit animal, la sensibilité des nerfs, & la pression qu'ils souffrent de la part des vaisseaux sanguins qui les accompagnent dans leurs trajets.

451 Cette maladie fait éprouver une douleur aiguë dans les bras ou autres parties; douleur semblable à celle d'un millier d'épingles; les muscles sont dans un état de convulsion vive & tonique, qui dure peu ; si les accès sont fréquens, ils interrompent

le sommeil, causent *l'impatience & la maigreur, avancent l'accouchement, le rendent
difficile & laborieux.* Si l'accès survient pendant le travail, il peut être dangereux pour
l'enfant qu'il met dans le cas de perdre la
vie.

452 On employe, pour calmer cette maladie, la *situation horisontale, la diéte tempérante, le lait, l'eau de fleur d'orange, de
tilleul,* &c. On fait des *frictions séches sur les
parties,* on *les expose aux vapeurs de ben-
join ;* on *purge* avec beaucoup de précaution, *c. a. d.* l'on n'employe que *les plus
légers minoratifs.*

Des ardeurs d'estomac.

453 Les ardeurs d'estomac se font sentir
chez les femmes vers la fin de la grossesse; ce
sont des sensations brûlantes qui montent le
long de l'œsophage, il semble qu'on leur passe,
le long de cette partie, un fer rouge ; la
cause de cette maladie est une sabure aigre,
suite des mauvaises digestions ; & ce qui le
prouve, c'est que les femmes commencent
à avoir des rots, des rapports, elles sentent
des borborygmes dans le ventre, un sentiment de feu le long de l'œsophage, dans
l'estomac : souvent ces ardeurs sont si fortes, qu'elles causent la fiévre.

454 Pour parvenir à guérir cette maladie, il faut commencer par rétablir *les digestions interrompues,* régler *le régime* qui

doit être exact, ne lui faire manger que *des substances bien fermentées*, purger avec les *rhubarbarins*, donner les *absorbans*, comme *la terre sigillée, l'os de Séche, les yeux d'écrevisses*, y joindre *le cachou, le simarouba*, ou tout autre stomachique, faire boire quelques rafraichissans, comme le *petit lait, l'eau de chicorée sauvage*, &c.

SECTION II.

Des Maladies qui attaquent les femmes dans tous les tems de la grossesse.

455 TOUTES les maladies dont je viens de parler attaquent assez ordinairement les femmes dans des tems différens, ne vont que par gradation, ont des causes différentes, ou affectent, selon les tems, plus particuliérement une partie que l'autre. Celles dont nous allons parler les attaquent indifféremment dans tous les tems de la grossesse : telles sont *les convulsions, l'apparition du flux menstruel, les écoulemens blancs, les pertes, la vérole, la fiévre, l'inflammation & l'avortement*. Nous allons traiter de ces maladies l'une après l'autre, en commençant par les convulsions.

456 Les convulsions, après le coup de sang, sont la maladie la plus funeste.

Des convulsions.

I iv

Elles prennent dans différens tems de la grosseße, elles font toujours annoncées par *des étourdissemens, des maux de tête, des engourdissemens dans les membres*, &c. J'ai obfervé que plus la femme approchoit de fon terme, plus il étoit facile de la fauver ; l'enfant périt prefque toujours à moins que les convulfions ne foient ni fortes ni fréquentes, & finiffent promptement, ou qu'elles prennent pendant le travail.

457 Les convulfions ont différentes caufes, fuivant les tems différens où elles arrivent. Vers le feptieme mois, elles font produites par la preffion que fait la matrice fur l'aorte ventrale, qui, ne diftribuant pas alors autant de fang que de coutume aux parties inférieures, le fuperflux eft obligé de remonter vers les parties fupérieures, fe porte en grande quantité au cerveau, met le défordre dans les efprits animaux, & occafionne les convulfions.

458 Celles qui furviennent dans l'inftant du travail ont deux caufes :

1° *La violence, la durée des douleurs* qui foulevent & ébranlent fortement le genre nerveux, le trouble fe met dans la circulation du fang, d'où s'enfuit que ce fluide, joint à la preffion horifontale que tient la femme, fe porte promptement au cerveau pendant l'intervalle de ces douleurs ; car pendant la douleur même il est en stase à raison du défaut de respiration.

2° Dans une femme extrêmement jeune, grosse pour la premiere fois, où la grossesse est très-volumineuse, la matrice ne pouvant plus prêter à sa progression à raison de son peu de volume, ou de la quantité d'objets qu'elle renferme, souffre considérablement de son écartement, occasionne, par les secousses que reçoivent les nerfs, les convulsions dont les femmes sont attaquées.

459 Celles qui prennent dans le commencement de la grossesse, ont pour cause la *délicatesse de la fibre*, sa *sensibilité*, ou *la sabure* qui se trouve dans les premieres voies. Il faut, quand elles surviennent, en bien distinguer la cause, & employer les moyens nécessaires pour y remédier.

460 Vers la fin du travail, sur-tout s'il a duré long-tems & qu'il soit très-rude, le transport survient, au lieu des convulsions; il ne faut pas s'y tromper, quelquefois les convulsions suivent cet état, si l'on n'y apporte un prompt remède; il nous est annoncé par *le visage qui s'enflamme, les yeux qui deviennent brillans & étincelans, la femme déraisonne, bat la campagne*, &c. La *saignée du pied* dans ce cas est le meilleur de tous les moyens à employer, elle rap-

pelle la malade plus promptement à elle-même, *elle avance le travail*, en *désemplissant les vaisseaux inférieurs engorgés*, & en *relâchant les parties tendues & gonflées*.

461 Si les femmes avertissoient à tems, l'on préviendroit sûrement les convulsions, car elles sont presque toujours annoncées par *de violens maux de tête*, accompagnés *de pulsation & de pesanteur*, par *des étourdissemens*, des *éblouissemens*, &c. Si les femmes, dis-je, nous avertissoient à tems, l'on préviendroit le mal, en les faisant *saigner* suivant les cas & le besoin.

462 Elles ne l'ont pas fait, & le mal est arrivé, il faut y apporter remède ; lorsque la femme est à terme, il n'y en a pas d'autre que l'accouchement : *Sublatâ causâ tollitur effectus.* C'est la présence de l'enfant qui cause le mal, sa sortie est donc le seul remède : l'accouchement terminé, les convulsions ont coutume de cesser ; si au contraire elles continuent, qu'elles soient vives & répétées, la femme périra certainement. L'on met alors en usage les *saignées du pied*, *les vésicatoires placées*, *l'une à la partie supérieure interne de la cuisse*, & *l'autre au gras de la jambe*, les *antispasmodiques*, & *l'émétique*, comme *minoratif*.

463 Si c'est dans le courant de la grossesse, les *antispasmodiques* ne font rien ; il

faudra, de toute nécessité *saigner* la femme d'abord *du pied*, & répéter la saignée autant de fois qu'on le juge à propos, ensuite venir à celle *de la gorge* : il y a des cas où l'on préfere celle *du bras* : c'est lorsque l'on s'apperçoit que les convulsions sont éloignées, & que la femme ne tardera pas à faire une fausse couche ; comme dans ce cas c'est toujours *la sabure* dans les premieres voies, & *les embarras* dans les secondes qui les procurent, il faut joindre les *purgatifs* ; on commencera par donner un *lavement purgatif* à la malade ; on fera prendre l'*émétique comme minoratif* ; on lui fera tenir *une diéte très sévère* ; on la fera *boire amplement* ; & si à l'appui de ces médicamens la femme accouche, elle est sauvée.

464 Les femmes ne doivent pas être réglées pendant le courant de leur grossesse, c'est la marche la plus ordinaire de la nature, cependant quelques unes le font ; les unes ne le font que les premiers mois : il suffit pour cela qu'elles soient sanguines, qu'elles soient devenues grosses à l'approche des régles, alors le sang vient des vaisseaux uterins encore libres.

Du flux menstruel pendant la grossesse.

465 Il y en a qui ne le font que les quatre ou cinq premiers mois ; d'autres pendant le courant de la grossesse ; d'autres semblent vouloir l'être, mais l'écoulement

ne dure que quelques heures ; dans tous ces cas *le sang sort en moindre quantité que de coutume ; d'une couleur plus pâle, & ne dure pas aussi long-tems, est sans période réglée, sans caillots & sans douleurs.* C'est le contraire lorsque l'écoulement est produit par le décollement du placenta, comme je le dirai plus bas, parag. 485 & suiv.

466 Les femmes qui mangent beaucoup, qui ne font point d'exercice ou très peu, qui abondent en sang, sont assez sujettes à cet écoulement, & c'est un bien pour elles & pour l'enfant : cet écoulement empêche la suffocation, & évite à la mere le coup de sang.

467 L'écoulement du sang pendant la grossesse ne porte pas absolument préjudice à la femme enceinte : s'il est considérable il annonce *la mauvaise constitution de la femme, sa trop grande plénitude, ou le décollement du placenta :* si cette derniere cause existe, & que ce soit sur la fin de la grossesse, *l'enfant & la mere souffrent, sont dans le cas de périr,* si l'accouchement ne se termine pas sous peu de tems.

468 Si dans le courant de la grossesse le flux menstruel paroît, si les apparitions sont fréquentes, si elles se renouvellent sans accidens, je crois que cet écoulement se fait par les vaisseaux qui sont au col de la ma-

trice, ou par ceux du vagin, n'étant pas possible qu'il vienne des parois de la matrice sans qu'il y ait dérangement dans les parties que ce viscere renferme, les membranes le tapissant intérieurement & étant plus ou moins adhérantes à toutes les parois.

469 On ne peut que prendre des précautions contre cet accident : en conséquence, il faudra avoir égard au tems que *l'écoulement du sang aura commencé*, à celui *qu'on sera mandé*, à la façon *dont il sortira, aux dispositions de la matrice, & à l'état de la femme.*

470 Tout bien examiné, on pourra, suivant les cas, ordonner une *saignée*, mais on ne la fera que quand l'écoulement sera passé ; on fera garder *le lit* à la femme, on *l'empéchera de faire aucun exercice*; si elle n'en prenoit aucun auparavant, on lui conseillera *d'en prendre avec modération*, lorsque l'écoulement sera terminé ; on réglera *son régime, & les alimens* dont elle doit faire usage, si cette cause entre pour quelque chose dans sa maladie.

471 La membrane interne de la matrice, de son col & du vagin, est parsemée d'une quantité de petites glandes qui filtrent & fournissent dans ses cavités une humeur lymphatique, muqueuse, destinée à lubréfier l'intérieur de ces parties ; ce suc

Des écoulemens blancs pendant la grossesse.

abondant s'écoule par la vulve, & a reçu le nom de fleurs blanches.

472 Quand le superflu de cette humeur s'écoule, elle peut être fournie par *les glandes de la matrice, de son col, du vagin*, ensemble ou séparément : elle peut être *jaune, verte, noire* ou *blanche*; elle *peut couler continuellement*, ou *dans des tems marqués*; elle peut être *douce, âcre & causer des excoriations aux parties de la vulve* sur lesquelles elle s'écoule.

473 Les filles qui ne sont pas nubiles, les femmes qui ne sont pas grosses, & celles qui le sont peuvent être sujettes à cet écoulement; mais les femmes grosses peuvent en essuyer de trois espéces, *un de fleurs blanches, un de lait, un de glaires*; ces trois écoulemens partiront des mêmes sources, & viendront dans des tems différens.

474 Les femmes qui ont un écoulement de fleurs blanches pendant leurs grossesses, sont celles qui en sont le plus communément affectées hors le tems; si cet écoulement vient *des glandes du vagin*, il ne fera aucun tort ni à la mere ni à l'enfant; s'il vient de la matrice, il pourra provoquer l'accouchement, par *le relâchement & l'affaissement* qu'il occasionnera aux parties.

475 L'écoulement laiteux arrive assez ordinairement au terme de six mois, & con-

tinue toute la grossesse. Celui de glaires vient dans le tems du travail ou quelque tems auparavant. Il n'y a rien à faire à ces deux espéces d'écoulemens.

476 Les femmes peuvent avoir un autre écoulement fort dangereux, c'est celui à qui l'on a donné le nom de gonorrhée, dont nous allons parler plus bas. Hors la grossesse la cause des fleurs blanches est fort obscure ; la mauvaise constitution de la femme, la foiblesse de son tempérament & de la matrice, en sont les principales. Pendant la grossesse, il faut l'attribuer à l'état de pression & de gêne où se trouve le vagin & le col de la matrice, lorsque ce viscère a monté au-dessus du petit bassin.

477 On réussit rarement à guérir les fleurs blanches pendant la grossesse ; il y a une cause que l'on ne peut enlever, c'est l'état de la matrice : on peut seulement y remédier après l'accouchement ; mais comme l'écoulement trop abondant peut incommoder & occasionner des dégoûts, des foiblesses, même l'amaigrissement, il faut y apporter remède ; les meilleurs sont *l'exercice*, la *diéte* & la *saignée*, ensuite on employe les *toniques*, les *corroboratifs*, les *astringens*, les *injections* d'eau *vulnéraire* ou autres de même nature, & les *ablutions*. Hors la grossesse c'est un autre traitement,

très-long, très-difficultueux, & qui réussit rarement. L'on peut consulter les Traités qui ont paru sur ces maladies.

De la go-norrhée des femmes grosses.

478 Tout le monde sçait ce que c'est que la gonorrhée des femmes, on doit la connoître; en conséquence je n'en parlerai que relativement à la grossesse. La gonorrhée est un écoulement vénérien qui se fait par les parties génitales de l'un & de l'autre sexe, qui est accompagné de chaleur, de disurie, de cuissons; cette maladie a le même caractére chez les femmes grosses, que chez celles qui ne le sont pas; ses différences, ses causes, ses effets sont exactement les mêmes.

479 Il est très-difficile de connoître la gonorrhée chez les femmes qui ne veulent point avouer leur turpitude. Il faut dans ce cas s'arrêter aux douleurs, aux cuissons, à l'écoulement, & à la couleur de l'écoulement. Cette maladie n'a rien de fâcheux, si ce n'est par sa longueur, l'incertitude de la connoître & de la guérir.

480 C'est le même traitement pour la femme grosse que pour celle qui ne l'est pas, à l'exception des bains qu'il faut ménager, dans la crainte qu'ils ne procurent relâchement dans le tissu cellulaire, bouffissure, décollement du placenta, perte de sang & avortement. Les *émulsions légeres,*

la

la *saignée*, les *absorbans* rendus *stomachiques*, quelques *astringens en ablutions & injections* dans le tems nécessaire, &c. Voilà la façon de conduire cette maladie.

481 La vérole, dans les femmes grosses, se manifeste de même que si elles ne l'étoient pas : elle peut exister avant la grossesse, ou se faire appercevoir au commencement, au milieu ou à la fin ; cette maladie est très-dangereuse pour la femme grosse, parce qu'elle peut produire l'avortement, ou tout au moins un accouchement fort malheureux.

De la vérole des femmes grosses.

482 Dans l'état de grossesse l'enfant est attaqué du même vice que la mere, il vient au monde couvert de dartres, de pustules ; la femme périt si la vérole, poussée à un haut degré d'intensité, n'est pas guérie avant ses couches, l'enfant périt de même ; mais après avoir gâté sa nourrice, si l'on a le malheur de lui en avoir donné une.

483 Il faut passer la malade par les grands remèdes pour la guérir, & en même tems on a l'avantage de guérir l'enfant ; mais on doit prendre plus de précautions pour la femme grosse que pour celle qui ne l'est pas. En tel tems que ce puisse être de la grossesse, il faut traiter la femme attaquée de la vérole, il ne faut pas l'abandonner aux suites terribles de cette maladie ; si elle vient à

K

accoucher, & que le traitement ne foit point fini, il le faut fufpendre jufqu'après les fix femaines. Dans ce cas il faut que la mere allaite fon enfant ; fi elle ne le veut pas, il faut le faire élever avec du lait de chévre ou de vache. Si le traitement eft fini ; l'enfant fera fain, & on pourra le donner en toute fûreté à une nourrice.

484 Pour bien traiter la femme groffe, il faut la préparer par la *faignée*, les *boiffons délayantes & rafraichiffantes* qu'il faut *aiguifer*, car il ne faut pas perdre l'eftomac de vue. On peut faire ufage des *bains*, mais il faut qu'ils foient entiers, car j'ai éprouvé que les demi-bains faifoient fouvent beaucoup de mal ; enfuite l'on fait faire des *frictions* fur *les bras, avant-bras,* fur *les pieds, les jambes & les cuiffes* ; on lui fait boire largement un *eau de guimauve*, même de l'*eau pure*, mais *froide* ; on fait faire beaucoup d'*exercice* ; on empêche que le mercure ne porte à la bouche, en éloignant les *frictions* fuivant les cas. Le traitement fini, on fait prendre à la femme du *lait coupé, des ftomachiques* ; on tâche, en un mot, de rétablir l'eftomac, s'il a été dérangé pendant le traitement.

De la perte des femmes groffes.　485 La perte eft un accident des plus graves qui puiffe arriver à une femme groffe ; il eft encore plus redoutable lorfqu'il survient à la suite du décollement du placenta : si l'on n'a apporté un prompt remède dans ce dernier cas, la femme est en danger de perdre la vie en très - peu de tems.

486 La premiere cause de la perte est le décollement du placenta, ou en totalité ou en partie ; quelques vaisseaux du placenta étant décollés des parois de la matrice, le sang coule, décolle le chorion, & se fait jour à raison de sa fluidité & de son poids, jusqu'au col de la matrice : outre les causes déterminantes, il y en a d'autres telles que l'action forcée de la matrice, sa contraction brusque & vive, la surabondance des sucs, enfin tout ce qui engagera la matrice à se contracter vigoureusement & subitement, comme les coups, les chûtes, la peur, les approches conjugales trop fréquentes, &c.

487 Si la perte de sang arrive dans les premiers mois de la grossesse, & qu'elle soit la suite du décollement du placenta, elle pourra n'être suivie d'aucun accident fâcheux. Si la grossesse est plus avancée, il n'y a pas d'espérance, & l'on doit s'attendre à l'accouchement prématuré.

488 Une femme qui a ses régles pendant sa grossesse, a besoin de beaucoup de ménagement ; celle qui essuye une perte demande encore plus d'attentions ; il faut

fçavoir diftinguer ces deux états. Dans la perte il y a douleurs tranchées ; dans l'écoulement des régles ces accidens n'exiftent pas. Si la perte paroît fans que la femme effuye des douleurs, il faut toucher la femme : dans la perte, l'orifice pour l'ordinaire eft baillant, le fein eft douloureux & s'affaiffe ainfi que le ventre, la femme n'a point d'appétit : dans la menftruation, au contraire, il n'y a point de douleurs, le ventre refte le même, la femme a bon appétit, la digeftion fe fait bien, le fang fort peu à peu & tache les chauffoirs. Dans la perte il fort pur, par caillots ou flocons, & ne tache point les chauffoirs.

489 Si c'eft le fang des régles qui fort, il n'y a rien à faire ; mais fi c'eft à la fuite du décollement du placenta, il faut tâcher d'y remédier ; l'indication eft d'arrêter le fang, & il faut faire fon poffible pour réuffir, fi l'on veut fauver la mere & l'enfant ; en conféquence il faut diminuer la fenfibilité, la maffe totale des humeurs. Le meilleur remède dans ce cas eft *la faignée*.

490 Des Auteurs, ainfi que quelques Praticiens de nos jours font partagés fur l'efficacité de ce remède ; les uns le confeillent, & je crois qu'ils ont raifon ; les autres n'en veulent point entendre parler, & ont tort. *La faignée* eft néceffaire, mais

non pas dans tous les tems ; si dans une grosesse de trois mois ou plus, la perte paroît, il faut *employer la saignée, en faire souvent & de petites*, & *éviter les syncopes*.

491 L'on saigne à ce terme parce que l'on espére conserver la grossesse, en joignant d'autres précautions, comme *le repos*, *le régime*, &c. Au terme de sept à huit mois, si la perte est abondante, la *saignée* devient inutile, le placenta est presque tout à fait décollé, & il n'y a d'espérance que dans l'accouchement.

492 A *la saignée* il faut joindre *la diéte*, les *alimens adoucissans*, *incrassans*, *de facile digestion* ; on fait garder *le lit*, *le repos* ; on a quelquefois, & pour contenter les femmes, recours *aux topiques astringens* ; on employe *l'opium* ou autre substance analogue à ce remède : la perte arrêtée, il faut faire *rester la malade au lit*, la *mettre au lait*, par ce moyen on viendra à bout de la conserver, & son fruit.

493 Parmi les maladies aiguës qui attaquent les femmes grosses, la fiévre est celle qui se manifeste le plus souvent ; elle cause des douleurs vives dans le ventre, semblables à celles de l'inflammation ; & c'est surtout sur le dernier tems de la grossesse que ce symptôme se fait le plus volontiers appercevoir : l'on a pris ces douleurs pour

Des maladies aiguës des femmes grosses.

celles de l'enfantement, & mis la femme dans le cas d'accoucher, & de périr ainſi que ſon enfant; il eſt de la plus grande importance de ſçavoir diſtinguer ces douleurs.

494 **La fiévre aiguë & l'inflammation,** ſont beaucoup plus dangereuſes dans l'état de groſſeſſe que dans tout autre tems. L'avortement s'enſuit preſque toujours dans les trois premiers mois, ſur la fin c'eſt l'enfant qui en eſt la victime, & la mere périt bientôt après la délivrance, ſi l'une ou l'autre continue. Ces maladies doivent être traitées dans le tems de la groſſeſſe comme dans tout autre tems, en évitant ſeulement *les émétiques, les ſaignées trop copieuſes; les narcotiques* ne doivent être employés qu'avec beaucoup de ménagement, & il faut que leur application ſoit indiſpenſable pour la faire.

495 **Voilà** un canevas de la conduite qu'il faut tenir, & dont il ne faut jamais s'écarter; cependant l'on peut y joindre quelques petites obſervations: par exemple, l'on peut employer *la ſaignée du pied* toutes les fois que dans une fiévre ardente la femme ſe tourmente beaucoup, que l'on appréhende le tranſport, que le délire commence à ſe déclarer, qu'il y a un éryſipele qui embraſſe toute la tête; mais on ne peut l'employer

que fur la fin de la groffeffe, car dans le commencement les adhérences du placenta font trop foibles, & la dérivation qu'elle pourroit occafionner donneroit lieu à l'avortement.

496 On doit donner l'*émétique* pendant la groffeffe dans les afoupiffemens léthargiques, dans une menace d'apoplexie, dans les indigeftions confidérables ; mais il faut le donner avec beaucoup de ménagement, n'en donner que la dofe nécefaire pour l'effet que l'on attend ; avoir foin que la malade ne fafse pas d'efforts inutiles, *c. a. d.* que l'eftomac foit toujours plein *d'eau tiéde*, afin que les contractions de ce vifcère ne foient ni infructueufes, ni trop violentes.

497 Dans une fiévre d'accès l'on employe le *quinquina*, il ne peut nuire à l'enfant ; c'eft un ftomachique qui produit de bonnes digeftions ; en conféquence les fucs nourriciers de l'enfant feront plus épurés ; l'on peut donner les *apéritifs martiaux & mercuriaux* : fi la femme eft jaune, fi elle eft tourmentée d'une bile épaiffe qui ne circule pas, fi elle a des glandes écrouelleufes ; mais il faut, avant que d'employer ces médicamens, préparer la femme par *les faignées, l'ample boiffon & la diéte* : ces remèdes conduits fagement & avec art, feront d'une

très grande utilité, & peuvent être admi-
niftrés avec fuccès.

498 Si fur les derniers tems de la groffeffe la femme éprouve des douleurs confidérables, fi la fiévre eft très-vive, fi l'on
craint que le travail ne fe déclare, il faut *faigner*, ce qui ne peut jamais nuire; on recommande *le repos*, on évite tous les remèdes capables d'irriter ou d'avancer l'accouchement; la femme doit anéantir fes douleurs, prendre des *lavemens*. Si la fiévre eft
intermittente, on traite comme dans tous
les autres cas, &c.

De l'avorte-
ment.

499 L'avortement eft la fortie de l'enfant du fein de fa mere à tel terme qu'il
ne puiffe vivre : or ce terme eft depuis le
premier jour de la conception jufqu'au feptieme mois exclufivement.

500 L'avortement diffère à raifon du
tems où il arrive ; dans les premiers quinze
ou vingt jours, on l'appelle *effluxus femi-
nis*; depuis la fin du premier mois jufqu'au
deuxieme & troifieme, on appelle expulfion
la fortie du fœtus, & elle eft de deux
fortes.

1° Ou l'enfant fort peu de tems après
avoir perdu la vie; pour lors on le trouve
tout entier, & c'eft ce qu'on appelle faufe
couche.

2° Ou il ne fort qu'au bout d'un tems

plus long, il est dissout dans les eaux, ne laisse appercevoir aucun vestige, & s'appelle alors fort improprement faux germe : depuis six mois & plus jusqu'à huit, on l'appelle accouchement prématuré.

501 La cause prochaine est la contraction, le froncement, le resserrement subit & violent de la matrice sur les corps qu'elle renferme ; les causes déterminantes seront tout ce qui mettra la matrice en jeu, & qui sera capable d'exciter les violentes contractions de ce viscère ; les causes disposantes seront en général tout ce qui disposera & facilitera la contraction de la matrice, comme la foiblesse du sujet, son âge trop jeune, la trop grande abondance des régles, le flux immodéré des fleurs blanches, les menstrues pendant la grossesse, &c.

502 Parmi ces causes l'on peut compter celles qui produisent un ébranlement violent dans les fibres de la matrice, & celles qui agissent sur la matrice même & immédiatement sur l'enfant en lui ôtant la vie ; (ce qui lui fait prendre le caractere de corps étranger, dont la matrice est obligée de se débarrasser, ce qu'elle ne peut faire sans entrer en contraction :) l'abus des six choses non naturelles & nécessaires à la vie, les passions de l'ame, l'usage du coït, &c.

503 Il eſt encore d'autres cauſes, comme l'inflammation, la fiévre intermittente, les vomiſſemens violens & momentanés. La plûpart des maladies énoncées précédemment, lorſqu'elles ſont portées à un grand degré d'intenſité, & principalement le vomiſſement, la toux, les douleurs des lombes, la dyſurie, le flux de ventre, &c.

504 Les maladies de la matrice comme le ſchyrre, l'hydropiſie, l'inflammation, les coups, les chûtes, les efforts, le ſaiſiſſement, le bruit ſubit, enfin tout ce qui peut occaſionner des convulſions dans la matrice ou dans les muſcles abdominaux ; les odeurs fortes ou fétides, la vapeur du charbon ou autre choſe analogue, produiſent encore l'avortement, même les purgatifs violens peuvent devenir emménagogues & cauſer l'avortement.

505 Je viens de détailler les cauſes qui déterminent l'avortement en agiſſant ſur la matrice : voyons celles qui le déterminent en agiſſant ſur l'enfant. Ces cauſes ſont la vérole, le ſcorbut, l'épylepſie, les convulſions, les grandes évacuations, les hémorrhagies, le crachement de ſang, les hémorrhoïdes, les varices ouvertes, les mauvais alimens, les veilles, les jeûnes auſtères, la miſere, le chagrin de longue durée, les ſaignées répétées, ſur-tout dans les maladies inflammatoires.

506 Les symptômes de l'avortement se distinguent en ceux qui l'annoncent, ceux qui l'accompagnent & ceux qui le précédent : nous allons examiner ces symptômes les uns après les autres.

507 Les symptômes qui annoncent l'avortement sont *un mal-aise universel*, & *le frisson*, si ce sont les causes chroniques qui le procurent ; si les causes sont aiguës, ces effets n'ont pas lieu ; alors *les mammelles tombent, se flétrissent, se vident, le visage devient pâle, hâvre, défait, la bouche puante, le ventre s'affaisse, se porte tantôt à droite, tantôt à gauche ; il y a douleurs dans les lombes qui se terminent sur le siége & à la vulve.*

508 Ceux qui accompagnent l'avortement sont *la perte, les foiblesses, l'orifice de la matrice se trouve béant, les douleurs sont continues*, &c.

509 L'avortement n'est dangereux que selon le terme de la grossesse ; celui qui arrive au commencement est moins dangereux que celui qui arrive à quatre & cinq mois, & celui qui arrive à six mois est le plus dangereux de tous, cela dépend de la façon dont il se termine, de la présence ou de l'absence de l'Opérateur, & du degré d'intensité de la perte.

510 Dans le traitement de cette mala-

die, il faut considérer si la femme, qui est actuellement grosse, a déjà avorté plusieurs fois ou non, & si elle est dans le cas de le faire par un accident imprévu : trois causes procurent plus volontiers l'avortement, *la pléthore, la délicatesse du sujet, la viscosité des humeurs*. Dans la pléthore l'embrion se trouvant suffoqué par l'abondance du sang périt. Pour y remédier, il *faut saigner* plus ou moins, suivant le tempérament de la femme : quand c'est excès de délicatesse, il faut *séparer la femme d'avec son mari* jusqu'à ce qu'elle ait le tempérament formé, *c. a. d.* jusqu'à ce qu'elle soit assez forte & assez vigoureuse pour remplir les fonctions de mere. Dans le cas de viscosité d'humeurs, on fait choix *de bons alimens*, on met en usage les *délayans*, les *stomachiques*, les *purgatifs* ménagés avec art. Voilà ce qu'il convient de faire à une femme qui a déjà eu plusieurs avortemens.

511 Dans le cas où la femme a toujours accouché heureusement, & que par un accident quelconque l'on craint l'avortement, on doit prendre toutes les précautions que l'art peut suggérer pour diminuer l'irritation de la matrice, & enlever la cause qui peut la produire.

512 Pour cet effet on commence *par prescrire le repos, l'on fait coucher la femme*

horifontalement, *les cuiſses un peu élevées &*
rapprochées du ventre ; on fait garder cette ſi-
tuation plus ou moins de tems ; on met en
uſage la ſaignée, les adouciſsans, les humec-
tans. Si la perte continue avec force, s'il y
a foibleſſe on ne doit lui rien donner ; le
plus ſûr remède eſt de l'accoucher, ſur-tout
ſi c'eſt au terme de ſix mois ou environ.

513 Pour cet effet l'on place la femme
comme il convient, on introduit par gradation la main dans la matrice, on cherche les pieds de l'enfant, on l'amene,
comme je le dirai, on délivre la femme
ſur le champ, ce qui n'eſt pas bien difficile
puiſque c'eſt le décollement du placenta qui
occaſionne la perte : l'accouchement terminé, on répare les forces de la femme avec
de bons bouillons, des gélées, des crêmes de
riz, &c.

514 L'avortement ſe termine différemment dans le commencement de la groſ-
feſſe, & la matrice s'en débarraſſe de trois
façons, en entier, par parcelles ou par ſuppuration. Je traiterai plus bas la façon de terminer ce travail.

SECTION V.

Des Précautions que l'on peut prendre pour procurer un travail heureux.

515 LA femme parvenue à son terme sans accidens, ou soulagée & guérie de ceux qui ont pu l'affecter, doit encore prendre des précautions pour accoucher heureusement; c'est à nous que l'on s'adresse pour cela, c'est nous qui devons les prescrire, les ordonner, prévenir sur cela la femme grosse, si elle n'en parloit pas; les tempéramens sont différens, toutes les femmes ne doivent pas en conséquence être traitées de la même façon.

516 Les femmes sont fortes, robustes, foibles ou délicates, la pratique nous fait voir que les suites de couches sont moins dangereuses chez les dernieres que chez les premieres; par conséquent nous devons y avoir égard sur les derniers tems de la grossesse.

517 Le traitement de la femme délicate consiste dans *le régime*, *l'exercice modéré*, dans une légere *purgation* les quinze derniers jours de son terme : ce purgatif évacue les humeurs des premieres voies, empêche qu'elles ne passent dans les secondes, ce

qui pourroit procurer des suites de couches fâcheuses.

518 Le traitement de la femme forte est le même, mais il faut y ajouter *la saignée, ce remède désemplit les vaisseaux, diminue les forces, qui ne doivent point être poussées à un trop haut degré,* prévient *la perte, le coup de sang, les convulsions, & la tumeur sanguine des grandes lévres dans le tems du travail.*

519 Les femmes en général devroient toutes, vers la fin du terme, se graisser les parties génitales *avec de l'huile, du beurre* ou *autre corps gras,* se présenter *sur la vapeur d'eau chaude* afin de relâcher ces parties, pour qu'elles prêtent plus facilement, & avec moins de douleurs, sur - tout dans un premier accouchement ; elles doivent *s'humecter* le ventre avec quelques corps gras, afin que les muscles abdominaux prêtent & s'étendent plus facilement & plus aisément.

520 L'enfant dans le sein de sa mere peut éprouver des maladies, je ne crois pas que l'on puisse en douter ; car pourquoi vient-il tant d'enfans morts, maigres, décharnés, sans que la mere ait éprouvé les symptômes qui précédent ou accompagnent l'avortement ; des maladies qui peuvent l'attaquer,

Des maladies des enfans dans la matrice.

deux font parvenues à notre connoiffance ; c'eft la débilité & les convulfions.

Des convul-
fionsde l'en-
fant dans la
matrice.

521 Les convulfions font des mouve-mens irréguliers & défordonnés qui agi-tent l'enfant dans le ventre de fa mere ; ces mouvemens font bien différens de ceux que fait l'enfant pour fe mettre à fon aife ; ceux-là font vifs, irréguliers, fe font par foubre-faut, par foucade ; la mere éprouve alors des douleurs d'une violence extrême, la circonftance eft fort embarraffante, les fi-gnes font bien incertains ; l'on ne peut que foupçonner, cependant fi le pere & la mere font fujets à cette maladie, il n'y a plus à en douter.

522 Ce mal eft très-dangereux, il peut produire l'avortement, & l'accompagner d'accidens très-graves. La maladie eft d'au-tant plus fâcheufe, qu'on ne peut tout au plus que pallier ; pour y parvenir on tire du fang à la femme, la *faignée* tranquillife l'un & l'autre ; on prefcrit une *diéte adou-cifsante, calmante & rafraîchifsante* ; on ne permet que des *alimens de facile digeftion* ; on ordonne *un exercice modéré*, la *prome-nade dans un air fain & pur*, des *lavemens* avec des décoctions *antifpafmodiques* ; l'on recommande à la femme de garder *le lit* le plus qu'elle peut ; on lui fera prendre quelques *tempérans* & quelques *narcotiques* ;

mais

mais il ne faut employer ces derniers qu'a-
vec beaucoup de précautions; car les femmes qui en usent arrivent rarement à la fin
du terme sans accidens; d'ailleurs ce n'est
point un remède certain, & il ne calme
que pour l'instant.

523 La débilité de l'enfant est un état
de langueur dans lequel il vit & végéte dans
le sein de sa mere; nous ne connoissons
cet état que lorsqu'il n'est plus tems, *c. a. d.*
lorsque l'avortement se fait, & il se termine assez ordinairement sans efforts, sans
douleurs, & sans causes apparentes; cette
foiblesse paroît dépendre de ce que les vaisseaux du placenta ne s'abouchent pas bien
avec ceux de la matrice; ou des humeurs
trop épaisses & trop visqueuses qui ne peuvent pas enfiler les tuyaux capillaires des
vaisseaux du placenta; de la débilité & foiblesse des peres & meres, & de quelques
vices dont ils peuvent être attaqués.

*De la débi-
lité de l'en-
fant dans
la matrice.*

524 Une femme se porte bien, elle dort
& mange à son ordinaire, elle est forte &
robuste, fait un exercice modéré, cependant elle ne peut amener son fruit à terme,
il n'y a nulles causes apparentes qui nous
annoncent cet accident; dans ce cas il est
à présumer que les sucs sont épais & visqueux, que la circulation se fait mal, que
le sang coule difficilement, qu'il y a en-

L

gorgement, obſtruction dans les vaiſſeaux du placenta ; l'enfant pour lors ne vient point à terme, ou s'il y vient il eſt d'une petiteſſe extrême, il eſt atrophié, & ne tarde point à périr.

525 Pour remédier à ce mal, il faut en détruire la cauſe, & ce ne peut être que dans les groſſeſſes ſuivantes, le mal étant fait le plus ſouvent lorſque nous nous en appercevons ; on prend alors des précautions, ſi c'eſt viſcoſité d'humeurs, il *faut les atténuer, les fondre, fortifier l'eſtomac, ſaigner en différens tems & en petite quantité, purger la malade*, la mettre à l'uſage *de l'eau de rhubarbe*, par ce moyen l'on évacue les humeurs des premieres voies, on empêche qu'elles ne paſſent dans les ſecondes : on évite les crudités, la circulation devient plus libre, & l'enfant, au lieu d'être foible, deviendra fort, robuſte & vigoureux : la femme, pendant toute ſa groſſeſſe, ne ſe nourrira que d'*alimens bons & de facile digeſtion*.

526 Mais comme la maniere dont la femme ſe nourrira produira beaucoup de ſang, il faudra prendre garde à la pléthore, éviter que le ſang ne ſe porte en trop grande quantité à la matrice, & que la ſuffocation n'ait lieu.

527 La foibleſſe de l'enfant peut encore

dépendre du pere & de la mere ; du pere s'il eſt trop vieux ou s'il ſe reſſent de ſes ex- cès précédens ; alors c'eſt à lui à qui l'on doit faire prendre routes ces précautions, afin de rendre ſa ſemence plus prolifi- que, & que par une ſuite néceſſaire les en- fans qu'il engendrera ſoient bien conſtitués, forts & vigoureux : ſi c'eſt de la part de la mere, ce ne peut être qu'à raiſon de ſon âge & de ſon foible tempérament, pour lors il faut la ſéparer d'avec ſon mari, juſ- qu'à ce que, devenue plus forte, elle ſup- porte mieux ſa groſſeſſe.

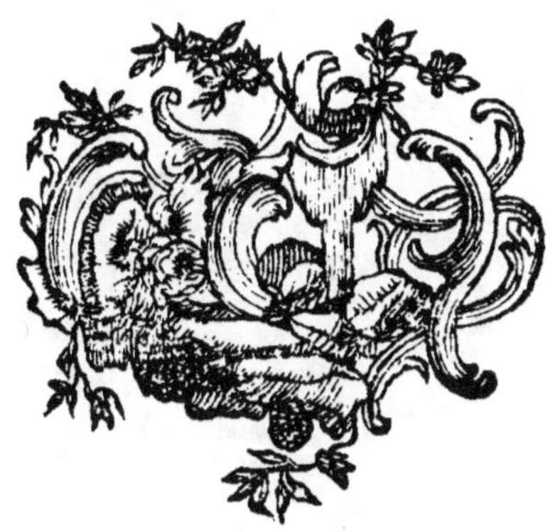

SECONDE

SECONDE PARTIE.

LIVRE PREMIER.

SECTION PREMIERE.

De l'Accouchement généralement pris.

528 LA premiere partie de cet ouvrage nous a fait connoître l'état naturel & contre nature du bassin & des autres parties nécessaires à la génération & à l'accouchement ; elle nous a apris ce que c'étoit que grossesse, & les espéces différentes ; enfin nous sçavons actuellement secourir la femme grosse dans les accidens qui peuvent lui arriver : nous allons dans celle-ci nous mettre en état de la débarrasser du précieux fardeau que la nature lui a confié, de la secourir après l'opération, & de sçavoir conduire l'enfant nouveau né jusqu'à ce qu'il n'ait plus besoin du teton.

529 L'accouchement, proprement dit, est la sortie de l'enfant de la matrice, avec toutes ses dépendances, à tel terme qu'il puisse vivre ; le terme de neuf mois, neuf lunes révolues ou 270 à 280 jours est le plus

ordinaire : la nature peut quelquefois s'écarter de cette régle, foit en avançant, foit en retardant l'accouchement.

530 Le travail de l'enfantement avance plus fouvent qu'il ne retarde ; les caufes de fon avancement font quelquefois toutes naturelles, mais nous ne devons pas les éclaircir.

531 La nature peut quelquefois le retarder , mais je ne penfe pas que le terme foit auffi long que l'ont bien voulu dire quelques Praticiens.

532 On divife l'accouchement en naturel & en contre nature. Des Auteurs en admettent un troifieme qu'ils appellent non naturel ; mais comme la définition qu'ils en donnent a beaucoup de parité avec celui qui eft contre-nature, je n'en admettrai que de deux fortes, le naturel & le contre-nature.

533 L'accouchement naturel eft celui qui fe termine avec l'aide de la nature, fans que l'art y foit néceffaire ; & pour qu'il foit ainfi, il faut que le baffin de la mere foit bien conformé, que la matrice foit directe , que les douleurs foient expulfives, que le travail ne foit ni trop long ni trop court, que la délivrance foit facile à obtenir, que la tête de l'enfant foit bien fituée , qu'elle ne foit point trop groffe ni trop folide ;

enfin que l'enfant foit vivant.

534 La préfence de la perfonne de l'art dans cet accouchement, n'eft que pour parer aux accidens qui pourroient furvenir, percer les membranes fi elles font obftacle, recevoir l'enfant, le débarraffer du cordon ombilical s'il eft autour de fon col, ou de quelqu'autre partie, faire la fection du cordon, & faciliter la fortie des épaules en certain cas.

535 L'accouchement contre-nature eft celui où il faut que l'art vienne au fecours de la nature, foit pour terminer l'accouchement dans les cas où l'enfant préfente un pied, une épaule, le côté, le cordon ombilical, la tête en mauvaife fituation, &c. foit pour finir l'ouvrage que la nature a commencé, comme quand l'enfant préfente le fiége engagé de façon à le laiffer venir, ou qu'il préfente un ou deux pieds déjà tombés dans le vagin.

SECTION II.

De l'Accouchement naturel, l'enfant préfentant la tête.

536 L'ACCOUCHEMENT peut être prématuré ou fe faire au terme ordinaire : l'ac-

couchement à terme se fait au bout de 270 ou 280 jours, le prématuré se fait depuis 210 jours jusqu'à 250 ou 260, *c. a. d.* depuis sept mois jusqu'à neuf ; & celui qui sera retardé ne peut, selon moi, aller qu'à 10 ou 20 jours de plus. Mais quel est le mécanisme par lequel il s'opére, c'est ce que nous allons examiner.

Mécanisme de l'accouchement.

537 Dans cette opération de la nature, malgré le sentiment de quelques Praticiens, & le préjugé vulgaire, je regarde l'enfant purement passif, *c. a. d.* qu'il ne travaille point à sortir de sa prison, c'est la matrice seule qui est active, & fait tout l'ouvrage ; l'enfant mort ou vivant, les germes avortés, les moles, tous les corps inanimés sont expulsés par la même action : si cela n'étoit pas, comment pourroient-ils sortir ?

538 On accorde difficilement le nom de muscle creux à la matrice ; cependant dans le tems de l'accouchement elle en remplit les fonctions, puisque ses contractions sont si violentes dans certain cas, que la main de l'Accoucheur se trouve engourdie ; c'est donc un muscle creux, qui se contracte avec beaucoup de force.

539 La matrice prête & s'étend facilement dans le commencement & vers le milieu de la grossesse, sur la fin elle ne le fait qu'avec peine ; il vient un tems où elle

ne peut plus se dilater; alors elle souffre de l'extension & du tiraillement de ses fibres: or toutes fibres étendues & irritées à un certain point, se contractent & font effort pour revenir sur elles mêmes; la matrice, qui est dans ce cas, se resserrera, se contractera, communiquera son irritation au diaphragme, à l'estomac, aux muscles abdominaux, fera entrer toutes ses puissances en action, se resserrera sur l'enfant, l'obligera de sortir de sa cavité, après toutefois s'être frayé la route assignée par la nature.

540 Mais si cela est ainsi, comment se fait l'accouchement prématuré ? Comment se fait l'avortement ? L'accouchement prématuré se fait plus volontiers chez les femmes jeunes & délicates ; pour l'avortement, la cause est assez sensible ; dès que le fœtus ne prend plus d'accroissement, il cesse d'étendre la matrice passivement : or ayant encore en elle-même de l'étoffe, & cessant d'être dilatée, elle se contracte sur le champ ; d'ailleurs ce corps lui devient étranger & irrite ses fibres, il n'en faut pas d'avantage pour la faire entrer en contraction.

541 Pourquoi la tête se présente-t'elle plus volontiers la premiere ? Il ne faut pour en connoître la cause que se rappeler ce que j'ai dit quand j'ai parlé de la position de l'enfant dans la matrice : je ne dirai rien

de plus fur cet article ; il faut lire le Mémoire de M. Petit, fur le mécanifme de
l'accouchement.

Du toucher pendant le Travail.

542 Nous ne fommes inftruits du travail
de l'enfantement & du degré où il eft que
par le toucher, & on doit pratiquer cette
opération pour plufieurs raifons.

543 1º Pour connoître la place qu'occupe le col de la matrice, & les différens degrés de dilatation de fon orifice.

544 La fituation de ce vifcère peut être
directe ou indirecte ; la fituation directe
fera naturelle & unique, la fituation indirecte fera contre-nature & de quatre efpéces.

545 Quand la matrice fera directe, fon
col occupera à peu près le milieu de l'efpace
qui eft entre les deux os ifchions d'une part,
les facrums & le pubis de l'autre part ; il
eft rare de trouver la matrice dans cet état
parfait de direction, elle fe déjette toujours
plus ou moins.

546 Quand la matrice fera indirecte, elle
fe déjetera de quatre côtés différens, foit du
côté du pubis, foit du côté du facrum, foit
à droite, foit à gauche ; & dans ce cas fon
fond fera du côté oppofé à fon col, fituation très-effentielle à connoître pour pouvoir donner à la femme des pofitions avan-

tageufes à la terminaifon de fon accouche-ment.

547 2° Il faut toucher pendant le travail pour examiner l'état du col de la matrice, afin de juger par cet examen fi l'accouchement fera prochain ou non ; l'état du col de la matrice n'eft pas le même à toutes les femmes, il y en a qui, dès les premieres douleurs, l'ont émincé, effacé, ne faifant plus qu'une même continuité avec le corps & le fond de ce vifcère ; il y en a d'autres qui dans ce tems l'ont encore dans toute fon étendue & fon épaiffeur ; à d'autres enfin il tient le milieu entre ces deux extrêmes.

548 Il y a des femmes qui, dès les premieres douleurs, ont le col de la matrice effacé, le cercle de l'orifice dilaté, la poche des eaux formée & prête à fe rompre, d'où s'enfuit qu'elles accouchent très promptement : il eft certain que ces femmes ne doivent point la promptitude de leur délivrance aux douleurs inftantanées qui les tourmentent ; mais à la dilatation de toutes les parties qui fervent à l'accouchement, qui s'eft faite fourdement par gradation, & qui a commencé depuis long tems.

549 Cette dilatation fourde & graduée dépendra :

M iv

1° De l'enfant fitué dans une matrice directe & facile à s'étendre.

2° De la matrice qui aura emprunté de fon col, n'ayant pas affez de fon fond & de fon corps pour fournir à fon extenfion progreffive.

3° De la femme qui a eu beaucoup d'exercice, ou qui par état a été obligée d'être long-tems dans une ligne perpendiculaire.

4° De la largeur des détroits du baffin, ou du petit volume de la tête.

5° De la force & de la vigueur de la matrice pour pouffer les corps qu'elle renferme fans prefque d'interruption.

550 3° Il faut toucher pour connoître les différens degrés de dilatation qu'aura pris le cercle du col de la matrice, cette dilatation ne fe fait que lentement & par degrés dans le commencement; mais fur la fin elle fe fait très-promptement.

551 Cette dilatation dépendra de la matrice, de la poche des eaux & de la tête de l'enfant féparément ou conjointement: de la matrice, lorfque ce vifcere, ayant emprunté de fon col pour fournir à fon extenfion, continuera encore de s'étendre pendant quelques jours, même pendant quelques femaines; des eaux, lorfqu'il y en aura beaucoup, que les contractions n'agi-

ront que sur elles ; des eaux & de l'enfant, lorsqu'il y aura peu de fluide ; de l'enfant, seulement, lorsqu'il n'y aura point de fluide, ou qu'il se sera écoulé prématurément.

552 La dilatation du cercle de l'orifice s'annoncera différemment suivant les positions de ce viscère : s'il est direct, elle se fera du centre à la circonférence ; s'il est indirect, elle s'annoncera différemment ; un exemple suffit, si la matrice est déviée antérieurement, *c. a d.* que son col soit appuyé sur le sacrum, l'on ne découvrira par le toucher que la partie antérieure du cercle, la partie postérieure sera toujours vers le sacrum, & ce ne sera qu'à la fin du travail qu'on pourra la toucher : encore est-il des cas où on ne peut pas l'atteindre.

553 Pour bien toucher les femmes dans ces cas, il faut leur donner autant de situations différentes que le col de la matrice occupera de places particulieres ; par conséquent on les touchera debout, assises, couchées sur le dos ou sur le côté, de l'une ou de l'autre main.

554 4° L'on touchera pour décider de l'état de la poche qui renferme les eaux, c'est-à-dire, sçavoir si elle commence à s'emplir, si elle dilate l'orifice de la matrice, si elle se forme en globe ou en boudin. Les Auteurs disent que la poche des

eaux se présente de deux façons ; en globe lorsque la tête de l'enfant se présente ou le siége ; en boudin lorsque c'est une petite partie, comme la main, le pied, &c. Cet axiome n'est pas toujours vrai ; j'ai vu la poche qui renferme les eaux se présenter en longueur, quoique la tête de l'enfant fût la premiere à l'orifice ; cela dépend de l'état du col de la matrice.

555 5° Enfin on touchera pour sçavoir quelle partie l'enfant présente ; ce peut être la tête, les fesses ou les extrémités.

556 Quoique l'enfant présente la tête, il n'est pas dit pour cela que la présentation soit naturelle ; il n'y en a qu'une bonne, c'est celle par le vertex, toutes les autres présentations sont plus ou moins contre-nature, comme nous le dirons par la suite.

557 Quant au corps, l'enfant peut présenter le dos, le ventre, le côté, la poitrine, les fesses, les extrémités, le cordon ombilical qui accompagnera quelques-unes de ces parties, ou qui les précédera ; toutes ces présentations sont contre-nature, parce que l'enfant ne peut venir dans cette situation, il faut que l'art vienne aider la nature.

558 C'est par le toucher que nous reconnoîtrons la partie que l'enfant présente, cela est vrai ; mais sera-t'il possible de dif-

tinguer de prime abord chacune de ces parties ? Non, il faut y revenir plusieurs fois,
il est même des cas où le doigt indicateur
seul ne suffit pas, il faut pour lors y joindre
celui du milieu.

559 La matrice ne pouvant plus prêter,
devient douloureuse à raison de l'irritation
de ses nerfs; cette irritation se communique
dans toute la continuité; de là les douleurs
dans les lombes, la contraction du diaphragme, des muscles abdominaux, & la
gêne momentanée de la respiration.

Suite de L'accouche-ment, l'en-fant présen-tant la tête.

560 La matrice, aidée de ses parties, se
contracte sur elle-même, presse les corps
qu'elle contient; de là viennent les douleurs, douleurs d'autant plus fortes, que le
corps poussé fait effort sur l'orifice; c'est
alors que les membranes qui contiennent
les eaux se tendent, se bandent, dilatent le
cercle de l'orifice & s'y insinuent: cette poche, ainsi poussée & dilatée, ne résistera
pas si elle est foible & mince, & résistera
trop long-tems si elle est forte, dure, & ne
se percera que dans le tems favorable, si
elle tient le milieu entre ces deux extrêmes.

561 Tous les effets de la contraction se
passent sur le col de la matrice, parce qu'il
change de nature sur la fin de la grossesse,
qu'il est isolé de toutes parts, & comme

suspendu ; que la direction du poids le force à s'ouvrir ; qu'il offre moins de résistance de dedans en dehors, que de dehors en dedans ; que la figure pyriforme céde plus facilement que la circulaire : enfin parce qu'il y a une ouverture qui doit livrer passage aux corps contenus dans la cavité de ce viscère.

562 Plus les contractions de la matrice ont de force, plus les eaux sont pressées, & plus elles ont d'activité sur l'orifice qu'elles dilatent par gradation ; de cette dilatation viennent les douleurs de l'enfantement, qui cessent toutes les fois que la matrice cesse de se contracter ; douleurs qui augmentent à mesure que les corps s'engagent & dilatent l'orifice, & qui sont à leur dernier degré de force dès l'instant que la tête va franchir la vulve.

563 Cette dilatation se fait par un déployement des fibres qui composent ces parties, & non pas par un déchirement de ces mêmes fibres ; ce déployement ne se fait que par gradation, les contractions ne vont aussi que par degrés, c'est ce qui me fait dire qu'un travail trop brusque & trop prompt n'est pas à desirer, sur-tout dans un premier accouchement.

564 Ce sont les membranes qui renferment les eaux qui doivent commencer &

finir la dilatation; l'on voit de quelle importance il est de les ménager, *c. a. d.* de ne pas les rompre, ou de ne pas se mettre dans le cas de le faire en touchant trop souvent & trop brusquement. Il faut donc poser pour principe de ne jamais introduire le doigt dans le vagin au commencement du travail pendant la douleur, cette opération étant dans ce tems très-nuisible & absolument infructueuse.

565 Il est cependant des cas où il faut toucher dans la force de la douleur, c'est lorsqu'on veut se déterminer à percer les membranes, soit parce que l'enfant se présente mal, soit parce qu'elles mettent obstacle à la sortie de l'enfant : le second c'est lorsqu'on est obligé de les percer de très-bonne heure à raison de leur immense quantité, ce qui occasionne la maladie appelée hydropysie de matrice.

566 Il est évident, d'après ce que je viens de dire, que ce sont les eaux qui, dans l'accouchement, servent à la dilatation de l'orifice de la matrice, en formant une tumeur assez considérable, assez dure pour presser également sur l'orifice & en écarter le cercle uniformément; elles servent à écarter, dilater le vagin & les autres parties molles; enfin par leur écoulement elles lubréfient les parties, les rendent plus sus-

ceptibles de dilatations & plus gliſſantes.

567 On appelle travail l'aſſemblage de tous les ſymptômes qui ſe font appercevoir pendant l'accouchement : le travail eſt plus ou moins long, plus ou moins laborieux ; il y a des femmes qui accouchent avec une aiſance & une facilité ſinguliere ; d'autres éprouvent des douleurs violentes à certains enfans, & accouchent très facilement des ſuivans ; d'autres enfin n'accouchent jamais ſans éprouver les travaux les plus laborieux : l'on ne peut attribuer ces différences qu'à la compoſition de la matrice, dont les fibres trop foibles prêtent plus facilement & plus aiſément ; au volume de l'enfant & à la bonne conformation du baſſin.

568 Les ſignes de l'accouchement ſont en grand nombre ; les uns commencent le travail & ſuivent ces différens tems, & d'autres le finiſſent. Je diviſerai le travail en quatre inſtans.

569 Dans le premier ſont les ſignes qui annoncent que la femme ne tardera pas à accoucher ; tels ſont les petites douleurs dans les lombes, les envies fréquentes d'uriner, l'affaiſſement du ventre, la légéreté qu'éprouve la femme, &c.

570 Dans le ſecond inſtant le travail eſt déclaré, les contractions ont lieu, elles augmentent de plus en plus, les douleurs

qu'elles produifent fe font fentir en différens endroits, il fort des matieres glaireufes qui quelquefois font fanguinolentes ; le
cercle de l'orifice femble vouloir s'oppofer
à la fortie de l'enfant.

571 Dans le troifieme inftant les contractions plus fortes, plus vives, plus rapprochées, occafionnent des douleurs qui
ont reçu le nom de déterminantes, les premieres n'étant que préparantes; l'orifice de
la matrice quitte fa premiere place, le pouls
s'éleve, le vifage devient rouge, la chaleur,
la fueur s'emparent de tout le corps, il furvient un tremblement général, le vomiffement vient quelquefois, la poche des eaux
augmente, le cercle de l'orifice fe dilate, &
la tête s'avance de plus en plus.

572 Enfin dans le quatrieme inftant le
travail eft prêt à finir, les contractions très-
vives occafionnent des douleurs plus longues, plus rapprochées, plus expulfives; la
tête de l'enfant defcend, avance plus ou
moins promptement, franchit l'orifice du
vagin plus ou moins facilement, fuivant que
la femme accouche de fon premier enfant
ou des fuivans.

573 Il n'eft pas néceffaire que tous ces
fymptômes fe trouvent raffemblés pour décider du travail, fouvent ils ne font pas les
mêmes à la même femme dans tous fes ac-

couchemens; quelques-uns font indifpenfa-
bles, d'autres fe manifeftent rarement, &
fur tout dans les accouchemens prompts :
quant à la terminaifon de l'accouchement
rien n'eft plus facile, fi toutes chofes font
égales; cependant il faut avoir égard à tout
ce qui peut arriver de fâcheux ou d'avantageux pendant ce tems, c'eft ce que je vais
expliquer.

De ce qui peut arriver de fâcheux ou d'avantageux pendant le travail.

574 Chaque douleur de la femme annonce la contraction de la matrice & les
efforts des corps qu'elle renferme, fur les
parties qui doivent livrer le paffage; dans
l'inftant de cette contraction, la matrice fe
trouve ferrée & comprimée par le goufle-
ment des poumons, par le refferrement des
mufcles abdominaux, & par la contraction
& l'affaiffement du diaphragme.

575 Pendant la durée des douleurs, fur-
tout fi elles font déterminantes, l'orifice de
la matrice fera de plus en plus dilaté par la
préfence des eaux, ou par la tête de l'enfant, ou par tous les deux enfemble.

576 La tête de l'enfant très-groffe n'a-
vance ordinairement que lentement & difficilement, les os du crâne font obligés de
fe croifer, de chevaucher les uns fur les
autres pour fe mouler & franchir les détroits offeux, de cette gêne vient la difficulté du retour du fang chez la mere &
l'enfant,

l'enfant, ce qui cause la tumeur que l'on trouve après l'accouchement sur la tête de l'enfant ; & chez la mere la tuméfaction, l'inflammation, & souvent la suppuration des parties génitales, si l'enfant reste long-tems dans cette position.

577 Pendant la grossesse, le fond & le corps de la matrice ne cessent de se dilater pour faire place aux substances qu'elle renferme, tandis que le col se contracte & se resserre continuellement : pendant le travail c'est le contraire, le corps & le fond se contractent, pendant que le col est obligé de se dilater pour laisser un libre passage aux corps renfermés dans la cavité ; la même chose arrive toutes les fois que la matrice fait l'expulsion de quelques substances renfermées dans sa cavité.

578 L'accouchement ne peut se terminer que par des contractions de la matrice, vulgairement appelées douleurs ; mais il faut les distinguer, car il y en a de fausses & de vraies : les vraies sont plus ou moins expulsives, ce que l'on peut sentir par le doigt introduit dans le vagin, laissent des intervalles assez considérables entre elles, engagent la femme à faire des efforts, & les mêmes mouvemens que ceux que l'on fait pour aller à la garderobe : les fausses, au contraire, sont continuelles, le plus souvent ac-

compagnées d'accidens, de douleurs aiguës dans les lombes, au dos, à la tête, &c. elles peuvent être produites par la colique néphrétique, inteſtinale ou autres cauſes; il faut apporter promptement remède à ces douleurs, ſans cela la femme ne tardẹroit pas à accoucher.

579 Le travail de l'enfantement, depuis le commencement juſqu'à la fin, s'opére par le ſecours de pluſieurs parties qui agiſſent chacune ſuivant des modifications différentes: ces agens, qui ſemblent agir enſemble & ſpontanément, n'entrent cependant pas en action dans le même inſtant; leur action eſt de peu de durée &, pour ainſi dire, momentanée; nous connoiſſons l'action de ces agens ſous le nom de contraction utérine, & le vulgaire ſous celui de douleurs.

580 Il ne faut cependant pas confondre les contractions avec les douleurs, car la douleur n'eſt que la ſuite de la contraction, les contractions de la matrice n'étant pas douloureuſes par elles mêmes.

581 Les contractions de la matrice n'agiſſent pas toutes avec des forces égales, ſoit relativement aux différentes parties de cet organe, ſoit à raiſon des différens états du travail, au lieu que les puiſſances, qui fortifient & ſecondent, agiſſent toutes en-

semble & assez uniformément ; ces puissances ne changent point de nature, au lieu que la matrice souffre des changemens dans sa totalité ; la contraction se trouve donc la cause de la douleur , & la douleur fait agir les puissances auxiliaires.

582 Pendant la durée de la contraction de la matrice , l'état de son col & de son orifice semble vouloir s'opposer à la sortie de l'enfant dans le commencement du travail , parce que dans ce tems les contractions spontanées ont peu de vigueur ; mais leur activité & leurs forces augmentent au point que sur la fin du travail , elles l'emportent sur tout ce qui peut leur résister.

583 Les membranes rompues, on peut toucher la partie que l'enfant présente, & la distinguer ; si c'est la tête, elle descend & avance peu à peu ; & lorsqu'elle va pour s'engager dans le détroit inférieur, on peut s'appercevoir du changement qui arrive au périnée, à l'anus, du reculement du coccix, de celui des ligamens sacro-ischiatiques; c'est là l'instant où il faut être sur ses gardes , si l'on veut éviter le déchirement de la fourchette & du périnée.

584 La tête de l'enfant arrivée au détroit inférieur, devient assez ordinairement oblongue, elle prend cette forme pour faire route dans le vagin, à raison de la difficulté

plus ou moins grande qu'elle éprouve pour franchir les parties osseuses ; si l'enfant est vivant, elle reprend sa forme sitôt après l'accouchement ; s'il est mort, les os n'ayant point d'élasticité conservent toujours cet allongement.

585 Un accouchement trop prompt n'est pas celui qui doit flatter le plus la personne de l'art, ni le plus heureux pour la femme ; on doit toujours être en garde sur deux accidens, dont le plus grave est la perte de sang & le plus léger est la déchirure de la fourchette.

De la façon de terminer l'accouchement, l'enfant présentant la tête.

586 J'ai déjà dit que cette espéce d'accouchement n'avoit besoin d'aucun secours étranger, la présence de l'Artiste n'est que pour veiller aux accidens qui pourroient survenir ; donner à l'enfant, dès qu'il est sorti de la vulve, une position favorable, faire la ligature & la section du cordon ombilical, visiter si l'enfant est en bon état ; voilà à quoi se borne sa mission dans ce cas.

587 Une femme dont la grossesse est à son terme sent des douleurs, elle s'imagine accoucher sur le champ, elle mande la personne qui doit la secourir, elle est inquiéte, veut être touchée ; si c'est un premier enfant, si les douleurs sont lentes, s'il n'y a pas d'écoulement par la vulve ; je ne conseille pas de le faire, l'opération dans cet

inſtant étant infructueuſe, parce que l'on n'eſt pas dans le cas de bien connoître, en conſéquence de donner une réponſe ſatisfaiſante ; on tâche d'allonger le tems, on fait différentes queſtions, on interroge ſur ce qui s'eſt paſſé avant notre arrivée, on obſerve la fréquence, la force, la durée & le ſiége des douleurs afin d'en tirer de juſtes conſéquences.

588 D'après les queſtions & les connoiſ-ſances théoriques que l'on a, on ſe détermine à toucher la femme plutôt ou plus tard, pour connoître l'état de la matrice, de ſon col & de ſon orifice : l'orifice de ce viſcère étant difficile à trouver, ſur-tout ſi la femme eſt debout, l'on trouve dans ce cas à l'entrée du vagin un corps rond, cir-conſcript, qui n'eſt autre choſe que la pro-pre ſubſtance de la matrice, qui peut en impoſer à ceux que ne s'y connoiſſant pas, prendroient ce corps pour la tête de l'enfant, engageroient la femme à pouſſer, feroient tout non - ſeulement pour lui faire valoir ces douleurs, mais encore pour les augmenter, la feroient accoucher avant le tems, & cauſeroient infailliblement la mort de la mere, ou de l'enfant & peut-être de tous deux.

589 Si ce n'eſt pas un premier accouchement, il ne faudra pas attendre ſi long-

tems ; il faudra, au contraire, examiner dès l'inftant que l'on fera arrivé, de crainte de furprife, car une femme peut avoir été très-long-tems en travail de fon premier enfant ; & accoucher très-promptement du fecond ; fe fiant fur la longueur du travail précédent, elle peut n'appeller du fecours qu'à la derniere extremité.

590 Les contractions néceffaires pour terminer l'accouchement font de deux efpeces, les premieres font préparantes, & les dernieres font déterminantes ou expulfives : les premieres durent long-tems fi le travail eft long, les déterminantes ou expulfives ne fe font fentir que fur la fin, & expulfent le fœtus.

591 Les contractions préparantes fe divifent en trois efpéces ; les premieres font fentir des douleurs dans le bas-ventre, elles répondent aux hanches, aux aînes, au croupion, au pubis, ce font les meilleures ; les fecondes font fentir des douleurs dans les lombes, finiffent par le ventre vers la région du pubis, ou elles commencent par le ventre, le pubis, & finiffent dans les lombes, ce font les moins mauvaifes : les troifiemes, que l'on appelle improprement fauffes contractions, font fentir des douleurs dans les reins, fe terminent & fe perdent à l'ombilic, ces troifiemes font très-mau-

vaifes, font beaucoup fouffrir la femme, l'inquiétent, la tourmentent, rendent le travail très-long ; auffi ces femmes difent, pour parler leur langage, mon travail a été très-long, très-laborieux, ce font les douleurs des reins qui l'ont terminé.

592 Les humeurs qui fortent de la matrice pendant le travail peuvent être aqueufes, glaireufes ou fanguines, les eaux peuvent être fauffes ou vraies ; les fauffes s'écoulent quelques jours avant le travail, les vraies ne doivent s'écouler que dans l'inftant ; fi elles s'écoulent avant, elles rendent l'accouchement long & très-difficile.

593 On donne le nom de glaires à cette humeur vifqueufe qui s'écoule du vagin quelque tems avant l'accouchement & pendant le travail : les glaires n'annoncent pas toujours que la femme eft en travail, quoique le difent des Auteurs & des Praticiens ; elles relâchent & difpofent les parties à fe prêter & à s'étendre, quelquefois elles font fanguinolentes, c'eft une marque que la matrice fe contracte dans toutes fes parois ; c'eft une marque que l'accouchement eft prochain, qu'il y a un commencement de décollement, foit au placenta, foit aux membranes qui tapiffent l'intérieur de la matrice.

594 Quant au fang, il fort au commen-

cement ou à la fin ; il fort en petite ou en grande quantité : s'il ne fort qu'en petite quantité, que les contractions foient vives & fortes, il ne faut pas s'effrayer, l'on peut faire faigner la femme ; s'il fort en grande quantité, il faut être en garde fur la perte , & prendre les précautions que j'enfeignerai plus bas.

595 Lorfqu'on voudra toucher la femme en travail, fi c'eft la premiere fois, il faut d'abord la faire prévenir, le faire avec beaucoup de précaution , de douceur & de circonfpection : on la touchera deux fois , une fois pendant la contraction , & une fois la contraction paffée ; la fituation la plus commode & la plus décente eft de faire coucher la femme.

596 La femme couchée & couverte, le doigt indicateur bien graiffé, on la fait approcher au bord du lit , où étant affis on paffe la main par-deffous la cuiffe qui fera fléchie, on introduira le doigt indicateur dans le vagin, en l'inclinant du côté du rectum, & en ramenant fon extrémité du côté de l'orifice de la matrice.

597 Si cet orifice fe dilate bien, on palpe en parcourant fa circonférence pour s'affurer de fon degré de dilatation , pour fentir s'il répond directement à l'ouverture extérieure de la vulve ; fentir fi les eaux ont

beaucoup de furface ; on touchera quand
la contraction fera paffée, pour diftinguer
quelle eft la partie que l'enfant préfente ,
ce qui n'eft pas aifé au travers des membranes ; cependant fi l'on fent un corps
rond, dur & égal, on peut préfumer que
c'eft la tête.

598 Il faut fe donner de garde de répéter trop fouvent cette opération, comme
font les Sages-Femmes & les jeunes Accoucheurs; on rifque de percer trop tôt les
membranes, & de changer le travail de nature; & au lieu d'accélérer l'accouchement,
non feulement on le retarde, mais on peut,
par le toucher trop fréquent, meurtrir l'o-
rifice de la matrice , y occafionner tuméfaction, inflammation, & empêcher fa dilatation.

599 L'on demande très-fouvent fi la femme accouchera heureufement, fi la fuite du
travail fera heureufe? on peut répondre que
ouï, toutes les fois que l'enfant fera bien fitué, que le baffin fera bien conformé, que
les contractions feront bonnes, qu'elles fe
fuccéderont à tems, que l'orifice fera mou,
mince, qu'il fe dilatera bien, qu'il fera bien
placé, que la matrice ne fera point oblique ,
que les parties concourantes à l'accouchement feront bien conformées; enfin que la
femme fera forte & robufte, qu'elle aura joui

d'une bonne santé pendant sa grossesse, que l'enfant sera vivant.

600 Il peut donc y avoir des cas qui rendent l'accouchement long & difficile sans qu'il en résulte de suite fâcheuse, & il en est d'autres qui le rendent long, difficile & laborieux, d'où il peut résulter des accidens fâcheux.

Des causes qui retardent l'accouchement sans accidens.

601 Les parties molles retarderont l'accouchement, lorsque trop épaisses, elles ne se prêteront pas au degré de dilatation suffisant pour laisser passer la tête de l'enfant, elle ne passera qu'après du tems & à force de contraction qui produiront de fortes & vives douleurs; l'accouchement dans ce cas sera plus long, si c'est d'un premier enfant dont la femme accouche, & si elle est d'un âge avancé, parce qu'alors les parties sont plus dures, plus compactes & plus fermes.

602 Ces parties peuvent être gonflées comme dans l'œdème des grandes lévres, ou peuvent être tuméfiées par toute autre cause; elles peuvent être retrécies par des brides, des cicatrices, des tumeurs schirreuses, des ulcères, &c. dans ce cas elles ne livreront passage à l'enfant que très-difficilement.

603 Quand les contractions seront len-

tes, qu'elles laisseront entre elles de grands intervalles, qu'elles auront peu de force, qu'elles seront de courte durée, le travail sera long, parce que les eaux, si nécessaires pour commencer la dilatation de l'orifice, n'y sont poussées que lentement, & en petite quantité ; si les contractions font sentir les douleurs dans les lombes, elles retarderont de beaucoup l'accouchement.

604 Si les membranes des eaux sont épaisses, fortes, elles ne se rompront point à l'instant favorable, & retarderont, par leur résistance, la sortie de la tête ; il en sera de même s'il y en a une grande quantité : pour parer à ce léger accident, il faut les percer.

605 L'écoulement prématuré des eaux retardera l'accouchement naturel, parce qu'il ne se termine que lorsqu'elles sont entiérement écoulées ; la longueur de ce travail vient de ce que la matrice dans ses contractions presse sur un corps inégal, que la tête de l'enfant ne dilate pas aussi facilement l'orifice, sur-tout si la dilatation du cercle étoit petite, lorsque les eaux se sont écoulées.

606 L'accouchement naturel n'est pas seulement retardé par la mauvaise nature des contractions, il l'est quelquefois par la cessation de celles qui sont les

Des causes qui retardent le travail avec accident.

meilleures ; dans ce cas le travail qui promettoit la plus belle apparence, eſt celui qu'on eſt ſouvent obligé de terminer par le moyen du forceps.

607 Si la femme graſſe, replette, accouche d'un enfant volumineux, & dont la tête ſoit d'une conſiſtance ſolide, ſon accouchement ſera très long, il pourra même arriver qu'à raiſon du tems que la tête aura reſté à franchir le détroit inférieur, il ſurvienne aux parties l'inflammation, la gangrène de la veſſie, du rectum, du vagin, du col de la matrice ; non - ſeulement la tête trop long - tems engagée cauſera ces accidens, mais encore le toucher répété trop ſouvent, mal dirigé, & les mauvaiſes précautions que l'on peut prendre pour faciliter l'avancement de la tête.

608 Le cordon ombilical trop court retardera l'accouchement : il peut l'être par lui-même ou à raiſon des circonvolutions qu'il fait autour du col de l'enfant, ou de quelque autre partie ; dans ce cas les contractions de la matrice ſont complettes, mais les douleurs qu'elles occaſionnent ne le font pas, cela dépend des muſcles abdominaux qui, au lieu de faire leur point d'appui de haut en bas, le font de bas en haut ; dans ce cas l'accouchement peut être précédé d'une hémorragie utérine,

caufée par le décollement du placenta, à raifon des différentes fecouffes qu'il éprouve.

609 Si l'enfant fe trouve placé de côté, il retardera encore l'accouchement, parce qu'il fe trouve retenu par les épaules au-deffus du pubis.

610 La contraction & le refferrement fubit du col de la matrice autour de celui de l'enfant, retarderont encore l'accouchement ; mais il faut pour cet effet que les eaux fe foient écoulées long tems avant la fortie de l'enfant : le refferrement fubit de la vulve pourra occafionner le même accident, mais il eft de peu de conféquence.

611 La déviation de la matrice retardera toujours l'accouchement; nous en parlerons plus au long en traitant plus particuliérement de cette maladie.

612 Enfin l'accouchement aura des fuites fâcheufes, lorfqu'il y aura vice, au col de la matrice, au vagin, au rectum, à la veffie, aux parties molles extérieures, au coccix, au baffin quand il fera trop ample ou trop étroit : lorfqu'il eft trop ample le mal n'eft pas confidérable, lorfqu'il eft trop étroit le vice peut être tel que l'on foit obligé d'en venir à l'opération céfarienne.

613 Bien inftruit de l'état des chofes, que l'enfant préfente la tête, que les con- Conti-nuation de

tractions font bonnes, fortes, de longue durée, l'on prépare tout ce qui eft néceffaire, *c. a. d.* du fil pour faire la ligature du cordon, des cifeaux pour en faire la fection, du beurre, de l'huile ou autre matiere graffe; des linges pour l'enfant & pour la mere, de l'eau en cas de néceffité, & un lit pour la femme.

614 Chaque pays a fes ufages, chaque Accoucheur a fa méthode : dans ce pays-ci les femmes font couchées pendant le travail fur un lit fait exprès que l'on appelle lit de mifère, c'eft la façon la plus décente & la plus commode dans les cas ordinaires ; en Allemagne il y a des fiéges faits exprès ; en Angleterre la femme eft couchée fur le bord de fon lit, elle eft fur le côté, & on l'accouche par derriere ; dans certains endroits, fur le bord d'un fauteuil, d'une chaife, à genoux ; en général on pourra s'en tenir à la maniere du pays où l'on eft, ou à la façon la plus commode pour l'opérateur.

615 Tout eft égal pourvu que l'accouchement foit naturel, car il y a des cas où la pofition eft indifpenfable ; par exemple, il faudra abfolument accoucher dans fon lit celle qui aura un relâchement ou une defcente de matrice, celle chez qui l'enfant entraînera ce vifcère, celle qui a des convul-

fions, celle qui a difpofition à la perte, celle enfin qui eft d'une extrême foibleffe ; il faudra accoucher debout celle qui eft afthmatique ou hydropique ; enfin il faudra accoucher fur le pied du lit celle à qui il faut retourner l'enfant ou faire toute autre opération.

616 Les précautions prifes, on demandera à la femme s'il y a long-tems qu'elle n'a été à la garderobe, l'on pourra lui faire prendre un ou deux lavemens d'eau fimple, ils débarrafferont le rectum, donneront plus de facilité à la tête de l'enfant, l'opération fe finira plus promptement pour la femme, & plus proprement pour l'Opérateur.

617 Tout étant prêt, l'Accoucheur revient auprès de la femme, lui recommande de ne fe point gêner, d'être à l'aife dans fes habits, fera fortir ceux qui peuvent l'offufquer, fera faire du feu, examinera fi le pouls eft dur, plein ; fi le travail eft lent, fi l'orifice fe dilate difficilement, il fera faigner la femme ; c'eft le moyen d'accélérer le travail, le relâchement que la faignée procure donne une grande facilité à la dilatation du col ; fouvent même on eft obligé d'en venir à une du pied, elle accélère finguliérement le travail en défempliffant les vaiffeaux inférieurs : l'expérience m'a fait con-

noître que si on la pratiquoit plus souvent, tant de femmes ne seroient pas si long-tems à accoucher, on préviendroit les convulsions, le transport, & les suites de couches seroient plus heureuses.

618 Si les parties de la mere sont dures, séches, prêtent difficilement, si les eaux sont écoulées prématurément, il faut faire mettre la femme sur la vapeur d'eau chaude, soit simple, soit émolliente; ce reméde relâche, assouplit les parties, & dans le cas de l'écoulement prématuré des eaux, il facilite la dilatation de l'orifice, & peut prévenir l'inflammation, accident assez ordinaire après ces sortes de travaux.

619 Si le travail languit faute de contractions, on peut les réveiller, mais il ne faut pas se servir des remèdes actifs & âcres que la plûpart des Sages-Femmes employent, qui, par la suite, produisent l'inflammation du bas-ventre & de la matrice.

620 Il faut dans ce cas se contenter d'irriter l'orifice de la matrice, en tournant doucement le doigt autour du cercle; cette petite irritation se communique au fond & le fait entrer en contraction : pendant l'instant de la contraction on dilate le cercle de l'orifice peu à peu, les eaux bandent la poche de plus en plus, descendent dans le vagin,

vagin, & l'accouchement se finit heureusement & sans accidens.

621 Dans un travail long, les contractions n'agissant pas avec la même force &
la vigueur nécessaire, il ne faut pas faire tenir
la femme sur son lit de misère, il faut, au contraire, la faire promener, asseoir de tems à autre, l'amuser, tâcher de lui faire oublier le
tems, afin de n'avoir ni inquiétude ni impatience à craindre ; la soutenir avec de bons
bouillons, quelques œufs frais, éviter les cor-
diaux, les rôties au sucre, les liqueurs spiritueuses, tous ces remèdes procureroient la
perte, sans soutenir les forces de la femme.

622 Si les contractions sont expulsives,
& que l'on s'apperçoive que c'est la rigidité
des membranes qui renferment les eaux qui
fait obstacle, il faut les percer ; mais avant
de le faire, il faut toucher la femme dans
la plus grande force de la douleur, & examiner si la dilatation du cercle de l'orifice
est assez grande pour permettre l'engagement de la tête ; si les choses sont en bon
état, & que l'on perce les membranes, il
faut le faire dans le tems de la contraction ;
les membranes percées, il ne faut pas re-
tirer la main du vagin, car il arrive assez
souvent que la tête est poussée dehors par
la même contraction ; & il faut craindre
alors la rupture de la fourchette.

O

623 Enfin les membranes percées, foit naturellement, foit par art, les eaux s'écoulent, la tête de l'enfant tombe en leur place, l'orifice de la matrice la cerne; dans cet inftant, fi la femme n'eft point couchée, il faut la faire mettre fur fon lit, lui faire élever les reins, l'engager à faire valoir fes douleurs; dans les cas ordinaires trois ou quatre contractions fortement expulfives, fuffifent pour terminer le travail.

624 Le travail ne fe termine pas toujours auffi aifément, la tête éprouve de la difficulté à paffer le détroit inférieur; c'eft alors qu'il faut engager la femme à lever le fiége pour laiffer au coccix la liberté de reculer en arriere: pendant ce tems on aide à la dilatation des parties molles en lesfrottant de corps gras, comme beurre, huile, &c. Ces moyens, tout fimples qu'ils font, & le tems fuffifent ordinairement.

625 Pour que l'accouchement foit prompt, il faut bien examiner quelle pofition tient la tête : j'ai déjà dit la maniere dont elle franchiffoit les détroits ; il peut arriver qu'elle fe préfente très-bien pour la terminaifon, mais être très mal fituée pour fa progreffion, c'eft une chofe à laquelle les Accoucheurs ne font pas affez d'attention, ils ont tort ; car de fa fituation dépend fort fouvent la célérité ou la longueur du travail, ce que je vais prouver.

626 Si l'on s'apperçoit par le toucher que l'occiput de l'enfant regarde le pubis de la mere au détroit supérieur, la tête se trouvera en mauvaise situation, puisque le plus large de la tête répondra à la partie la plus étroite du détroit supérieur, qui est du sacrum au pubis ; je conseille dans ce cas d'introduire deux doigts dans le vagin, & de tâcher de faire faire à la tête au moins un quart de tour : par cette petite opération, qui se fait sans que la femme s'en apperçoive, on termine promptement un travail qui auroit peut-être duré très-long tems.

627 La tête descendant dans le vagin, s'arrête tout d'un coup à l'orifice de la vulve ; pour qu'elle sorte, il faut des contractions qui font éprouver à la femme les douleurs les plus violentes & les plus sensibles ; c'est dans cet instant que l'on doit tout craindre pour la rupture de la fourchette, & sur-tout pour la déchirure du périnée ; il est rare que l'on évite la rupture de la fourchette, sur - tout à un premier accouchement, si la tête est volumineuse ; pour celle du périnée, on peut l'éviter, en arrêtant la tête pour donner le tems à ces parties de s'émincer, en les graissant beaucoup, en les écartanr, en introduisant deux doigts dans le vagin, pour former un plan incliné sur lequel la tête de l'enfant glisse, ce qui

lui fait franchir plus aifément ces parties.

628 C'eft ici l'inftant où il faut faifir la tête pour amener le refte du corps dehors, & fur-tout les épaules ; mais il ne faut pas le faire brufquement, ni tout d'un tems. Parce que le cordon ombilical peut être contourné autour du col de l'enfant, fans avoir mis obftacle à l'accouchement ; fi l'on tire l'en-fant brufquement & de toute fa longueur, on court les rifques de caffer le cordon, de détacher trop promptement le placenta, de renverfer la matrice ou d'étrangler l'en-fant.

629 Pour éviter ces accidens, la tête & les épaules forties, on porte de la main gauche la tête de l'enfant fur la cuiffe de fa mere, & avec la droite on fait l'extraction du corps ; de forte que, l'enfant forti, fa tête fe trouve près le pénil de la mere, & fes pieds le long de fa cuiffe ; ce moyen donne la facilité de détortiller le cordon, empê-che que l'enfant ne foit inondé du fluide , foit fang ou eau, qui fort de la vulve, & nous fait éviter les accidens énoncés ci-deffus.

630 Mais la tête hors de la vulve, il peut arriver, comme je l'ai déjà dit, que le cer-cle de l'orifice fe refferre autour du col de l'enfant, & oppofe de la réfiftance pour les épaules ; cet obftacle n'eft pas de grande

conféquence ; pour le vaincre, il ne faut qu'introduire les doigts en forme de crochets fous les aiffelles de l'enfant, l'un tourné du côté de la poitrine, l'autre du côté du dos, & extraire les épaules avec ce double crochet, en vacillant tantôt d'un côté, tantôt d'un autre.

631 Dès que l'enfant eft forti on le met fur le côté pour faciliter fa refpiration, on l'éloigne, autant qu'on le peut, de la vulve, on fait deux ligatures au cordon, on fait la fection entre deux, on fe débarraffe de l'enfant ; enfin on délivre la mere, c'eft ce que nous verrons par la fuite.

SECTION III.

De l'Accouchement où l'enfant préfente les pieds.

632 DE tous les accouchemens, après celui où l'enfant préfente la tête, celui-ci eft le plus aifé. Des Auteurs difent qu'il eft le plus naturel, parce qu'il vient par gradation, que ce font les parties les plus petites qui commencent la dilatation, & que l'Accoucheur fecoure plus facilement la femme ; je ne fuis pas de ce fentiment.

633 La fin de ce travail eft toujours pé-

nible pour la mere & l'enfant, à moins que
l'enfant ne foit très petit, le baſſin bien conformé, & que ce ne foit pas d'un premier
que la femme accouche.

634 L'enfant peut venir de quatre façons
différentes : il peut venir la face en deſſous,
en deſſus, ou de l'un ou l'autre côté ; de ces
poſitions, une ſeule eſt à rectifier, c'eſt lorſque la face eſt ſituée antérieurement ; j'a-
vance même qu'il faut rectifier celle où la
tête eſt en deſſous, ſi les premieres tentatives que l'on a faites pour l'extraction, n'ont
point réuſſi.

635 Les ſymptômes du travail ſont les
mêmes que ceux de l'accouchement naturel, mais les contractions ſont moins ex-
pulſives ; la poche des eaux préſente moins
de ſurface, le col de la matrice ſe dilate plus
difficilement ; enfin les contractions occaſionnent des douleurs plus cuiſantes ſans
avancer le travail.

636 Ou la poche des eaux eſt percée, ou
elle ne l'eſt pas ; ſi elle eſt rompue, il n'eſt
pas difficile de reconnoître les parties que
l'enfant préſente : le plus ſûr & le plus
court ſera de ſe mettre ſur le champ à l'ouvrage, ſoit pour terminer le travail, ſoit
ſimplement pour mettre les deux pieds dans
le vagin, ſi l'on ne veut pas finir l'accouchement.

637 Si la poche des eaux n'eſt pas rom-

puc, on prend l'intervalle de deux douleurs pour tâcher de diftinguer quelle partie l'enfant préfente; l'on peut fentir des parties de petit volume, confufes, difficiles à diftinguer : cet examen fait, & certain que l'enfant ne préfente point la tête, on attendra une forte contraction, afin d'examiner quel eft le degré de dilatation du cercle de l'orifice, s'il eft épais, dur, ferme & folide, s'il fe dilate difficilement; fi on le trouve tel & peu dilaté, malgré les contractions, prefque infructueufes, qu'éprouve la femme, il faudra patienter & voir fi la poche des eaux, en groffiffant davantage, ne le dilatera pas.

638 Enfin tout confidéré, fi l'on juge la dilatation du cercle fuffifante, ou qu'il n'y ait plus rien à efpérer de la part des contractions, il faut percer les membranes, examiner fi ce font les pieds; fi ce font eux, en faifir un ou tous les deux, & les amener dans le vagin.

639 La rupture de la poche fe fait quelquefois tout naturellement, & elle entraîne les parties que l'enfant préfente; en conféquence un pied ou tous les deux peuvent être dans le vagin, il faut pour lors le faifir ou les faifir & les amener hors la vulve, faire attention fi ces deux pieds appartiennent au même enfant; étant certain que

ces pieds font du même enfant, on finira l'accouchement, comme je l'enfeignerai ci-après.

640 Suppofons ici le fait le plus fimple : l'enfant préfente un ou deux pieds, ils font dans le vagin, ou on les a tirés de la matrice ; il faut faire changer la fituation de la femme, elle ne peut pas être la même que dans l'accouchement naturel ; il la faut placer fur le bord ou fur le pied de fon lit, que le lit foit ftable, la garniture ferme & élevée, la femme y fera de façon que le fiége excéde le bord du lit, la poitrine un peu inclinée, la tête élevée enforte que la colonne épiniere faffe un angle allongé ; on fe précautionnera de trois ou quatre perfonnes pour maintenir la femme ; on aura de l'eau pour ondoyer l'enfant, du fil, des cifeaux, du beurre & de l'huile ou autre corps gras, & l'on commencera ainfi fon opération.

641 En fuppofant que l'enfant ne préfente qu'un pied, il faudra, difent des Praticiens, introduire la main bien graiffée dans la matrice pour aller chercher l'autre, afin de les extraire enfemble ; & pour ne pas prendre le pied d'un fecond enfant, l'on fuivra la partie interne du pied forti ; on les faifira tous deux, & par de petits mouvemens d'attraction faits de différens côtés,

on fera sortir l'enfant : quand on en sera aux fesses, on examinera si l'enfant vient en bonne situation, & l'on continuera son opération, comme je le décrirai ci-après.

642 Je crois qu'il faut toujours se contenter du pied sorti, sans aller chercher l'autre, trop heureux de pouvoir le saisir, sur-tout dans les accouchemens où l'on n'est mandé que 24, 36, 48 heures après l'écoulement des eaux : on évite de nouvelles douleurs à la femme, elle est moins fatiguée, ainsi que l'Opérateur : le pied sorti de la vulve, on l'enveloppe d'un linge sec, on monte par gradation de la malléole au genou, à la cuisse, &c. à mesure que la cuisse sort, celle du côté opposé s'avance & s'engage dans les détroits, dans le vagin, hors de la vulve.

643 L'on examine la position du pied sorti ; si elle est favorable, on laisse dégager la jambe & la cuisse qui viennent placés sur le ventre ; si la position est mauvaise, il faut la dégager, si on ne le faisoit pas, l'enfant seroit trop avancé pour pouvoir rectifier sa position avec aisance.

644 L'enfant arrivé aux hanches & en bonne position, il faut passer la main sous son ventre pour tirer le cordon ombilical, lui faire former une anse, afin d'éviter l'angle aigu qu'il a coutume de faire, & qui pour-

roit le mettre dans le cas de se rompre pendant l'attraction : ceci fait, on saisira les hanches de l'enfant entortillé d'un linge sec, on allongera sur les côtés les doigts indicateurs & du milieu, afin de soutenir la colonne vertébrale, & l'on continuera à tirer jusqu'à l'instant où l'on appercevra la partie inférieure des omoplates.

645 L'enfant arrivé à ce point, on demande si l'on doit dégager les bras, ou les laisser venir le long de la tête? Des Praticiens conseillent de laisser les bras élevés, afin d'éviter le décollement de l'enfant, & le resserrement subit du col de la matrice sur celui de l'enfant : d'autres conseillent de ne dégager qu'un seul bras, tant pour les raisons ci devant alléguées, que pour ne pas gêner la tête par une partie inutile. Dans tous les accouchemens contre nature où la tête fait résistance, je ne me suis jamais apperçu qu'elle vînt du resserrement du col, & j'ai toujours trouvé que la résistance partoit des détroits osseux, de la position de la tête, de son volume & de sa solidité.

646 Il y a cependant des cas où l'on peut se dispenser d'abaisser les bras, c'est lorsque l'enfant est petit, qu'il n'est pas à terme, ou qu'il est putréfié ; dans ces cas les bras sont utiles, en ce qu'ils forment, avec le reste du corps, un coin continu, & don-

nent, par leurs preſſions aux côtés de la tête,
plus de force aux ligamens & aux vertebres
du col.

647 Il faut donc dégager les bras de toute
néceſſité dans les cas ordinaires, & pour le
faire on examine lequel des deux bras eſt
plus aiſé à dégager ; celui qui eſt le plus
aiſé eſt toujours le plus incliné du côté du
ſacrum ; pour le dégager, il faut introduire
le doigt indicateur pour l'ébranler, le faire
vaciller, & l'abaiſſer du côté de la poitrine, enſuite on place le doigt du milieu dans
le pli du bras avec l'avant bras ; laiſſant le
doigt indicateur le long de l'humerus pour
le ſoutenir ; l'on fait alors, avec le doigt du
milieu, un mouvement de baſcule qui force
le bras à ſortir de la vulve : un bras déga-
gé, c'eſt le même procédé pour dégager
l'autre.

648 Il peut arriver cependant que le
bras du côté du pubis, au lieu d'être ſitué
le long de la tête, ſoit plié ſur le col, & pris
entre le pubis de la mere & l'occiput de
l'enfant ; dans cette ſituation, il eſt très-
difficile à dégager, & ſouvent on fracture
l'humerus ſi on veut le faire avec force &
promptitude ; un peu d'adreſſe, de patience & de douceur ſuffit : il faut, au lieu de
tirer l'enfant, le refouler vers la matrice,
c. a. d. empêcher que l'occiput ne ſoit près

le pubis , porter fon doigt fur la partie moyenne de l'avant bras, repouffer l'avantbras, le faire paffer par-deffus l'occiput, & le placer à côté de la tête : parvenu à ce point, on fait l'extraction, comme je l'ai décrit plus haut , §. 647.

649 Le corps eft forti, les deux bras font dégagés , refte la tête; c'eft la partie qui offre le plus de réfiftance , attendu qu'elle fe préfente par fa partie la plus folide, la plus ferme, & qui a le plus d'étendue : la plûpart du tems, la peine que l'on a, vient de la mauvaife pofition qu'on lui donne , c'eft - à - dire ; lorfqu'obftinément on veut la tirer la face en deffous : je confeille de ne jamais mettre la tête de l'enfant en deffous, mais toujours de côté, *c. a. d.* la face regardant l'un ou l'autre côté; j'ai des obfervations qui m'ont prouvé la certitude de ce principe.

650 La pofition qu'on doit prendre pour extraire la tête, eft de placer deux doigts dans la bouche de l'enfant en forme de crochets, de placer le col entre le doigt du milieu & l'indicateur de l'autre main, faifant paffer les autres doigts deffous les aiffelles, de forte que la poitrine de l'enfant foit fituée entre les deux mains : cette pofition prife, on tire à foi par des mouvemens égaux & en tous fens : dès l'inftant

que la tête a franchi le détroit supérieur, on lui fait faire, dans la cavité du bassin, un quart de tour pour la placer la face en dessous au détroit inférieur.

651 Les doigts introduits dans la bouche ne servent point à faire l'extraction, ils servent de conducteur à la tête, *c. a. d.* la font baisser dans la cavité du sacrum, & lui font parcourir, avec plus d'aisance, la ligne courbe de cet os; ce sont les doigts placés sur le col de l'enfant qui seuls font l'extraction.

652 L'extraction de la tête ne doit pas se faire en droite ligne, il faut ménager la fourchette, il faut relever les mains à mesure que la tête avance, sans cela la rupture de la fourchette & du périnée se feroit immanquablement.

653 L'enfant qui se présente par les pieds peut le faire en bonne ou en mauvaise situation, je l'ai déjà dit; lorsque les orteils regarderont le pubis, la position est mauvaise, c'est celle qui, de toute nécessité, doit être rectifiée; il y a deux cas à observer, ou l'on a commencé l'ouvrage, ou l'on n'est appellé que lorsque l'enfant est totalement descendu, à l'exception de la tête qui se trouve accrochée par le menton au pubis.

654 Si l'on a commencé l'ouvrage, l'on s'eſt apperçu de la mauvaiſe poſition ; & dès l'inſtant que le ſiége eſt hors la vulve, on a fait faire au corps de l'enfant un quart de tour pour lui mettre la face de côté ; ſi l'on veut éviter la luxation des vertebres, la mort de l'enfant, il ne le faut pas faire bruſquement ni de longueur, ſelon les préceptes décrits ; il faut d'abord examiner quel eſt le côté où l'enfant a plus de propenſion, enſuite appliquer une main à plat, les doigts bien allongés ſur le dos de l'enfant le plus haut poſſible, & l'autre main ſur le ventre juſqu'au cartilage xiphoïde ; par cette poſition le corps de l'enfant ſe trouve entre deux corps qui le ſoutiennent, alors on le tourne doucement , tantôt en refoulant vers le fond , tantôt en tirant droit à ſoi ; on place la tête à ſon gré ; on ne craint pas la luxation des vertebres, ou le dérangement de cette partie.

655 Lorſque le menton eſt accroché au pubis par la mauvaiſe maniere d'opérer, il faut refouler , ſi l'on peut, le corps, afin de déranger la tête, enſuite introduire l'index dans la bouche de l'enfant, placer le doigt du milieu, & le pouce ſur les condiles de la mâchoire inférieure ; & cette poſition priſe , faire faire à la tête un quart de tour, ſoit à droite, ſoit à gauche,

du côté où l'on aura plus de facilité : la tête ainsi placée, l'on en fera l'extraction.

656 Si malgré vos efforts la tête ne veut pas se placer, ou ne peut pas prendre une bonne situation, il faut introduire une des branches du forceps, la placer sur la face de l'enfant ; cette branche fera une continuité égale qui facilitera la sortie de la tête.

657 Lorsqu'on fait l'extraction d'un enfant par les pieds, il faut toujours mettre la tête de côté, c'est là sa meilleure situation : dans ce cas, il faudra toujours dégager les bras.

Observations à faire en tirant l'enfant par les pieds.

658 Il ne faut jamais tirer l'enfant de longueur, mais de proche en proche, & envelopper les parties d'un linge sec, afin de les tirer plus fermement ; sans cette précaution on ne les ameneroit que difficilement étant glissantes, ainsi que les mains qui sont enduites de beurre, de graisse, d'eau & de sang.

659 Quand on sera parvenu à dégager le corps jusqu'aux bras, il faudra de nécessité les extraire ; & pour le faire sans craindre de les fracturer, il faut se servir des doigts indicateur & du milieu l'un après l'autre, & ensuite de tous les deux ensemble ; cette façon est plus sûre ; il ne faut jamais amener le bras de l'enfant du côté du dos,

mais toujours du côté de la poitrine; & généralement lorsque l'on fait l'extraction d'un enfant, il faut toujours amener les membres du côté de leurs inclinaisons naturelles.

660 Lorsque l'on fait l'extraction de la tête, il ne faut jamais se faire aider crainte d'accident, il faut faire soutenir le corps de l'enfant, & se faire soutenir soi-même, sans que la personne que l'on a placée derriere fasse le moindre mouvement d'attraction.

661 Si la tête de l'enfant n'offre de la résistance que parce qu'elle est hydrocephale, il ne faudra pas hésiter à l'ouvrir; pour cet effet on se servira de ciseaux; après les avoir conduits le long de la main par-dessous le pubis, on les introduira dans le crâne, ensuite on écartera les branches pour procurer un plus grand espace & vider les eaux.

662 Si l'enfant amené jusqu'aux hanches, l'on éprouve beaucoup de résistance, l'on sera dans le cas de soupçonner une hydropysie acite : de tous les moyens proposés, quand on a fait tous ses efforts, & que l'on ne peut l'amener, le plus prompt est de plonger les ciseaux dans le ventre, & donner issue aux eaux. M. Levret propose de gratter & d'user le péritoine à l'endroit du cordon avec l'ongle, comme l'on peut

peut faire aux membranes ; on peut eſſayer
ce moyen, mais je ne crois pas qu'il ſoit aiſé
à exécuter.

663 Si l'enfant, ſans hydropyſie ni au
ventre ni à la poitrine, fait beaucoup de ré-
ſiſtance & eſt amené difficilement, l'on doit
s'attendre à une grande difficulté pour avoir
la tête ; il faut ſe tenir ſur ſes gardes, parce
qu'il peut y avoir mauvaiſe conformation
au baſſin, ou l'enfant peut être trop volumineux pour le baſſin : je dirai plus bas
comment il faudra faire quand je parlerai
du forceps.

664 Toutes les fois que l'on eſt dans
le cas d'amener un enfant par les pieds,
il faut toujours l'ondoyer, car l'on n'eſt
pas ſûr de l'amener vivant, quoi que
l'on ſoit ſûr de ſa vie avant l'opération :
ſi, venu au monde, on le trouve ſi foible qu'on ne puiſſe le porter juſqu'à l'E-
gliſe, il faudra le baptiſer, & pour lors on
ôtera du texte les mots, *ſi tu as vie.*

SECTION IV.

De l'Accouchement, l'enfant présentant le siége.

665 APRÈS l'accouchement par les pieds celui où l'enfant présente le siége me paroît le plus naturel ; cette situation de l'enfant se rencontre aſſez ſouvent dans la pratique des accouchemens ; la terminaiſon eſt fort facile, l'enfant préſente les feſſes à l'orifice de pluſieurs façons différentes; il peut ne préſenter qu'une feſſe ou toutes les deux ; il peut être ſeul dans la matrice ou accompagné d'un autre qui peut préſenter la tête; il peut avoir le dos tourné du côté du ſacrum, du côté du pubis, ou à droite ou à gauche.

666 Il eſt très difficile même impoſſible de reconnoître cette poſition avant la rupture des membranes qui renferment les eaux; car elles forment une poche circulaire qui a beaucoup d'étenduë, comme dans la poſition de la tête ; lorſque les membranes ſont percées, on peut reconnoître la poſition à la ſortie du meconium, aux inégalités des feſſes, aux parties génitales, à l'anus, aux tubéroſités des os iſchions, au coccix ; on peut cependant s'y tromper, car les feſſes reſ-

tées depuis long-tems au paſſage & exactement ſerrées par l'orifice, il ſe forme deſſus
une tumeur ſemblable à celle que l'on trouve
ſur la tête des enfans qui ont reſté long-tems
à franchir les détroits.

667 L'enfant peut venir dans cette poſition, il n'y a rien à craindre pour lui, à
moins qu'il n'y reſte trop long-tems; la ſortie du meconium eſt toute naturelle, & ne
doit pas être regardée comme un ſigne de
mort; l'accouchement où l'enfant préſente
le ſiége, n'eſt donc pas ſi dangereux que les
Auteurs ont bien voulu le dire.

668 Lorſque l'enfant a la face en deſſous
ſes pieds ſe trouvent vers le rectum ; il ne
faut pour terminer cet accouchement que
paſſer la main ſous le corps de l'enfant &
aller chercher les pieds : ſi cependant l'on
éprouvoit de la difficulté, on embraſſeroit
le cul de l'enfant à pleine main, & on lui
feroit faire un quart de tour pour le mettre ſur le côté ; on tâchera de connoître le
côté où l'enfant a le plus de penchant, &
pour lors on emploira l'une ou l'autre main;
par exemple, ſi l'enfant a plus de propenſion à ſe tourner du côté droit, on ſe ſervira
de la main gauche, & le pied qu'il faudra
ſaiſir le premier ſera le pied gauche.

669 Lorſque la tête de l'enfant eſt en
deſſus, il eſt de toute impoſſibilité de pou-

voir faifir les pieds, il faut fe fervir du même procédé que ci-deffus, *c. a. d.* ramener l'enfant à la pofition de côté; quand la face fe trouve tournée à droite ou à gauche, il faut, pour le côté droit, fe fervir de la main gauche, pour le gauche de la droite; & il faut fur-tout prendre le pied qui eft vers le facrum.

670 Les eaux fe font écoulées en votre préfence, ou il y a long-tems qu'elles le font; la femme eft foible, délicate, ou forte & robufte; la femme accouche de fon premier enfant, ou elle en a déjà eu plufieurs; fes enfans étoient volumineux & elle a accouché facilement, ou fes travaux ont été longs & pénibles : voyons la conduite qu'il faut tenir.

671 Les eaux viennent de s'écouler, foit naturellement, foit par art, le premier foin eft, felon l'avis de quelques Auteurs, d'introduire fur le champ la main dans la matrice, d'aller chercher un pied, le ployer fur la cuiffe, dégager enfuite la cuiffe, d'amener le pied hors de la vulve, & terminer l'accouchement le plus promptement poffible.

672 Les eaux font écoulées depuis 18, 24, 36 heures plus ou moins, les parties font féches, le col de la matrice eft fortement adapté autour des feffes; il faut dans

ce cas examiner si la femme est foible, si son bassin est étroit ; il faut alors terminer l'accouchement le plus promptement possible, car la mere & l'enfant périroient.

673 Mais à raison de la forte compression des parties, l'intromission de la main est impossible, les contractions sont bonnes, la femme est forte & robuste, il faut laisser agir la nature, ne point tourmenter la femme, oindre souvent les parties, les lubréfier avec la vapeur d'eau chaude, l'engager à faire valoir ses douleurs, aider à la sortie de l'enfant dès l'instant que l'on peut placer ses doigts dans les aînes, & le tirer par gradation.

674 Dans tous ces accouchemens je laisse le plus souvent agir la nature, & je le fais avec bien plus de sécurité, quand je sçais que la femme a accouché précédemment & fort aisément d'enfans volumineux, quand je reconnois son bassin pour avoir toutes les dimensions requises, quand les contractions de la matrice sont bonnes, enfin quand la matrice est directe ; la tête dans ce cas sortira avec beaucoup plus de facilité, la dilatation des parties s'étant faite par gradation, & ayant été maintenues dilatées par la présence du siége.

675 Il peut arriver que la matrice renferme deux enfans, & que l'un présente les

feſſes pendant que l'autre préſentera un pied
ou un bras ; il faut faire néceſſairement l'extraction du premier enfant en introduiſant
la main dans la matrice, & finir le travail
comme deſſus : ſi la matrice eſt oblique,
il faut de néceſſité finir l'accouchement,
l'enfant reſtant comme ſuſpendu, ayant une
feſſe ſur le ſacrum & l'autre ſur le pubis.

SECTION. V.

Des Accouchemens contre-nature.

676 On entend par accouchement contre-
nature celui qui ne peut ſe terminer ſans le
ſecours de l'art ; où la mere & l'enfant périroient s'ils n'étoient ſecourus promptement : l'accouchement contre - nature eſt
difficile à terminer, parce qu'il faut très-
ſouvent tourner l'enfant totalement, & que
les pieds ſe trouvent très-éloignés des parties qu'il préſente à l'orifice ; la mere, l'enfant enſemble ou ſéparément, peuvent rendre l'accouchement contre-nature, c'eſt ce
que je vais démontrer.

Signes de l'accouche-ment con-tre nature.

677 Les ſignes qui annoncent l'accouchement contre-nature ſont, lorſque les douleurs deviennent plus fréquentes, plus vives, plus fatigantes, & ont moins d'effet
que dans l'accouchement naturel ; ces dou-

leurs abbattent la femme, ne font point expulfives, la contraction finie il refte un mal-
aife, une fenfation douloureufe qui tourmente la femme, l'agite, occafionne les im-
patiences, les cris fans fin, les inquiétudes,
la fiévre, la chaleur, la rougeur du vifage
& très fouvent le délire.

678 Les fignes fenfibles font le toucher,
cette opération jette un grand jour fur l'ouvrage; c'eft par fon moyen que l'on fçait,
à n'en pas douter, quelle partie l'enfant préfente, & que l'on fe décide fur ce qu'il faut
faire.

679 Dans l'accouchement généralement
pris on pratique cette opération deux fois.
1° Pendant le travail pour fçavoir quelle figure a la poche des eaux. 2° Dans l'intervalle de deux douleurs pour fçavoir quelle
partie l'enfant préfente.

680 Ce principe eft bon à fuivre dans
certains cas; mais ici il n'eft fouvent pas
poffible de diftinguer au travers des membranes quelle partie l'enfant préfente; il
faut, dès l'inftant que l'on doute de la bonne préfentation, & que la dilatation du cercle de l'orifice eft fuffifante, les percer, c'eft
le vrai moyen de bien diftinguer.

681 La mere & l'enfant enfemble ou féparément peuvent donc donner lieu à l'accouchement contre nature; la mere y don-

P iv

nera lieu quand il y aura vice de conformation, foit aux parties dures, foit aux parties molles ; quand l'orifice de la matrice fera mal fitué, quand la femme relevera de quelques maladies, foit aiguës, foit chroniques, ou qu'elle eft même encore malade.

682 L'enfant rendra l'accouchement contre nature, quand il fera trop gros, foit en totalité, foit en partie ; quand il fera fort & robufte, que le vagin de la mere aura peu d'amplitude, quand il fera hydropyque ou hydrocéphale, qu'il aura la poitrine trop large, quand il ne fe préfentera pas bien à l'orifice, quand il fera placé tranfverfalement, quand il fera monftrueux, furtout par augmentation de partie.

683 Enfin la mere & l'enfant concoureront enfemble à rendre l'accouchement contre-nature, par exemple, quand la matrice fera oblique, & que l'enfant fe préfentera mal, quand la femme fe trouvera attaquée d'une perte de fang, & que l'enfant fera trop volumineux, quand la mere fe trouvera attaquée de convulfions, & que l'enfant, trop gros, ne pourra franchir les détroits.

684 L'accouchement rendu contre-nature par la mauvaife pofition de l'enfant, eft moins fâcheux que celui qui dépend des obftacles de la mere ; & celui qui dépend

de l'un & de l'autre l'eft davantage : ces efpéces de travaux ne font point fâcheux quand le fecours vient à l'inftant favorable, & les femmes gagnent par la célérité avec laquelle elles fe trouvent délivrées ; mais elles perdent par les accidens qui fuivent ordinairement ces travaux, fi l'Opérateur n'eft pas bien inftruit des événemens qui peuvent furvenir.

SECTION VI.

Principes généraux à obferver dans l'Accouchement contre nature.

685 AVANT que de rien commencer dans un travail laborieux, l'Accoucheur doit toujours procurer le Baptême à l'enfant ; cette cérémonie fe fait en verfant de l'eau pure fur la partie que l'enfant préfente, & en prononçant ces mots : *Enfant, je te baptife, au nom du Pere, du Fils, du Saint Efprit, ainfi-foit-il.* Il eft prudent de faire enforte que la femme ne s'en apperçoive pas.

Du Baptême.

686 Dans l'accouchement où l'enfant préfente la tête, il eft des cas où il eft néceffaire de le baptifer ; ces cas font lorfque l'enfant eft long-tems au paffage, que le travail eft long, laborieux, que la femme éprouve des convulfions ; & comme il arrive fouvent que la tête ne prononce pas

suffisamment pour verser immédiatement l'eau deſſus, on ſe ſert d'une petite ſeringue pleine d'eau, & on la dirige ſur la tête.

687 Dans le travail contre-nature on doit toujours le faire ſur le membre ſorti, ou ſur celui que l'Accoucheur ſort le premier.

688 L'on doit faire attention à l'état de la partie, *c. a. d.* ſi elle nous annonce un enfant mort ou vivant ; ſi l'enfant eſt mort, l'on peut en faire l'extraction ſans cérémonie : ſouvent un bras, un pied ſont ſortis depuis long tems, ſe trouvent ſerrés, étranglés par le col de la matrice, & à raiſon de ce ſont gonflés & ſphacélés, ou ayant été ſaiſis par des mains groſſieres & inexpérimentées, ſont flétris, meurtris & nous donnent les ſignes de membres appartenant à un enfant mort ; il faut toujours, malgré cette incertitude, le baptiſer, & alors on dit : *Enfant, ſi tu as vie, je te baptiſe, au nom du Pere,* &c.

689 Si, l'opération terminée, l'on a le bonheur d'amener l'enfant vivant, ou qu'il donne encore quelques ſignes de vie, il faut, ſans perdre de tems, le baptiſer de nouveau & ôter du texte les paroles, *ſi tu as vie.* En ſe conduiſant ainſi, l'on fait ſon devoir, & perſonne ne peut vous rien reprocher.

690 Dès l'inftant que l'on a jugé que l'enfant fe préfentoit mal, il ne faut pas s'étourdir fur l'état de la femme, faire un prognoftic douteux fuivant les circonftances, relativement à l'état de la femme, à la partie que l'enfant préfente, & au tems que les eaux fe font écoulées.

691 Dans tous les accouchemens contre-nature, que je décrirai ci-après, il y aura toujours les trois cas fuivans à obferver : les eaux viennent de s'écouler, font écoulées depuis long-tems, & la matrice eft fortement adaptée fur l'enfant, ou la poche des eaux n'eft pas encore percée ; fi la poche des eaux n'eft point percée, il faut, dès que l'on reconnoîtra la mauvaife pofition de l'enfant, & que la dilatation du cercle de l'orifice fera ou fuffifante ou que malgré les contractions elle n'augmentera pas, introduire la main dans la matrice fans percer la poche des eaux, détacher les membranes des parois de ce vifcère, & les percer à l'endroit où l'on juge que les pieds peuvent le plus naturellement fe trouver : cette opération donne bien plus de facilité pour finir l'ouvrage.

692 Il eft prefque impoffible de pouvoir décider quelle partie l'enfant préfente avant la rupture de la poche des eaux ; l'on peut bien reconnoître que l'enfant vient mal,

mais on ne peut rien diftinguer, à moins que le pied ou la main ne foient engagés conjointement avec la poche, dans l'orifice de la matrice.

693 Si les eaux viennent de s'écouler, l'opération n'eft pas bien difficile, parce que la matrice n'eft pas encore contractée fur le corps de l'enfant, & que l'on peut le retourner fort aifément; fi au contraire les eaux font écoulées depuis long-tems, que la matrice foit contractée fur le corps de l'enfant, le travail devient très-dur, très-laborieux pour la femme, & très-pénible pour celui qui opére.

Situation qu'il faut donner à la femme pour l'accouchement contre nature.

694 La fituation de la femme doit être fur le bord d'un lit, de façon que le coccix foit dehors; ce lit doit être élevé afin que l'Opérateur foit moins gêné : la femme doit être tenue fermement par trois ou quatre perfonnes, dont deux s'empareront des jambes & des cuiffes, & les deux autres des épaules pour l'empêcher de reculer, & des bras pour l'empêcher de fe remuer : les cuiffes doivent être fléchies du côté du ventre, & médiocrement écartées; la femme ne doit ni fe gêner, ni retenir fa refpiration, ni faire valoir fes douleurs.

695 Nos mains doivent être confidérées comme préparantes & déterminantes; quelquefois la main qui n'a été d'abord que pré-

parante, peut devenir sur le champ déterminante, si l'enfant se trouve situé avanta-
geusement : la main préparante sera donc
celle qui ira reconnoître la position de l'enfant, de quel côté est sa tête, quel est le
membre sorti, quel est celui qu'il faut saisir
le premier ; enfin quel est le côté le plus facile
pour l'intromission : la déterminante sera
celle qui amenera le pied dans le vagin,
enfin celle qui terminera l'accouchement ;
car une fois le pied dans le vagin, le plus
pénible de l'opération est fait.

696 Lorsque l'on est dans le cas de retourner un enfant, il faut prendre ses dimensions de façon que l'enfant se retourne
le long de la colonne épiniere, le dos se
voûtant fort aisément, & l'épine faisant
une ligne solide & continue qui maintient
le corps dans une espéce d'égalité ; au lieu
que du côté du ventre l'attitude devient forcée ; n'y ayant point de parties solides depuis le pubis jusqu'au cartilage xiphoïde.

697 Il ne faut jamais graisser le dedans
de la main, mais toujours le dessus ; il ne
faut l'introduire que par gradation, prendre l'intervalle des contractions ; & s'il en
survient pendant ce tems, rester tranquille,
sans cela l'on occasionneroit beaucoup de
mal, non-seulement à la mere mais encore
à la matrice.

698 Tous les Auteurs qui ont écrit fur les accouchemens laborieux, ont fait autant de chapitres, décrit autant de manuels qu'il y a de positions differentes ; cela eft tout-à-fait inutile, & ne fait qu'embarraffer ; je me contenterai de décrire les chofes les plus néceffaires ; je laifferai à la fagacité de l'Opérateur l'avantage d'adapter les principes généraux aux cas particuliers qu'il peut rencontrer ; & comme dans tous les accouchemens contre nature, les pieds une fois dans le vagin, c'eft la même terminaifon que celui où l'enfant préfente un pied : je finirai chaque article à cette pofition de l'enfant.

S E C T I O N VII.

Des obftacles de la part de l'enfant qui rendent l'accouchement contre nature.

699 **J**'AI déjà dit que l'enfant rendoit l'accouchement contre nature, de trois façons différentes : ° Par fa mauvaife fituation. 2° Par fa groffeur totale ou partiale. 3° Par fes monftruofités. Nous allons expliquer tous ces points, & voir la façon dont on doit s'y prendre pour fecourir la mere & l'enfant.

700 La position du bras est la plus ordi- Du bras
naire : à celle là se rapporte la main, le coude ; car dès l'instant que la main est sortie, le bras ne tarde pas à tomber dans le vagin, à moins qu'il ne soit situé en travers, ce qui revient au même, puisque pour terminer le travail il faut déployer le bras & le mettre dans le vagin.

701 Mais les eaux peuvent être écoulées depuis long-tems, les contractions de la matrice ont engagé le bras jusqu'à l'épaule, l'inexpérience de là personne qui a commencé le travail, les efforts qu'elle peut avoir faits pour tirer le bras ou le faire rentrer, l'ont tuméfié, le toucher trop fréquent du col de la matrice l'ont enflammé, l'ont forcé de se resserrer, & il se trouve comme étranglé ; d'après cet exposé l'on voit que le bras peut être sain & dans l'état naturel, ou malade, tuméfié & dans un état contre nature : ce sont ces deux espéces de travaux qu'il faut terminer ; commençons par le moins difficile.

702 Rarement l'Opérateur est présent à la rupture des eaux quand l'enfant présente le bras ; son premier soin doit donc être, dès qu'on lui dit que les eaux sont percées, de toucher la femme, & d'examiner quelle partie l'enfant présente : si c'est le bras, il doit voir si la position est directe, s'il est

en travers, s'il n'eſt ſorti qu'en partie, ſi l'enfant eſt vivant ou mort, ſi la poſition de la matrice n'eſt pas contre-nature.

703 Il faut de néceſſité retourner l'enfant, il ne peut venir ainſi ; plus il y reſtera, plus le travail deviendra dangereux ; les pieds ſont éloignés des parties qui ſe préſentent ; difficulté de plus à vaincre.

704 Quand l'Accoucheur eſt arrivé avant que les membranes ſe rompent, & qu'il a reconnu au travers d'elles le bras, il doit examiner l'état de l'orifice, introduire la main dans la matrice, du côté oppoſé à celui où ſe trouve la tête, aller percer les membranes vers le fond, ſaiſir un pied ou les pieds, les amener dans le vagin ; ſi les eaux ſont écoulées depuis peu de tems, que le bras ne ſoit pas gêné, que l'orifice de la matrice n'ait point été fatigué par des tentatives inutiles, il doit mettre la femme en ſituation comme ci-deſſus, préparer ce qu'il lui faut, ondoyer l'enfant ſur la main ſortie, examiner de quel côté ſe trouve la tête, ſi l'enfant a la face en deſſus ou en deſſous, introduire la main dans la matrice, & aller chercher le pied qui répondra au membre ſorti ; c'eſt la méthode qu'il faut ſuivre lorſqu'on ne veut pas ſe croiſer avec le corps de l'enfant, & rendre ſon extraction plus difficile.

705

705 **Afin** de ne se pas tromper, ayant déterminé la main que l'on veut introduire, il faut suivre le long du bras sorti, gagner la poitrine, le ventre, &c. Un exemple va prouver ce que j'avance, & le faire mieux entendre.

706 Je suppose l'enfant présentant le bras, la tête du côté gauche de la mere, mais la face en dessous. Quel est le bras qui doit être à l'orifice ? c'est le droit. Quelle est la main qu'on doit introduire ? c'est la gauche, parce qu'elle doit entrer du côté droit. Quel est le pied que l'on doit saisir ? c'est le droit : pour le faire, on saisit le bras, on coule la main du côté du sacrum de la mere jusqu'à la poitrine, on descend en palpant jusqu'à la cuisse, on gagne le pied, on le renverse sur la cuisse, & avec la paume de la main on pousse le corps de l'enfant vers le fond : cette opération ainsi commencée, l'enfant doit de nécessité venir la face en dessous, & ne fait qu'un tour sur toute sa longueur, au lieu qu'il feroit un tour sur sa longueur, & un demi-tour sur le côté, si on alloit saisir le pied gauche.

707 Les eaux sont écoulées depuis long-tems, les parties sont séches, la matrice est contractée & serrée sur l'enfant, la femme est forte & robuste ; il faut sur le champ entrer dans la matrice le long du bras sor-

ti , le faire avec beaucoup de douceur & de force , aller chercher les pieds, les amener ; & pour faciliter les mouvemens de l'enfant, repousser avec la paume de la main le corps de l'enfant vers le fond de la matrice : si la femme est foible, fatiguée, il faut la soutenir par de bons bouillons, & s'armer de douceur & de patience.

708 Enfin le bras est tuméfié, sphacelé, l'on ne peut introduire la main dans la matrice; la femme est foible, il semble qu'elle va expirer, on est fort embarrassé, il faut, après avoir fait son prognostic, rejeter les conseils de certains Auteurs, qui disent qu'il faut couper & déchirer le bras; & tâcher de tirer la mere & l'enfant d'un pas si dangereux : je vais décrire la façon d'opérer dans ce cas.

709 J'ai coutume, les premieres précautions prises sans m'embarrasser du bras sorti , de tenter les moyens d'entrer dans la matrice; si je ne le peux pas, je tâche de dégager l'autre bras, & de l'amener dans le vagin ; cette façon d'agir m'a constamment réussi : la réflexion m'a guidé dans le premier travail que j'ai terminé ainsi : le second bras ne peut sortir sans ébranler l'enfant , lui faire changer de position & me faciliter l'introduction de la main; la main une fois introduite , le travail se termine comme

ci-deſſus. Il eſt étonnant de voir des femmes avoir eſſuyé ces travaux, & être on ne
peut mieux le lendemain.

710 Le bras placé en travers, le coude
ſur le pubis, le poignet vers le ſacrum, *&
vice verſâ;* il faut dégager le bras, le faire
tomber dans le vagin, & terminer l'accouchement avec les précautions requiſes.

711 Dans tout ce que je viens de dire
l'on a dû voir que je ne parle point des
moyens propoſés pour faire rentrer le bras,
je défends même qu'on le faſſe, c'eſt un tems
perdu, & des douleurs de plus pour la femme; à meſure que l'enfant rentre vers le
fond de la matrice, le bras remonte avec
le corps, & diſparoît de lui-même. Un ſeul
pied doit ſuffire pour terminer ce travail ;
trop heureux d'en attraper un promptement,
deux circonſtances peuvent ſeules nous obliger d'aller chercher le ſecond pied, c'eſt
lorſqu'il eſt ſitué en travers ou renverſé ſur
le dos de l'enfant ; pour le faire avec ſûre-
té, il faut ſuivre la partie interne du membre ſorti ; & comme le pied déjà ſorti pourroit rentrer dans la matrice, par le mouvement que fait la main de l'Opérateur, il
faut y mettre un lac un peu long, lac qui
ne ſert point à tirer, mais ſeulement à ramener le premier pied, s'il venoit à rentrer dans

le vagin pendant que l'on va faire l'extraction du fecond.

712 La tête peut quelquefois accompagner le bras ; il ne faut pas fe fier à la nature dans cette pofition, il vaut mieux retourner tout de fuite l'enfant, & pour le faire on repouffe la tête de l'enfant, on introduit la main, l'on va chercher un pied, & on termine l'accouchement comme ci deffus.

713 Quelquefois les mains accompagnent la tête ; fi la tête n'eft pas engagée dans le détroit fupérieur, il faut retourner l'enfant ; fi elle eft engagée, il faut de néceffité la laiffer venir ainfi, & l'accouchement fera long, à moins que la femme n'ait le baffin très fpacieux, que l'enfant ne foit petit, & qu'elle n'accouche pas de fon premier.

De la poitrine.

714 Lorfque l'enfant préfente la poitrine à l'orifice, les pieds fe trouvent plus ou moins éloignés, ce qui rend l'accouchement plus ou moins difficile : les pieds affez ordinairement font renverfés en arriere, & l'enfant forme alors un plan continu & circulaire avec le tronc ; les douleurs font lentes, les eaux s'écoulent furtivement, l'écoulement fe fait de bonne heure, l'orifice ne fe dilate point, c'eft le toucher qui nous met à portée de connoître cette pofition ; mais il faut que les membranes foient percées.

75 Si l'enfant reste long-tems dans cette position il périra ; l'épine se trouvant pliée en deux, la moelle épiniere doit souffrir ; pour eviter cet accident, il faut promptement débarrasser l'enfant, & cet accouchement devient plus ou moins difficile, selon le tems de l'écoulement des eaux.

716 Pour terminer cette espéce d'accouchement, on doit examiner de quel côté se trouve la tête de l'enfant, poser sa main sur sa poitrine, repousser la poitrine vers le fond de la matrice, & tâcher de faire présenter à l'orifice les cuisses, ensuite déployer les jambes & amener les pieds dans le vagin : si les pieds sont sur le ventre, on doit se contenter d'un pied ; s'ils sont sur le dos, il faut saisir les deux dès la premiere intromission de la main, afin d'éviter à la femme la douleur d'une seconde.

717 Si, les cuisses à l'orifice, on ne peut déplier les jambes, il faut les laisser, elles viendront pliées sur les cuisses, & ne seront point en risque de se fracturer; ce qui pourroit arriver, si l'on s'obstinoit à vouloir déplier la jambe.

718 Les pieds de l'enfant, lorsqu'il présente la poitrine, peuvent former un ovale parfait avec le tronc ; le moyen de l'avoir dans ce cas est de faire faire à l'enfant une

demi-rotation femblable à celle que fait une boule fur fon axe, & pour l'obtenir il faut pofer la main du côté du facrum de la mere fous l'hypocondre droit de l'enfant, fi la tête eft à droite, & aller chercher le pied gauche, & *vice versâ*.

Du ventre. 719. Lorfque c'eft le ventre que l'enfant préfente, la poche qui renferme les eaux eft allongée, ovoïde, le cordon fort prefque toujours ; cette pofition eft moins fâcheufe que les précédentes, parce que les pieds ne font pas fi éloignés de l'orifice ; il faut, comme ci-deffus, repouffer la tête circulairement vers le fond, & amener les pieds à l'orifice de la matrice.

720 La matrice eft adaptée fur le corps de l'enfant, l'opération eft plus épineufe, on ne peut exécuter ce que je viens d'enfeigner, il faut alors porter la main bien huilée deffus ou deffous les feffes de l'enfant, lui faire faire une demi-rotation femblable à celle que j'ai déjà décrite, en ramenant les mains par le même chemin, les pieds dehors on continue fon opération comme ci-deffus.

Du côté. 721 Rarement l'enfant préfente le côté à l'orifice ; dans cette pofition le cordon fort quelquefois, d'autres fois il ne fort pas, on examine avant de commencer l'ouvrage de quel côté eft la tête, & on introduit la main du côté opposé : si les pieds sont en devant, l'intromission est simple ; s'ils sont en arriere, il faut passer la main par l'endroit le plus commode, les aller chercher, en faisant faire à l'enfant une demi-rotation.

722 Le dos peut se présenter à l'orifice, tout naturellement, parce que l'enfant faisant sa petite culbute, la tête parcourra un plus grand espace ; cette position n'est pas dangereuse lorsque les eaux viennent de s'écouler ; il faut, ainsi qu'aux précédentes, ramener l'enfant à la position des fesses en poussant la tête circulairement vers le fond de la matrice. *Du dos.*

723 Si les eaux sont écoulées depuis long-tems, la matrice est contractée sur l'enfant, on ne peut lui faire faire le mouvement prescrit ; il faut alors introduire la main le long de l'enfant du côté qui sera plus aisé, ensuite saisir le pied, le tirer de façon que l'enfant présente le côté, la poitrine ou le ventre, selon la position plus ou moins basse du dos ; si l'on vient à bout de lui faire faire ces mouvemens, l'enfant se trouvera les pieds à l'orifice & renversés sur le ventre : d'après cette position le travail ne sera pas bien difficile à terminer.

724 Lorsque l'enfant présente la han- *De la hanche.*

che à l'orifice , il eſt très-difficile de pouvoir la diſtinguer ; la poſition n'eſt pas fâcheuſe , à moins que l'enfant n'y ſoit long-tems ; pour lors à raiſon du mal-aiſe que l'épine éprouve , il peut arriver que l'enfant ait cette partie foible toute ſa vie : la hanche , ſur - tout quand les eaux ſont écoulées depuis long-tems, en peut impoſer pour la tête , il faut y faire bien de l'attention pour ne s'y pas tromper.

725 La partie reconnue , les régles générales obſervées , l'on introduit la main bien graiſſée dans la matrice , on repouſſe la hanche vers le fond , on la tient repouſ-ſée avec la paume de la main pendant qu'a-vec les doigts on dégage le pied ; il faut , autant qu'on peut , ſaiſir les deux pieds , car il eſt rare que l'autre jambe vienne couchée ſur le ventre.

726 La matrice contractée ſur le corps de l'enfant, c'eſt le même manuel ; la dif-férence n'exiſte que dans la difficulté plus ou moins grande que l'on éprouve.

Du genou. 727 Un genou de l'enfant peut être ſeul à l'orifice ou tous les deux enſemble ; ils peuvent être droits ou ſitués tranſverſalement ; ils peuvent être engagés ou non ; toutes ces différences reviennent à peu près au même objet ; il faut dans ce cas déplier les pieds , & les amener hors de la vulve ; s'ils ſont en travers, il faut introduire la main dans la matrice, les dégager & fortir les pieds ; s'ils font engagés, il faut les tirer à foi, jufqu'à ce que l'on puiffe déplier les jambes ; s'ils font accompagnés de quelque autre partie, il ne faut pas s'en embarraffer, s'il n'y en a qu'un, il faut examiner fi l'autre cuiffe eft en bonne pofition, *c. a. d.* fi elle eft couchée fur le ventre, & dans ce cas on fe contentera du membre forti ; fi elle eft mal fituée, il faut de néceffité les extraire tous les deux enfemble.

728 L'enfant peut préfenter l'épaule à l'orifice de la matrice, cela arrive très-rarement ; cette pofition eft très-défavantageufe, fur tout fi les eaux font écoulées depuis long tems ; la mere & l'enfant font en danger de périr, fi l'on ne vient promptement à leur fecours ; la moëlle épiniere de l'enfant fouffre confidérablement dans cette pofition, rarement les enfans viennent-ils vivans, & s'ils viennent ils ne tardent point à périr.

729 La façon de terminer ces accouchemens eft la même que celle où le bras de l'enfant eft tout-à-fait dehors ; on repouffe la tête vers le fond de la matrice ; on fuit le côté, & l'on va chercher les pieds avec plus ou moins de difficulté, felon la longueur du tems que les eaux font écoulées.

 730 Pour que la gorge se présente, il faut que la poche des eaux soit d'un volume considérable, que dans une forte contraction la tête soit remontée fort haut, que la poche vienne à percer pendant ce tems; alors la tête n'ayant pas le tems d'enfiler les détroits, se trouvera accrochée par le menton au pubis, & la gorge se trouvera près l'orifice.

731 Cette position est terrible pour l'enfant, sur-tout si elle dure un certain tems; il vient comme mort, la face est livide, tuméfiée, il ressemble à un monstre, mais cette bouffissure n'est pas inquiétante.

732 Après la rupture de la poche des eaux, on doit introduire la main bien huilée dans la matrice, en appliquer la paume sur la partie supérieure de la poitrine, & les doigts le long du ventre, refouler l'enfant vers le fond, amener les cuisses à l'orifice, & terminer l'accouchement comme ci-dessus: si la matrice est contractée, l'ouvrage est pénible, il faut faire son possible pour ramener l'enfant à la position du ventre: des Auteurs recommandent de mettre la tête en situation, mais cette opération est incertaine, & très-douloureuse pour la mere.

 733 La position de la nuque est plus dangereuse que toutes les précédentes; l'enfant

dans cette position peut périr dans très-peu de tems, sur-tout si la matrice est contractée ; il faut terminer cet accouchement le plus promptement possible ; pour le faire, il faut introduire la main dans la matrice, refouler la tête de l'enfant vers le fond, & aller chercher les pieds, comme nous avons déjà dit, *c. a. d.* réduire l'enfant à la position des fesses.

734 Mais si les eaux sont écoulées depuis long-tems, que l'intromission soit difficile, & qu'on ne puisse pas exécuter les mouvemens ci-dessus, il faut tâcher d'introduire la main en glissant du côté du col jusqu'au menton, descendre sur la poitrine & le ventre, saisir les cuisses, ébranler l'enfant, & à mesure que l'on tire le membre, pousser avec la paume de la main le reste du corps vers le fond de la matrice.

735 La tête est mal située toutes les fois qu'elle ne peut venir sans le secours de l'art ; de toutes les positions de la tête, deux sont très mauvaises ; quand l'oreille ou les tempes s'adaptent à l'orifice, ou quand la face regarde le pubis, & l'occiput le sacrum ; la tête dans cette position n'est mal située que parce qu'elle peut s'enclaver. Des Auteurs admettent la position de la face comme très mauvaise, je ne le crois pas, quand elle se présente bien directement, parce que

l'on voit tous les jours pareils accouchemens se terminer naturellement ; ils sont à la vérité un peu plus longs, mais enfin ils se terminent sans le secours de l'art.

De la face. 736 La position de la face est assez ordinaire, & c'est communément l'obliquité de la matrice qui la produit, quelquefois la prompte & subite évacuation des eaux, joint à la forte & vive contraction de ce viscère ; avant la rupture des membranes, il est assez difficile de bien distinguer cette position, cependant les inégalités de la face peuvent faire douter de quelque chose.

737 La face peut se présenter de différentes façons, le menton sur le pubis, & le front sur le sacrum ; le menton arcboutant sur l'un des os des îles, & le front sur l'autre : Enfin l'enfant ne peut présenter que la moitié de la face, cette derniere présentation est très mauvaise, & il faut de nécessité tourner l'enfant, *c. a. d.* aller chercher les pieds. Je ne m'arrêterai pas à décrire la façon de penser de certains Auteurs qui veulent que l'on ramene la tête à sa bonne situation ; c'est un tems perdu & trèsdouloureux pour la mere, il vaut mieux, si l'on n'abandonne pas le travail à la nature, aller chercher les pieds.

738 Il faut, lorsqu'on est arrivé à tems, retourner l'enfant & l'amener ; pour le fai-

re, on passe la main sur la poitrine, on va le long du ventre chercher les pieds, & lorsqu'on les tient, il faut dans le même tems qu'on les tire de la matrice, repousser avec la paume de la main la tête de l'enfant, afin de lui aider à faire son mouvement.

739 Si l'on n'est pas arrivé à tems, c'est-à-dire, s'il y a long tems que les eaux sont écoulées, il faut laisser agir la nature, on évitera seulement le toucher trop fréquent, crainte de contondre, meurtrir & tuméfier la face de l'enfant.

740 Si la face engagée n'avance pas, elle est pour lors enclavée ; pour l'avoir, il faut se servir du forceps, c'est le plus sûr : quand je parlerai de cet instrument, je dirai la façon dont il faut s'en servir.

741 L'enfant peut présenter l'oreille ou la tempe à l'orifice ; ces deux positions sont les mêmes, elles sont très-fâcheuses, l'enfant ne peut venir dans cette situation, ainsi il faut de nécessité le retourner, & cette opération est plus ou moins difficile, suivant le tems plus ou moins long de l'écoulement des eaux.

742 Il faut, dès l'instant que l'on a reconnu la mauvaise position, introduire la main dans la matrice, du côté où l'on trouve le moins de résistance, la glisser le long

de la poitrine & du ventre, aller chercher les pieds, les amener dehors, & en même tems repousser la tête avec la paume de la main; lorsqu'il y a long-tems que les eaux sont écoulées, c'est la même opération à la difficulté près; dans toutes les autres positions de la tête, comme par exemple, celle de l'occiput, il ne faut jamais tenter de la mettre en bonne situation; il faut toujours retourner l'enfant, c'est le plus sûr & le plus prudent.

De l'enclavement de tête.

743 On appelle enclavement cette situation où la tête ne peut ni avancer ni remonter vers le fond de la matrice, elle se trouve arrêtée entre les deux détroits du bassin; pour concevoir comment se fait l'enclavement, il faut se rappeler la structure du bassin.

744 Le bassin a deux ouvertures plus étroites que sa cavité; par conséquent si la tête a été obligée de se mouler au petit diamétre du détroit supérieur, elle reprendra, l'enfant étant vivant, sa forme, son volume, dès l'instant qu'elle sera tombée dans la cavité du bassin; elle ne pourra passer le détroit inférieur, on ne pourra pas non plus la refouler au-dessus du détroit supérieur; elle restera par conséquent engagée dans la cavité du bassin : voilà ce qu'on appelle enclavement, mais il y en a de plu-

sieurs espéces ; c'est ce que nous allons examiner.

745 L'enclavement de la tête peut être vrai ou faux, simple ou compliqué ; vrai quand la tête est embrassée de toutes parts, faux quand elle n'est arrêtée que par quelques-unes de ses parties ; simple quand la tête est bien placée, compliquée quand la tête est en mauvaise situation : l'on ne peut prévenir l'enclavement, nous n'avons aucuns signes qui l'annoncent ; & souvent l'accouchement qui, dès le commencement nous promettoit la plus belle apparence, ne finit qu'à la faveur du forceps.

746 Les causes de l'enclavement sont le peu de largeur du bassin, la grosseur de la tête, sa mauvaise position, quelques vices de conformation, soit au bassin, soit à la tête de l'enfant ; c'est de la connoissance des symptômes & par le toucher que l'on tire le diagnostic ; on sent la tête à nud, la femme pousse inutilement, la-tête est immobile, l'on ne peut insinuer le doigt dans le bassin, cet état dure depuis long-tems, la femme est foible, les parties sont gonflées, enflammées, la mere est altérée, il lui survient des hocquets, elle déraisonne, tous ces signes sont de mauvais augure.

747 Enfin on reconnoît si l'enclavement dépend du vice du bassin, de la grosseur de

la tête, de sa mauvaise position, ou de tous les deux ensemble.

748 Des Auteurs disent, dans ce cas il faut sçavoir si l'enfant est mort ou vivant, parce que l'on agit différemment ; c'est un mauvais principe, rien de plus incertain que la mort de l'enfant, tous les signes qui l'annoncent sont fort équivoques, & tel Opérateur a cru amener un enfant mort, & l'a vu vivant après son opération : quel chagrin, s'il a eu le malheur de le mutiler ; il est cependant constant que la gêne qu'éprouve le cerveau fait périr l'enfant, si la situation dure long-tems.

749 De tous les accouchemens laborieux, celui-ci est le plus triste, le plus fâcheux tant pour la mere que pour l'enfant, s'ils ne sont pas secourus à tems ; l'enfant ne peut venir par les efforts de la nature ; ainsi plus il restera dans cette position plus l'accouchement sera fâcheux ; le gonflement, l'inflammation, la gangrene qui arrivent communément aux parties de la mere, la feront aussi périr le trois ou quatrieme jour de ses couches.

750 Nous avons dans l'enclavement deux choses à examiner ; la tête est bien ou mal située, & sa mauvaise situation peut varier dans tous les cas ; que faire pour la dégager, se servir d'instrumens qui puissent seconder

conder la nature dans son opération, sans désagrément pour la mere, sans péril pour l'enfant : de tous les instrumens le forceps courbe est le meilleur, son application est sûre, ne produit aucun mauvais effet, lorsque c'est une main sage, prudente & expérimentée qui le conduit.

751 L'on doit préférer le forceps courbe au droit, sa courbure nous met dans le cas d'éviter la déchirure de la fourchette & du périnée ; la façon de s'en servir est simple & sans apprêt ; la tête enclavée & en bonne situation, *c. a. d.* la face du côté du sacrum, on chauffe & on graisse les bords de l'instrument, on en fait autant à la main qui doit le diriger ; on place la femme dans la situation décrite pour l'accouchement contre-nature, ayant l'attention de lui mettre le siége totalement hors du lit, on se place vis-à-vis la femme, & on se conduit ainsi.

752 On examine la branche qui porte l'axe, parce qu'il faut de toute nécessité l'introduire la premiere ; si la premiere branche doit être introduite du côté gauche de la mere, on introduit la main droite le long des parties latérales de la tête de l'enfant jusqu'à ce que les doigts soient entre la tête de l'enfant & le col de la matrice ; on introduit l'instrument le long de la main, & on lui fait décrire une ligne courbe : l'ins-

R

trument entré & passé derriere la tête de l'enfant, on le baisse de ce qu'on l'avoit relevé, ensuite on introduit l'autre branche par le même procédé ; les deux branches placées, on les croise, on releve ensuite le poignet sans serrer les branches & on tire à soi, de façon que la tête se trouve prise dans la courbure intérieure de l'instrument ; cette position prise, on serre les branches, on tire à soi par gradation, & on amene la tête, en continuant de lui faire décrire la ligne courbe qu'elle parcourt naturellement : il faut avoir soin de relever le poignet à mesure que la tête avance, sans cela on risqueroit de déchirer la fourchette & le périnée.

753 Voilà la maniere la plus simple & la plus sûre de se servir du forceps, mais il est des cas où l'application demande un peu plus d'attention ; c'est ce que nous allons dire en parlant de la mauvaise situation de la tête enclavée.

754 La tête enclavée est mal située, la face regarde le pubis & l'occiput le sacrum ; dans cette position le forceps s'introduit comme ci dessus ; mais c'est l'occiput qui se présente, la partie inférieure sur le sacrum, & la supérieure sur le pubis ; dans cette situation le forceps doit être introduit à contre sens, ou bien l'on met la femme sur ses coudes & ses genoux, & pour lors on introduit

l'inftrument par derriere, il faifit mieux la tête, & on évite l'effort qu'on eft obligé de faire fur la fourchette, & fouvent fa déchirure.

755 Le levier de Roonhuifen n'eft pas aufli général que le forceps, fon application eft limitée, il faut de néceffité que la face foit en deffous, fans cela il n'y a point d'appui pour l'inftrument; d'ailleurs le point d'appui que l'on fait aux parties extérieures caufe quelquefois de très - grands défagrémens.

756 La tête de l'enfant rend quelquefois l'accouchement laborieux par excès de volume, foit naturel, foit à raifon de maladie dont la plus commune eft l'hydrocéphale ; elle eft très - difficile à diftinguer ; on ne peut fentir de fluctuation, la tête ne donne pas affez d'étendue : quand à fa moleffe, il eft rare que l'on puiffe s'en appercevoir, parce que la tête fortement preffée fait le même effet que la poche des eaux dans une forte contraction ; il faut avoir recours à d'autres fignes : je vais expliquer ceux que la pratique m'a fait connoître.

De la tête hydrocéphale.

757 La tête s'allonge & fe moule plus facilement aux os du baffin, fa furface eft plus dure, à la vérité, mais elle eft oblongue, égale de tous côtés, on fent par le toucher les futures extrêmement éloignées

& écartées les unes des autres, signe très-certain de cette maladie ; quelquefois l'on peut se tromper, & c'est à quoi l'on doit bien prendre garde.

758 Certain de la maladie on ne peut que tirer un prognostic fâcheux relativement à l'enfant ; car en supposant qu'il vienne vivant, il périra bientôt par la maladie dont il est attaqué : la mere peut aussi courir des risques, si elle n'est secourue promptement.

759 Le moyen de remédier à cet enclavement est d'avoir recours au forceps ; si l'on avoit beaucoup de difficulté, même impossibilité, à l'intromission de l'instrument, il faudroit ouvrir le cuir chevelu de l'enfant, en y plongeant des ciseaux pour donner issue aux eaux ; l'enfant périra, à la vérité, mais d'une façon ou de l'autre il faut qu'il périsse : il est vrai qu'il vaut mieux pour l'Opérateur d'amener l'enfant sans être mutilé.

De l'enclavement des épaules.

760 L'enfant peut être arrêté au passage par les épaules, on a donné à cette situation assez improprement le nom d'enclavement ; c'est bien moins la grosseur des épaules que leur mauvaise situation qui les arrêtent : cet accident a lieu le plus ordinairement quand la tête de l'enfant est semi-acéphale, quand il vient la face de côté,

& qu'il a les épaules larges, parce qu'alors une de ses épaules est contre le pubis, & l'autre arcboute contre le sacrum.

761 La tête est sortie, l'on fait un mouvement pour amener le reste du corps, l'on trouve de la résistance, il faut alors examiner de quel côté se trouve la face de l'enfant; si elle regarde l'un ou l'autre os ischions, ce sont les épaules qui arrêtent & qui font obstacle; il est à craindre que quelques novices en l'art des accouchemens ne tire de toutes ses forces, & que ne connoissant pas le danger, il ne décolle l'enfant.

762 Les mains peuvent terminer ce travail; lorsqu'il y a de la place on peut les introduire toutes les deux, *c. a d.* passer les doigts en forme de crochets sous les aisselles, l'une d'un côté l'autre de l'autre, & par des mouvemens en tous sens on tâche de dégager les épaules, & de les amener dehors; une seule main peut suffire, je l'ai éprouvé plusieurs fois.

763 Si l'on ne pouvoit pas réussir par ce moyen, il faut avoir recours à d'autres expédiens: les anciens se servoient de crochets, des Praticiens de nos jours les conseillent & s'en servent; mais l'enfant peut être vivant, & ce moyen pernicieux pour sa vie, il est plus à propos de passer sous l'ais-

R iij

selle un lac avec lequel on tournera l'enfant, & le fera mouvoir en tout sens.

De la tête séparée du tronc, l'un ou l'autre restant dans la matrice.

764 Il peut arriver que par l'impéritie des personnes qui secourent la femme en travail, la tête se sépare du tronc dans l'accouchement naturel ou dans celui contre-nature ; les causes qui peuvent produire cet accident font dans l'accouchement contre-nature, la mort de l'enfant depuis long-tems, la mauvaise disposition des parties, le volume considérable de sa tête ou sa mauvaise position : dans le naturel la mort de l'enfant, sa putréfaction, sa situation de côté, la mauvaise position des épaules, leur volume, l'hydropysie de la poitrine, &c.

765 De ces deux accidens le plus dangereux est celui où la tête reste dans la matrice ; il est difficile de pouvoir l'extraire ; de tous les instrumens proposés pour secourir la femme, aucun ne remplit comme il faut les vues qu'on se propose ; le meilleur & celui qui m'a servi plus promptement, plus sûrement est le forceps lorsque la femme n'a point été fatiguée, qu'il n'y a pas d'inflammation, & que l'intromission est facile.

766 Le forceps seul ne suffit pas quelquefois, mais si l'on se sert d'un autre instrument, ce n'est que pour fixer la tête près le détroit supérieur, & pour lors on se sert du crochet ; l'instrument graissé, on

l'implante dans la tête de l'enfant, on l'approche du bord du détroit supérieur, on la fait maintenir en cet état par un aide en faisant baisser le manche du crochet du côté de la fourchette, ensuite on introduit le forceps à l'ordinaire, on le croise, on saisit la tête, une fois prise le crochet ne sert plus de rien, on peut l'ôter, & on fait l'extraction avec le forceps seul. Dans le dernier travail où j'ai secouru une femme, je n'avois point de crochet, je me contentai du forceps seul, j'eus plus de peine à saisir la tête, je fus obligé, le forceps introduit, les branches écartées, de mettre, si je puis parler ainsi, la tête dans la courbure du forceps : je ne disconviens pas que l'opération ne fut plus pénible pour la femme & pour moi, mais enfin j'ai réussi.

767 Si c'est le corps qui soit resté dans la matrice, il faut sçavoir s'il est engagé ou s'il ne l'est pas ; s'il est engagé, il faut avec le crochet en faire l'extraction ; si l'on ne peut réussir autrement, ou en passant les doigts sous les aisselles, ou en y mettant des lacs, comme je l'ai dit ci-dessus ; si le corps n'est pas engagé, & qu'il puisse rentrer dans la matrice, il faut aller chercher les pieds ; cet accouchement se terminera sans beaucoup de peine, puisque la tête, qui fait naturellement le plus de résistance, n'y est plus.

R iv

768 L'on peut éviter avec un peu d'attention l'un & l'autre de ces accidens ; dans l'accouchement naturel en prenant les précautions que j'ai déjà dites, dans le contrenature 1° en cherchant à poser la tête dans sa situation la plus favorable pour les dimensions du bassin. 2° Toutes tentatives devenant inutiles, on employe le forceps, voici le moyen de s'en servir : l'on fait lever le corps de l'enfant & les bras par un aide, on introduit l'instrument par dessous ; il y a, à la vérité, plus de difficulté que dans l'enclavement de la tête ; mais en faisant vaciller la branche que l'on introduit, & se conduisant avec beaucoup d'attention & de douceur l'on en vient à bout : la tête saisie par l'instrument, il ne faut pas relever l'instrument comme dans l'enclavement, il faut avant que de serrer les branches, les tirer du côté de la fourchette pour mieux saisir la tête, ensuite on serre les branches, on abaisse le corps de l'enfant le long de l'instrument, & l'on fait l'extraction de la tête en tirant à soi par différens mouvemens.

769 Ce cas où l'on peut employer le forceps n'a été que proposé dans les leçons publiques par un grand maître de l'art ; la premiere fois que j'opérai, ce fut sur un enfant mort ; il m'a servit deux fois depuis à la même personne, & j'ai eu les enfans

vivans; cette femme dans les deux accouchemens précédens avoit eu deux enfans morts dans le travail.

770 Lorsque la tête est restée dans la matrice, des Praticiens disent qu'il faut laisser agir la nature, & que la matrice a assez de force pour l'expulser : le même Praticien dont je viens de parler en cite deux exemples, où l'expulsion s'est faite promptement ; mais il dit en même tems que l'enfant n'étoit point à terme, & qu'il étoit putréfié ; & que le décollement de la tête s'est fait sans efforts : je ne crois pas qu'on puisse tout attendre de la nature en certains cas ; par exemple, si l'enfant est mort dans le travail, qu'il soit à terme, qu'il soit volumineux, que la tête soit solide, la nature ne peut se suffire à elle-même, il faut de nécessité lui aider ; mais si la femme n'est point à terme, si l'enfant est petit, que sa tête ne soit point solide, qu'il soit putréfié, l'expulsion peut se faire ; mais ce sont des cas particuliers qui ne doivent point faire de régles.

771 L'accouchement de plusieurs enfans est très-naturel, rien ne doit embarrasser l'Accoucheur ; mais la suite peut être fâcheuse, si l'on ne redouble d'attention & de soin dans le tems du travail : c'est ce que nous allons examiner ; j'ai déjà désigné les

De l'accouchement de plusieurs enfans.

signes qui peuvent faire connoître la groffeffe
de deux enfans, en parlant des enfans jumeaux.

772 Les fignes qui annoncent l'accouchement font ceux-ci, l'orifice de la matrice
fe dilate difficilement, les mouvemens que
reffent la mere font vifs & très-douloureux,
la poche qui renferme les eaux eft toujours
plate, quand on a reçu le premier, fa peti-
teffe, le peu de fluide écoulé, comparé avec
le volume du ventre, l'application de la
main fur la région hypogaftrique, nous inf-
truifent fans peine de la préfence d'un fecond enfant.

773 Cet accouchement eft très-laborieux, il nous met dans le cas de craindre
beaucoup d'accidens, dont l'inertie eft un
des plus graves, la perte de fang en étant
toujours la fuite; les enfans font mal à leur
aife, il y en a toujours un plus foible que
l'autre, il eft rare qu'ils vivent tous deux;
fi la femme accouche de plus de deux enfans, il eft d'expérience qu'ils meurent tous
peu de tems après la naiffance.

774 Sans m'arrêter à décrire ce que les
Auteurs ont dit fur la façon de terminer
cet accouchement, je confeillerai pour
principe fûr de ne point attendre que le
fecond enfant vienne, il n'eft pas prudent
de fe fier à la nature; dans ce cas, dès que

le premier est venu il faut s'en débarrasser & sur le champ introduire la main dans la matrice, déchirer les membranes si elles ne le sont pas, saisir les pieds du second enfant, & les amener dans le vagin, où on les laissera plus ou moins de tems ; cela dépendra des contractions vives, subites ou éloignées de la matrice.

775 Si pendant que l'on se débarrasse du premier enfant, la tête du second s'engage de façon à ne pouvoir être refoulée, il faut laisser agir la nature, souvent la tête du second enfant engagée, avance pendant un tems & reste là ; il se forme pour lors un espéce d'enclavement qui ne dépend pas du volume de la tête ni du peu de largeur du bassin, mais seulement de la foiblesse des douleurs ; il faut alors avoir recours au forceps, & s'en servir promptement, quoique le premier enfant soit venu seul & sans le secours de l'art.

776 Il y a, comme je l'ai déjà dit, deux fortes de monstruosités, les unes par défaut, les autres par excès de parties, les premieres n'apportent aucun retard à l'accouchement ; les secondes en apportent souvent de très-grands : mais il n'y a point de régle, quand à la pratique, aucun Auteur n'a posé de principe, le procédé est différent suivant les cas, c'est à la sagacité de

l'Opérateur à chercher les moyens les plus convenables pour délivrer la femme ; mais il faut fur-tout éviter les moyens extrêmes que les anciens pratiquoient, même dans les accouchemens laborieux, que nous mettons dans la claffe des plus fimples.

SECTION VIII.

Des obftacles de la part de la mere qui rendent l'accouchement contre-nature.

777 La mere peut apporter obftacle à l'accouchement de trois façons : 1° Par la mauvaife fituation de la matrice. 2° Par les maladies qui peuvent l'attaquer pendant le travail. 3° Par le vice de conformation des parties.

De l'obliquité de la matrice.

778 La matrice eft oblique quand fon orifice ne répond pas directement au vagin, fon fond fe trouve pour lors porté à droite ou à gauche, en arriere ou en devant ; l'obliquité de ce vifcère ; vers l'une de ces quatre parties, rend l'accouchement très-difficile, & même contre-nature : c'eft ce que je vais expliquer.

779 Les anciens ignoroient ces différentes déviations de la matrice : Deventer eft le premier qui nous en a parlé, & qui a

jeté, par ce moyen, un grand jour sur l'art des accouchemens.

780 Les causes de l'obliquité sont en grand nombre :

1° La situation habituelle de la femme, qui se penche plus d'un côté que d'un autre pendant la grossesse.

2° Le relâchement des ligamens ronds, tant antérieurs que postérieurs.

3° La phlogose de ces ligamens qui, en se raccourcissant, tirent à eux la matrice.

4° Une tumeur ou maladie quelconque à l'ovaire ou à la trompe de Fallope, qui forment obstacle à l'extension de la matrice.

5° L'amplitude ou le peu de largeur du bassin.

6° L'implantation variée du placenta.

781 Les signes de l'obliquité sont les douleurs très-vives, la mauvaise conformation extérieure du ventre, la supression des urines & des excrémens; l'obliquité de la matrice rend l'accouchement très fâcheux, & dans les cas où l'on peut se fier à la nature, c. a. d. où l'obliquité n'est pas considérable, le travail est ordinairement très-long.

782 Il est facile de remédier à l'obliquité de la matrice quand on la reconnoît de bonne heure, & qu'elle n'est pas compli-

quée de la mauvaise position de l'enfant ;
l'obliquité de la matrice peut être légère ou
considérable ; si elle est légère, la position
que l'on donnera à la femme pourra y remédier ; si elle est considérable, il faut,
comme je viens de le dire, recourir de toute
nécessité à l'art pour terminer l'accouchement : nous allons examiner ces différens
points en parlant des différentes obliquités.

De l'obli- quité en de- vant.

783 L'obliquité de la matrice en devant
existe lorsque le fond de ce viscère se porte
sur le pubis, pendant que le col est appuyé
sur le sacrum : presque toutes les femmes
ont cette obliquité, mais elle est plus considérable aux unes qu'aux autres ; le peu de
largeur du bassin, l'attache du placenta, la
voûture considérable des vertebres des lombes, la force & la roideur des ligamens ronds
antérieurs, la facilité que les muscles du bas-
ventre ont à s'étendre, sont la cause de
cette obliquité.

784 Dans ce cas le ventre est en pointe,
les hanches sont plates, la femme a le ventre penché sur les cuisses ou communément
dit en besace ; par l'intromission du doigt
dans le vagin, on ne peut toucher l'orifice, il
est extrêmement haut ; & si dans la longueur
du travail, on vient à bout de l'atteindre,
on ne touche jamais que la partie antérieure
de l'orifice, & jamais la postérieure.

785. Pour terminer cet accouchement, il faut mettre la femme en situation, *c. a. d.* la faire coucher fur un lit, les feffes élevées de façon que les inteftins refoulés vers le diaphragme faffent place à la matrice qui, par fon propre poids, retombe fur l'épine, & dérange par conféquent l'orifice ; fi cela ne fuffit pas, on doit, pendant la douleur, introduire la main dans le vagin, faifir le col de la matrice, le tirer à foi, & de l'autre main on releve le fond de la matrice, ou on fait mettre une ferviette avec laquelle l'on fait incliner le fond vers la colonne épiniere ; fi ces moyens ne réuffiffent pas, il faut introduire la main dans la matrice, & retourner l'enfant ; on doit fur-tout le faire lorfque la poche des eaux fera rompue, fans qu'il y ait grande dilatation à l'orifice.

786 L'obliquité de la matrice en arriere eft très-rare, il faut pour qu'elle exifte que les vertebres lombaires faffent un arc à contre fens de l'état naturel, *c. a. d.* qu'elles foient caves en dedans au lieu d'être convexes ; toutes les caufes qui la produifent font en outre de ce que je viens d'avancer le contraire de celles qui produifent l'obliquité en devant, *c. a. d.* l'attache poftérieure du placenta ; la roideur, la fermeté des ligamens ronds poftérieurs.

De l'obliquité en arriere.

787 Dans les derniers tems de la groffeffe cette obliquité fe reconnoît à la vue
& au toucher; à la vue, le ventre eft plat,
les hanches font pleines, la femme eft fu-
jette au crachement de fang, à la difficulté
de refpirer, aux vomiffemens continuels,
aux vertiges, aux maux de tête, &c. Par
le toucher on trouve l'orifice de la matrice
derriere le pubis, ou appuyé fur la fymphy-
fe, & on ne peut toucher que fa partie poftérieure.

788 Rarement ce travail eft fâcheux,
l'obliquité ne peut pas être affez confidérable pour ne pas efpérer de ramener l'orifice; dans ce cas la fituation que l'on donne
à la femme eft très-gênante pour elle, on
la fait tenir fur fes genoux & appuyée fur
fes coudes; le fond dans cette pofition
tombe fur les mufcles abdominaux, le col
de toute néceffité fe trouve dérangé; fi ce
moyen ne fuffit pas, il faut, dès l'inftant
que l'orifice fera fuffifamment dilaté, aller
chercher les pieds de l'enfant, c'eft le plus
court parti.

De l'obli-
quité laté-
rale.

789 Cette obliquité peut être à droite
ou à gauche, & pour lors le fond de la matrice fe trouvera en oppofition avec fon col,
la mauvaife fituation que tient la femme
habituellement, la mauvaife conformation
du baffin, le refferrement des ligamens ou
leur

leur relâchement, une tumeur furvenue à l'ovaire, à la trompe de Fallope ou dans la duplicature du ligament large, font les caufes de l'obliquité latérale de la matrice.

790 Quand on eft appelé pour terminer un pareil accouchement, & que l'on a reconnu l'obliquité, il faut faire mettre la femme en fituation, *c. a. d.* la faire coucher fur le côté oppofé au fond, afin que la matrice tombant par fon propre poids, dérange le col, en aidant avec la main introduite dans le vagin, & en maintenant l'orifice dans une ligne droite avec le vagin.

791 Si par le moyen de la fituation l'on parvient à redreffer le col de la matrice, il faut laiffer la femme dans la pofition où on l'a mife, jufqu'à ce que la tête foit defcendue dans le petit baffin, ou tout au moins affez engagée dans le détroit fupérieur pour ne pas craindre que la matrice reprenne fon ancienne pofition, en donnant à la femme une fituation plus commode pour finir le travail.

792 Les femmes, vers la fin du terme & pendant le travail de l'enfantement, peuvent avoir des convulfions qui fe manifeftent dans différentes parties, comme aux yeux, à la langue, aux lévres, aux jambes & enfin univerfellement par tout le corps.

Des convulfions.

- 793 Le flux irrégulier du fang & des

S

esprits animaux est la cause prochaine de cet accident; ce flux est produit par la violence des douleurs, & la *vibratilité* des nerfs; c'est ce qui arrive assez souvent aux femmes foibles & délicates; ces convulsions dépendent de la dilatation gênée & retardée de l'orifice, malgré les douleurs les plus vives, ou de la formation trop prompte des eaux, de la dilatation trop brusque du col de la matrice & du cercle de son orifice.

794 Les convulsions sont un des plus fâcheux accidens que puisse éprouver une femme dans le tems de l'accouchement; il est rare que l'enfant vive, à moins que l'accouchement ne soit prompt, ou que l'enfant ne soit engagé dans le petit bassin.

795 Les Anciens, pour remédier à cette maladie, faisoient saigner, & donnoient les antispasmodiques; ces remèdes pouvoient conserver la vie à la mere, mais les enfans périssoient tous; il faut se conduire autrement pour tâcher de conserver la vie à tous les deux, pour cela il faut faire attention à trois choses:

1° Les convulsions ont paru avant que le travail se déclare, il n'y a même aucune préparation à l'accouchement.

2° Les convulsions paroissent, mais le travail est commencé, la poche des eaux augmente de volume, les douleurs sont bonnes.

3° La poche des eaux est percée, l'enfant est tombé dans le petit bassin, les convulsions viennent : nous allons expliquer & voir ce qu'il faut faire dans ces différens états.

796 Le travail n'est point déclaré, les convulsions paroissent, il faut saigner la femme du bras, de la gorge, lui faire prendre quelques potions légerement antispasmodiques, examiner ce qui se passe du côté de la matrice, afin de profiter du moindre relâche ; le travail est commencé, il faut sans tarder percer les membranes, aller chercher les pieds de l'enfant, afin de l'amener par ces parties.

797 Les convulsions paroissent, mais le travail est commencé, la poche des eaux se prépare, les contractions sont bonnes, alors il ne faut pas saigner, à moins que l'on ne soupçonne inflammation ou éretisme ; j'ai vu des convulsions n'être occasionnées que par la violence des douleurs qui ne faisoient pas grand effet, la matrice renfermant un volume d'eau trop considérable ; quand c'est là la cause, le remède est bien simple ; il faut percer la poche & les convulsions cessent comme par enchantement ; si les eaux écoulées les convulsions continuent,& que le travail n'avance point, il faut de toute nécessité accoucher la femme, *c. a. d.* aller

chercher les pieds de l'enfant, & l'amener par ces parties.

798 La poche des eaux est percée, l'enfant est tombé dans le petit bassin, il survient des convulsions, il n'y a pas d'autre parti à prendre que de se servir du forceps ; l'accouchement fini, les convulsions cessent ; si elles continuent, c'est un autre traitement dont je parlerai plus bas.

De la perte pendant le travail.   799 La perte est encore un accident terrible pour la femme en travail, elle peut être légere ou considérable, dépendre du décollement partial ou total du placenta, de la rupture du cordon ombilical, des convulsions dont la mere a été attaquée, ou de l'attache du placenta sur l'orifice.

800 Si la perte est considérable, la femme sera bientôt prise de syncope, de lipothymie, de vertiges, de tintemens d'oreilles, de bluettes, de tiraillemens dans l'hypogastre ; à la suite viennent les convulsions & la mort ; si le placenta est entiérement décollé, l'enfant périt ; de tout ceci l'on peut conclure que dans la perte de sang l'enfant & la mere peuvent périr.

801 Il faut donc se mettre dans le cas de secourir la femme, & il faut se conduire différemment suivant les circonstances ; si la perte est petite, que l'enfant se présente bien, on peut attendre en augmentant tou-

tefois les contractions de la matrice par l'irritation de son col : si la perte est considérable, il faut terminer l'accouchement en débarrassant promptement la matrice du fardeau qui l'empêche d'entrer en contraction ; mais avant que de le terminer totalement, si la femme n'est pas trop affoiblie, si l'on s'apperçoit que la matrice soit facile à entrer en contraction, il faut irriter le col en l'écartant par gradation, pour rendre les contractions plus vives & plus fréquentes.

802 Le placenta s'implante quelquefois sur l'orifice, tout le monde en convient, & cette position rend toujours l'accouchement contre nature ; la mere & l'enfant peuvent périr par la grande abondance du sang qui s'écoule, il faut donc la secourir promptement ; cet accident se manifeste dans différens tems de la grossesse, il peut se faire appercevoir vers le septieme ou huitieme mois, ou dans l'instant du travail, cela dépendra des différens états de la matrice.

803 Si la matrice, sur les derniers mois, est obligée d'emprunter de son col pour fournir à son extension, il se détachera quelques petites portions du placenta, l'orifice interne se dilatant & détruisant les adhérences que le placenta a contractées avec lui ; si la matrice a de quoi fournir, la perte ne se déclarera qu'à l'instant du travail : il

faut bien examiner ces différens points, &
les fçavoir diftinguer.

804 Ce n'eft que par le toucher que nous
viendrons à bout de le fçavoir ; voyons ce
que l'on remarque dans le courant du feptieme, huitieme & neuvieme mois ; la matrice eft un peu ouverte, fon col a diminué
d'épaiffeur, fon orifice fe trouve quelquefois plus tourné d'un côté que d'un autre,
ce qui dépend de l'implantation plus ou
moins directe du placenta ; l'ouverture interne eft beaucoup plus grande que l'externe, & bouchée par un corps qui donne du
fang fi on l'irrite ; fi la perte dure depuis
huit, quinze, vingt jours, & qu'elle augmente de jour en jour, il faut, fans plus
tarder, aller chercher les pieds.

805 Une femme fe trouve tout-à-coup
frappée d'une perte de fang à la fin de fon
terme, même dès le commencement du travail ; dans ce cas il faut la toucher fur le
champ, on trouvera les mêmes fignes que
ci-deffus, à l'exception que l'orifice fera
bien plus difficile à trouver, étant mafqué
par une infinité de caillots, le vagin en fera
rempli, l'entrée de la matrice fera bouchée
par un corps mou ; s'il y a des contractions,
pendant qu'elles agiront la perte augmentera, le contraire arrive quand la perte part
du fond de la matrice ; j'en ai expliqué la
raifon plus haut.

806 Enfin tout bien examiné l'on est sûr de l'attache du placenta sur l'orifice, il faut remédier au mal; la perte est considérable, la mere & l'enfant périront s'ils ne sont soulagés promptement, il faut alors introduire la main dans la matrice, aller chercher les pieds de l'enfant, & les amener dehors.

807 L'on ne doit pas, pour entrer la main dans la matrice, percer la masse du placenta; on doit chercher l'endroit qui est déjà détaché ou celui où il tient par une moindre portion, le décoller, aller percer les membranes vers le fond de ce viscère, saisir les pieds, les amener dehors, tirer l'enfant jusqu'à la poitrine, le laisser dans cette position pendant un tems, afin que le fond ait le tems de diminuer de volume, & que l'enfant dehors, toutes les contractions agissent uniformément; l'enfant sorti, il faut délivrer sur le champ la femme.

808 La femme est sujette aux hernies, Des hernies. il faut sçavoir quelle est celle dont elle est affectée; la ventrale ou l'exomphale ne nuisent point au travail, l'inguinale n'est dangereuse que lorsqu'elle est étranglée, ou qu'elle ne peut être réduite avant le travail, dans ce cas il ne faut pas laisser l'accouchement aux soins de la nature, il faut

le terminer promptement, & l'opération finie faire rentrer la hernie ; un quart d'heure dans ce cas est de la plus grande importance.

De la descente de matrice

809 La descente de matrice n'est fâcheuse que parce qu'une femme attaquée de cette maladie ne doit pas être abandonnée à elle-même pendant le travail, l'Accoucheur ne doit pas la quitter pendant les douleurs, parce qu'il peut arriver, pour peu que le bassin soit large, & que le col ait un peu de difficulté à se dilater, que la tête de l'enfant sorte recouverte de l'orifice de la matrice ; pour éviter cet inconvénient, l'Accoucheur doit avoir sa main dans le vagin, porter les doigts en forme de cône dans l'orifice, le dilater & le contenir pendant l'effort de la contraction.

Des descentes du vagin.

810 La descente du vagin peut nuire à l'accouchement en ce que la matrice la suit ordinairement, c'est pour la terminaison toutes choses égales comme ci-dessus ; cependant si le travail duroit long tems, comme on est dans le cas de craindre l'inflammation des parties, il faut percer les eaux, & aller chercher les pieds.

Des callosités & des brides de la matrice & du vagin.

811 L'orifice de la matrice peut devenir dur & calleux, ainsi que toute autre partie ; ce vice peut fort bien ne pas nuire à la conception, mais être très contraire à l'accou-

chement ; si pareil cas arrive, on doit, si l'orifice ne se dilate pas, le fendre, soit avec des ciseaux, soit avec un bistouri ; s'il y a un commencement de dilatation, il faut se servir du forceps, & au lieu de joindre les branches on les écartera ; le forceps dans ce cas sera dilatateur.

812 Les brides du vagin se sentent aisément par le toucher, elles peuvent être la suite de quelque ulcère vénérien, ou d'anciennes cicatrices à la suite de quelque accouchement laborieux ; dans ce cas il faut huiler, graisser, tâcher de détendre les parties par les fomentations ; si l'on ne peut réussir, & qu'il y ait péril pour la mere & pour l'enfant, il faut, avec la pointe du bistouri, faire de légeres incisions, & couper les brides qui empêchent la terminaison du travail.

813 Trois sortes de tumeurs peuvent se rencontrer dans le vagin, & porter obstacle à l'accouchement, une seule peut le rendre impossible par les voies naturelles : *Des tumeurs dans le vagin.*

1° Il peut y avoir exostose aux os du bassin, qui en poussant le vagin en dedans retrécissent son diamétre.

2° Une tumeur schirreuse, polypeuse, &c.

3° Une tumeur molle de quelque nature qu'elle soit.

814 L'exoſtoſe portée à un certain point eſt la ſeule qui puiſſe empêcher l'accouchement par les voies naturelles. Le ſchirre, s'il eſt très-volumineux & d'une grande étendue, peut produire quelquefois le même obſtacle; il n'y a que les tumeurs molles & remplies de fluides qui n'y ſont pas contraires; les tumeurs qui arrivent aux parties molles ne ſont pas abſolument fâcheuſes, ſur-tout ſi elles ſont de petit volume.

815 Il faut dans ce cas emporter la tumeur, ſoit en liant ou tournant le pédicule, ſoit en le coupant avec l'inſtrument tranchant, ſoit en ouvrant la tumeur ou en faiſant toute autre opération ſuivant les cas.

De la pierre dans la veſſie.

816 La pierre dans la veſſie peut s'oppoſer à l'accouchement, & produire de fâcheux accidens, ſur-tout ſi elle eſt conſidérable, parce que la tête de l'enfant venant à s'engager peut pouſſer la pierre, & pour lors le col de la veſſie ſe trouveroit comprimé entre elle & ſa tête de l'enfant; dès qu'on s'en apperçoit on tâche de pouſſer la pierre, ſoit d'un côté, ſoit d'un autre, avec la main introduite dans le vagin; & l'on fait ſon poſſible pour que la tête en s'engageant la laiſſe derriere elle; quand la femme a paſſé le tems de ſes couches,

on remédie à la maladie en lui faisant l'opération.

817 On entend par opération césarienne l'extraction que l'on fait d'un enfant par le moyen d'une incision faite aux tégumens, aux muscles abdominaux, & à la matrice.

818 Les Anciens blâmoient cette opération, & suivoient en cela le sentiment d'Hyppocrate, qui dit que toutes plaies de matrice sont mortelles ; les recherches, les faits rassemblés prouvent qu'on peut la faire ; cette opération a été faite plusieurs fois à la même femme ; des mains grossieres & inexpérimentées l'ont pratiquée, & elle a réussi ; que de succès ne devons nous pas espérer lorsque des mains adroites, sçavantes, dirigées par l'art l'exécuteront.

819 Plusieurs causes exigent l'opération césarienne :

1° Lorsque les vices du bassin sont tels qu'ils empêchent l'entrée même de la main dans la matrice, quand le pubis est applati, très-bas, que les ischions sont rentrés en dedans.

2° Quand l'enfant est hors la matrice, soit qu'il ait été conçu dans les trompes, l'ovaire, la cavité de l'abdomen, soit qu'il y soit tombé après avoir crevé la matrice, soit qu'il y ait vice ou maladie considérable à la matrice.

De l'opération césarienne.

3° Lorſqu'il y a deux jumeaux réunis par la tête, la poitrine, le ventre, que leur volume eſt tel qu'ils ne peuvent pas paſſer, & qu'ils ſont vivans, quand le vagin eſt totalement oblitéré, enfin quand la femme vient d'expirer, ſoit à raiſon de maladies ou d'accidens.

820 Il faut donc bien examiner les obſtacles qui exigent l'opération céſarienne, c'eſt par le toucher que nous pouvons en venir à bout, le vice ne ſera pas difficile à connoître aux parties dures, ſi la femme ſur-tout eſt contrefaite, ſi elle a été nouée avant l'âge de deux ans ; on ne touche dans ce cas que pour s'aſſurer du fait.

821 Quant aux parties mollés, le toucher eſt le ſeul qui puiſſe encore nous inſtruire ; notre embarras n'eſt grand que lorſqu'on ſoupçonne l'enfant hors de la matrice, les ſignes qui annoncent cette mauvaiſe poſition étant fort incertains.

822 Lorſqu'on fait l'opération céſarienne, deux choſes ſont à obſerver, la femme eſt morte ou elle eſt vivante ; ſi elle eſt morte, l'on ne prend aucune précaution, notre objet étant de délivrer promptement l'enfant pour lui donner le baptême, & lui procurer la vie.

823 La femme eſt attaquée d'une maladie mortelle, il eſt certain qu'elle périra dans

peu d'inftants, l'on ne doit point la quitter, afin de faifir le moment qu'elle vient
d'expirer pour opérer; car plus le fœtus reftera dans la matrice la femme morte, plus
il fera expofé à perdre la vie; & il faut,
autant que l'on peut, lui procurer le baptême, pour ne point faire parler le public.

824 Les inftrumens qui font néceffaires
pour faire l'opération céfarienne, font les
inftrumens les plus à la main, comme ra-
foirs, biftouri ordinaire pour la femme
morte; pour la femme vivante, je confeille
de fe munir d'un biftouri que M. Levret a
donné exprès pour cette opération, de cifeaux longs & boutonnés, une fonde cré-
nelée, des aiguilles courbes, du fil, des
éponges fines, de l'huile rofat, quelques
baumes comme celui du Commandeur ou
d'Arceus, quelque liqueur déterfive, beaucoup de charpie, enfin des linges, des compreffes, un bandage de corps.

825 Il faut avoir des Chirurgiens que
l'on place felon le befoin; l'Opérateur ayant
fait mettre la femme fur le bord de fon lit,
choifit l'endroit où il doit faire l'opération,
& ce fera du côté gauche, afin d'éviter la
faulx du péritoine & la veine ombilicale; fi
cependant il y avoit néceffité de la faire
du côté droit, comme lorfque l'enfant eft
renfermé dans la trompe ou dans l'ovaire;

ou lorsque la femme a déjà essuyé pareille opération, il prendroit les précautions nécessaires pour éviter ces parties.

826 Lorsque l'opération est absolument nécessaire, il faut la pratiquer le plutôt possible ; par ce moyen on évite l'inflammation, on empêche les contractions de la matrice, qui ne cessent de rapprocher inutilement ses parois sur le corps de l'enfant ; on conserve les forces de la malade qui diminueroient par des souffrances inutiles, par ses cris & ses plaintes sans fin.

827 L'incision doit se faire depuis le bord de la charpente osseuse jusqu'à l'extrémité antérieure de la lévre des os des îles, on fait pincer le plus que l'on peut de la peau du ventre, & avec le bistouri on fait aux tégumens une incision de la longueur de sept à huit pouces ; cette premiere incision faite, on fait la section des muscles qui n'a pas été totalement terminée, sans intéresser le péritoine, ensuite on introduit une sonde, on fend le péritoine du bas & du haut par le moyen d'un bistouri ordinaire.

828 Dès l'instant que le péritoine est ouvert, les intestins paroissent ainsi que la matrice, on les range de côté, on les couvre avec un linge chaud imbibé d'eau-de-vie camphrée, on étanche le sang, on fait

repousser la matrice par un aide, & on l'incise avec précaution vers la partie antérieure & latérale.

829 L'on a avancé que l'on pouvoit inciser la matrice sans ouvrir les membranes, ce n'est point une régle générale, il faut sçavoir l'état où se trouve la matrice avant l'opération ; si ce viscère n'a essuyé aucune contraction , je conçois que l'on peut l'ouvrir sans intéresser les membranes ; mais s'il en a essuyé, la chose n'est pas possible ; il ne faut que se rappeler la peine que l'on a dans la délivrance relativement à l'extraction des membranes, pour être persuadé de ce fait.

830 L'on recommande la gastroraphie pour la réunion de cette plaie, je la crois inutile, en ce que les muscles du bas-ventre entrant en contraction reprennent leurs forces, diminuent de volume, & retrécissent les lévres de la plaie ; il faudra seulement faire coucher la femme sur le côté, afin de procurer la sortie des liqueurs épanchées dans le bas-ventre, lui faire rapprocher les cuisses l'une de l'autre, les jambes fléchies afin de mettre le ventre dans le relâchement , faire des embrocations sur cette partie avec de l'huile rosat.

831 Pendant toute la cure la diéte doit être exacte , les bouillons très-légers, l'eau

d'orge, de riz, une décoction de chiendent
avec quelques résolutifs, comme le safran,
la camomille, quelques lavemens, & avoir
égard à la plaie & à l'état de la femme qui
est celui d'une femme accouchée.

De l'extrac-
tion des
moles.

832 Nous avons déjà dit la façon dont
se formoient ces corps, le tems qu'ils res-
toient dans la matrice ; je vais parler de leur
extraction, qui est si différente & si variée
en certains cas, que je ne donnerai que des
préceptes généraux, que l'Opérateur intelli-
gent adoptera suivant les différentes circonstances.

833 La mole est une maladie fâcheuse
qui intéresse toutes les fonctions du corps,
mais elle n'est pas mortelle, tel que le
schirre, le polype & autre excroissance ;
on ne peut dans sa sortie qu'aider à la nature,
& encore avec beaucoup de précautions ;
c'est la matrice qui, fatiguée, incommodée
par la présence de cette masse, fait tout
l'ouvrage, je dis que l'on ne peut qu'aider
à la nature ; car il peut arriver qu'une femme ait conçu deux enfans, que l'un périsse
& forme par la suite une mole, tandis que
l'autre vivra & viendra au monde vivant.

834 Si l'on étoit certain de l'existence
de la mole, l'on pourroit tâcher de prévenir la perte que sa sortie occasionne, en
saignant

faignant la femme de tems en tems, en lui
preſcrivant des adouciſſans, & en lui ordonnant l'exercice; quant à l'extraction,
elle ſe fait tout naturellement ſans le ſecours de l'art ; & s'il eſt beſoin d'opérer,
ce n'eſt que pour finir l'extraction ; pour lors
il faut introduire deux doigts dans la matrice, tâcher de pincer le corps & l'amener
dehors; ſi on ne le peut, il faut avoir recours à la pince à faux germe de M. Levret.

835 L'avortement eſt une maladie de
femme groſſe dont je parlerai en traitant
de leurs maladies : je ne traiterai ici que la
façon dont il faut ſe conduire pour extraire
les corps contenus dans la matrice ; les germes avortés ſortent ordinairement de trois
façons, par parcelles, par ſuppuration, ou
en entier.

Des germes avortés.

836 La ſortie de ces corps ne ſe fait
preſque jamais ſans perte, qui eſt plus ou
moins conſidérable, & c'eſt ſuivant les cas
qu'il faut aider la femme; on examine d'a-
bord ſi le corps qui doit ſortir eſt engagé
dans l'orifice de la matrice; s'il ne l'eſt pas,
& que la perte ſoit conſidérable, on introduit par gradation les doigts dans la matrice, on détache le pédicule en entier, on
tâche de le pincer & d'amener toute la
maſſe dehors; j'avoue que cela eſt difficile,

T

& qu'il faut beaucoup de douceur, de patience & d'adreſſe.

837 S'il eſt engagé, il faut examiner ſi en le tirant, on l'amenera en entier, car s'il venoit à ſe caſſer, l'état de la femme ſeroit plus dangereux qu'auparavant : ſi l'on craint de le caſſer, il vaut mieux laiſſer agir la nature, & ſi l'on veut ſecourir la femme, ce ne doit être qu'en aidant à la dilatation de l'orifice pour faciliter la ſortie du corps; l'on peut encore, dans l'un & l'autre cas, ſe ſervir de la pince à faux germe de M. Levret.

838 Si le corps étranger engagé dans l'orifice ſe trouve expoſé en partie à l'air extérieur, ce qui arrive fort ſouvent; il ſe flétrit, ſe caſſe & tombe par parcelles, communément il ſort en entier de cette façon, ce qui établit un travail très long.

839 S'il tombe en ſuppuration la femme eſt travaillée de peſanteur, de maux de tête, de foibleſſe, de fiévre, mais ces accidens ſont plus effrayans que dangereux, ils diſparoiſſent toujours peu de tems après que la ſuppuration a ceſſé; enfin il ne faut pas de travail pour cette eſpéce d'accouchement, le corps étranger étant retenu par le col de la matrice.

840 Quand le fœtus eſt tout-à-fait formé, *c. a. d.* à quatre, cinq, ſix mois la perte

eſt conſidérable, le fœtus ſort quelquefois avec le placenta, d'autres fois le placenta reſte : quand la perte eſt conſidérable, & que l'on a tenté infructueuſement tous les moyens pour l'arrêter, il faut accoucher la femme, il faut pour cela la mettre ſur le bord ou ſur le pied de ſon lit, introduire la main dans la matrice, aller chercher le fœtus, & faire ſur le champ l'extraction du placenta, car il ne faut pas dans cette circonſtance ſe fier à la nature ni au cordon : quand le placenta reſte, la perte continue juſqu'à ce qu'il ſoit entiérement décollé, & il faut tâcher de le détacher entiérement; alors ou il s'engage dans l'orifice & ſort par parcelles, ou il eſt chaſſé par les ſimples contractions de la matrice, ou il ſort par ſuppuration, & la femme éprouve alors les mêmes accidens que lorſque le germe avorté tombe en ſuppuration.

841 Quand la ſuppuration eſt trop longue & que l'on craint pour la femme, il faut avoir recours aux injections, comme je le dirai ci-après en parlant du placenta reſté dans la matrice; il arrive quelquefois que le fœtus de quatre, cinq mois ſort ſans que la perte paroiſſe, alors le placenta reſte bien plus long-tems dans la matrice, & ne peut ſortir ſans effuſion de ſang; j'en aï vu

reſter ſix ſemaines ſans cauſer aucun accident à la femme, il faut dans ce cas être
attentif & laiſſer agir la nature.

S E C T I O N IX.

De la Délivrance.

842 Il ne ſuffit pas d'avoir délivré la femme de ſon enfant, il faut encore la débar-
raſſer d'une maſſe ſpongieuſe que l'on appelle délivre, placenta, arriere-faix, & ſçavoir remédier aux accidens qui peuvent arriver pendant cette ſeconde opération, ſçavoir le tems néceſſaire auquel on doit la
faire, & prévenir, ſoit en la retardant,
ſoit en l'avançant, les accidens qui ont coutume d'arriver dans l'un ou l'autre cas.

De ce qu'il faut faire à l'enfant ſi-tôt qu'il eſt venu au monde.

843 Dès l'inſtant que l'enfant ſera ſorti
de la vulve, il faut examiner ſi le cordon
n'eſt pas entouré autour du col ou de quelque autre partie, comme cuiſſe, bras, &c. il
faut le placer ſur le côté, l'éloigner de la
vulve, afin d'éviter que les eaux ou le ſang
qui s'écoulent de la matrice n'entrent dans ſa
bouche, & ne le ſuffoquent.

844 On examinera ſon ſexe en portant
une main entre les cuiſſes, mais il ne faut
pas l'annoncer tout de ſuite crainte d'acci-

dent ; si l'enfant n'a pas crié en sortant de
la vulve, & que ce soit fatigue ou foiblesse
de sa part, les Anciens conseillent de le
laisser un instant sans couper le cordon,
j'aime mieux en faire sur le champ la section,
sans ligature du côté de l'enfant.

845 L'on est actuellement d'accord sur
le tems où l'on doit faire cette section, &
sur l'endroit où l'on doit faire la premiere
ligature ; les Anciens délivroient avant ce
tems, *c. a. d.* sur le champ après la sortie
de l'enfant, mais le poids des couvertures,
le mauvais air qu'il y respire pouvant lui
être préjudiciable, on a retranché cet abus.

846 On laisse passer quelques secondes
après la sortie de l'enfant, on fait alors la
premiere ligature & la section ; les liens
dont on fait usage doivent être composés
de plusieurs brins de fil fort, assez longs,
ces brins doivent être au nombre de huit,
dix, douze, suivant la grosseur du fil, on
embrasse le cordon à six pouces du ventre
de l'enfant, on fait le nœud du Chirurgien, & on serre par gradation ; on assure
ce dernier nœud d'un second : à deux pouces de distance, allant du côté de la mere',
l'on fait une seconde ligature qui ne demande pas à beaucoup près autant de précaution, puisqu'il est des cas où l'on peut
s'en passer ; l'on se débarrasse de l'enfant,

on le donne à quelqu'un , & on laisse reposer la mere pendant un certain tems.

847 Il n'est pas prudent de faire sous œu-
vre & sans y revenir la ligature du côté de
l'enfant ; le cordon ombilical n'est pas toujours le même , & telle ligature conviendra
dra pour un cordon, qui ne sera pas assez
serré , ou qui en aura coupé un autre ; il
faut laisser l'enfant sur les genoux de quelqu'un pendant qu'on travaille à la délivrance , & cette opération finie on revient à
l'enfant.

848 La délivrance obtenue je reviens à
l'enfant , je coupe la premiere ligature , je
le saigne si je le juge à propos, je fais la seconde dans un endroit neuf , & je ne me
contente pas d'un seul tour , j'en fais trois
à quelque distance les uns des autres que
je serre l'un plus que l'autre ; par cette précaution je suis sûr que l'enfant ne perdra pas
son sang.

De la ma-
niere de dé-
livrer.

849 Le travail de l'enfantement fini, il
s'en établit un autre pour l'expulsion du
placenta, mais les douleurs de ce travail
ne sont pas si violentes, parce que le corps
qui doit être chassé est plus petit , plus mou,
& que les passages sont dilatés.

850 Ce travail nous est annoncé par des
contractions qu'on nomme tranchées , qui

font fenfibles à la main qui tient le cordon
& à celle qui eft appuyée fur le ventre ; il
ne faut jamais délivrer les femmes, fur tout
dans les cas ordinaires, qu'elles ne nous
avertiffent de ce mouvement douloureux ;
pour lors on s'apprête à faire l'extraction
du placenta de la façon dont je vais le décrire.

851 Toutes chofes dans l'état naturel,
on fe place à côté de la femme, on paffe
la main gauche par deffous la cuiffe fléchie, & la droite par deffus, on faifit le
cordon ombilical avec la main gauche en-
tortillée d'un linge, afin de le tenir plus
ferme, on introduit deux doigts de la main
droite dans le vagin le plus haut poffible,
& l'on tire à foi par de petites fecouffes fans
trop d'effort.

852 Si les doigts, introduits dans le vagin, même jufque dans la matrice, nous an-
nonçent qu'il y a quelques portions du placenta de détachées, l'on peut préfumer
que la délivrance fera facile à obtenir ; mais
fi au contraire le doigt ne fent aucune portion de détachée, il faut fe tenir fur fes gardes, & ménager le cordon ; on fera fimplement de légeres fecouffes en tous fens,
lefquelles commenceront ou acheveront le
décollement ; ces fecouffes en irritant la
matrice, l'obligeront à fe contracter plus

souvent & la délivrance sera plus prompte.

853 Quatre moyens coopèrent à la délivrance, *c. a. d.* au décollement du placenta & à son expulsion; sçavoir, l'Accoucheur par les différentes secousses qu'il donne à l'aide du cordon; la matrice qui travaille sur lui en se contractant; la garde qui excite les contractions par les frictions en tous sens qu'elle fait sur la région hypogastrique; enfin la femme qui, par quelques efforts qu'on lui fait faire, acheve son détachement, & contribue à le chasser par un mouvement de contraction de la part des muscles du bas ventre, & de la contraction de toutes les parties molles, qui tendent à rentrer dans l'état naturel.

854 Tous les cordons ne sont pas également bons, ni également solides pour la délivrance, ils diffèrent entre eux, il y en a de grêles, de gros & de menus; il faut se défier des derniers, tant pour la délivrance que pour la ligature; les grêles sont les meilleurs & les plus sûrs.

855 Quand un enfant est venu au monde, & que sa sortie n'a pas été accompagnée d'une grande effusion de sang, ou qu'il n'y en a pas eu du tout, c'est signe que le placenta est peu ou point décollé; c'est une attention très - essentielle qu'il faut avoir pour bien opérer la délivrance.

856 L'implantation du cordon au placenta n'est pas non plus la même ; le plus ordinairement il se trouve au centre, d'autres fois entre le bord & le milieu, quelquefois tout-à-fait sur le bord : si le placenta est attaché au milieu, la delivrance commencera du centre à la circonférence ; s'il se trouve au bord, la délivrance commencera par le bord où est attaché le cordon ; s'il est dans l'espace intermédiaire, la délivrance partira toujours du point où est attaché le cordon ; dans ces différentes circonstances l'Opérateur aura les mains inondées de sang, ou plutôt ou plus tard.

857 La délivrance s'obtient par nature & par art, ensemble ou séparément ; la nature opére seule la délivrance, lorsqu'après la sortie de l'enfant la matrice ne cesse de se contracter, de se resserrer sur elle-même, que ses contractions sont égales & uniformes dans toutes ses parois, & qu'elle se débarasse de tout ce qui lui est étranger ; c'est ce que l'on voit arriver lorsque le travail s'est terminé pendant l'absence de l'Accoucheur, ou que pendant qu'il se débarasse de l'enfant, le délivre sort de lui-même ; l'on peut conclure de là que tenter trop tôt la délivrance est contre-nature.

858 La délivrance s'obtient par nature

& par art, lorsque l'on aide le décollement par le moyen du cordon, & que de son côté la matrice se contracte dans toutes ses parois, & travaille à décoller le placenta ; par art, lorsque les adhérences sont trop fortes, que le cordon est cassé, qu'il est putréfié, foible, mince, & que l'on n'ose pas se fier à lui dans la crainte de le casser.

859 Pour obtenir la délivrance par art, il faut introduire la main dans la matrice, la passer entre elle & les membranes, les doigts appuyés sur ce viscère, détacher par gradation les adhérences que les membranes ont avec la matrice, parvenir par ce procédé au bord du placenta, joindre de toute nécessité le point décollé s'il y en a un, continuer de le détacher en promenant les doigts entre la matrice & lui, ayant toujours le dos des doigts du côté de ce viscère ; s'il n'y a pas de portion de détachée, il est indifférent de commencer par un bord ou par l'autre.

860 Des Praticiens conservent l'habitude de délivrer après s'être débarrassés de l'enfant, & d'introduire la main dans la matrice : cette méthode est contre les loix de la nature, elle mettra, il est vrai, les jeunes Accoucheurs à l'abri du renversement de la matrice, mais ils seront dans le cas de craindre la perte utérine.

861 Le placenta tout - à - fait décollé a souvent de la difficulté à franchir l'orifice de la matrice ; cela arrive sur-tout lorsque le cordon est implanté dans le milieu, il faut dans ce cas allonger les doigts dans la matrice, applatir le volume que fait cette masse, & la faire sortir par partie, *c. a. d.* l'engager dans l'orifice par un de ses bords.

862 La masse du placenta dans le vagin ne tarde pas à franchir les détroits des parties molles, l'Opérateur de sa main droite doit la saisir dès l'instant qu'elle va franchir la vulve, quitter le cordon pour, de la main gauche, aller embrasser derriere le placenta les membranes qui le suivent, les balotter, les ebranler, & faire son possible pour n'en point laisser dans la matrice, les portions qui y restent, donnent naissance à des caillots.

863 Le placenta s'attache indistincte-ment à toutes les parois de la matrice ; les membranes en conséquence auront une queue plus ou moins longue, il peut même arriver qu'elle fasse une poche qui se trouve remplie d'eau ou de sang ; cette poche ré-siste quelquefois & a de la difficulté à fran-chir l'orifice ; il faut, lorsque l'on sent de la résistance, ne plus tirer, porter deux doigts à l'orifice de la matrice, abbaisser cette poche, faire sortir le fluide qu'elle

contient, & finir l'extraction des membranes qui auront alors une queue très longue.

Du placenta enkifté. 864 La partie la plus épaiffe de la matrice eft celle où s'attache le placenta, c'eft celle qui eft la plus foible, & qui fe contracte plus difficilement : or il peut arriver que la matrice fe contracte vigoureufement dans toutes fes parois, à l'exception de celle où fe trouve adhérent le placenta ; il fe trouvera en conféquence refferré par tous les points contractans, & enfermé dans une efpéce de bourfe ou kifte.

865 Il eft rare que le placenta fe trouve enkifté vers le fond de la matrice, le plus fouvent c'eft près le col ; de plufieurs que j'ai eu occafion de voir, tout étoit dans cette pofition ou vers la partie moyenne inférieure ; cela n'eft pas difficile à concevoir quand on connoît bien la ftructure de la matrice, & l'état de fes fibres pendant la groffeffe.

866 Quand le placenta eft enkifté, il n'eft pas poffible de l'extraire par le moyen du cordon ; il faut beaucoup de douceur & de patience ; pour le faire fortir de fon kifte, il faut de néceffité introduire la main dans la matrice pour pouvoir en faire l'extraction.

867 Lorfque le placenta eft enkifté, la

main ne trouve rien dans la cavité de la matrice ; si malheureusement le cordon est cassé, l'on a beaucoup de peine à trouver l'entrée ou l'ouverture du kiste ; quand on a découvert cette ouverture, on la dilate par le moyen des doigts introduits dedans par gradation ; enfin on tient le même procédé que celui pour la dilatation de l'orifice de la matrice, on le dilate assez pour faire l'extraction de la masse, on la fait sortir, on vide la poche des caillots qu'elle peut renfermer, on y laisse les doigts afin de sçavoir si elle diminue de profondeur, & si elle se remet de niveau aux autres parois de la matrice.

868 Cette maniere d'opérer doit se faire doucement, avec beaucoup de précaution ; les efforts que l'on fait agissant sur le propre corps de la matrice, & sur la membrane interne de ce viscère, qui est très-mince & très-délicate ; il est rare que les femmes qui ont eu le placenta enkisté, n'éprouvent pendant quelques jours un petit écoulement fétide, mais c'est fort peu de chose.

869 Il est certain qu'il peut rester des portions de membranes après l'extraction du placenta, & cela dépendra assez souvent de l'attache du placenta ; c'est ce que nous allons examiner : tant que le placenta est attaché au fond de la matrice ou à l'une de

Des portions de membranes restéesaprès l'extraction du placenta.

ſes parties latérales, antérieures ou poſtérieures, les membranes le précédent toujours
du plus ou du moins; pendant le travail
elles ſe préſentent les premieres, pendant
& après l'extraction de la maſſe elles viennent les dernieres, c'eſt pourquoi il faut
beaucoup d'attention pour les extraire en
totalité.

870 Les membranes ſont épaiſſes & fortes en certains cas, dans d'autres elles ſont
au contraire minces, mollaſſes, foibles &
gluantes; dans tous les cas, à l'exception de
l'attache extraordinaire du placenta ſur le
col de la matrice; l'ouverture des membranes répond au fond de la matrice.

871 De ce que je viens d'avancer, il
n'eſt pas difficile à concevoir comment quelques portions de membranes ſe ſépareront
du total, ſur tout ſi on les tire bruſquement, & ſi l'on n'eſt pas inſtruit de leurs
adhérences plus ou moins fortes, de leur
façon de ſuivre le placenta, de l'endroit
où ſe fait l'ouverture pour l'écoulement des
eaux.

872 Les précautions que l'on doit prendre ſont dé les ſaiſir à la ſuite du délivre,
de les ébranler & de les tirer doucement
juſqu'à ce que l'on s'apperçoive que la derniere portion qui ſe décolle eſt celle qui eſt
près l'orifice.

873 Quand le placenta est implanté au fond, il amenera les membranes avec douceur, parce qu'il les retourne & les dépouille du fond de la matrice ; mais dans l'attache sur le col ce n'est pas la même chose, les membranes sont derriere le placenta, & il est plus difficile de les extraire.

874 Si, malgré toutes les précautions prises il en reste, il ne faut pas s'en inquiéter, elles sortiront, les vidanges les entraîneront par la suite ; si elles se décollent de la matrice & restent dans la cavité, elles seront le principe d'un caillot qui, durci par la chaleur, ne sortira qu'à l'aide des contractions, & paroîtra après sa sortie sous la forme d'un corps solide.

875 Il ne faut pas prendre ce corps pour quelques portions du placenta, ou le regarder comme une espéce de superfétation ; pour ne pas s'y tromper, il faut le mettre dans l'eau, & l'on sçaura au bout de quelque tems sa nature.

876 Il arrive quelquefois qu'une femme délivrée avec tout l'art & la sagacité possibles, rend, au bout d'un certain tems, un corps qui ressemble beaucoup à un morceau de placenta ; ce n'est pas un morceau de cette masse, c'est un tout très-petit qui n'a aucun rapport au placenta, qui a des adhérences avec la matrice dans un autre point

que le vrai délivre, qui a fuivi la fortie de l'enfant : voilà pourquoi il eft prudent d'examiner les membranes après leurs extractions; car s'il ne fort pas, & que l'on ne s'apperçoive pas de fon exiftence, fon féjour peut occafionner la perte & la mort de la femme, d'autant plus certaine que l'on en ignore la caufe.

Du placenta refté en totalité ou en partie.

877 Le placenta peut refter en totalité ou en partie dans la matrice, fi l'accouchement eft arrivé dans les trois premiers mois de la groffeffe, parce que dans ce tems le cordon eft fi grêle qu'il fe caffe à la fortie de l'embrion, fans en trouver aucun veftige; & qu'il n'eft pas poffible d'introduire la main pour en faire l'extraction.

878 Le placenta refté dans la matrice peut venir en entier, fans s'altérer ou acquérir de la putréfaction, il peut occafionner perte de fang, ou ne la pas occafionner, il peut fortir par parcelles; il faut fe comporter différemment fuivant les circonftances, & avoir égard à l'âge, au tempérament, à la force de la malade, & à l'intenfité plus ou moins grande des accidens.

879 Si l'accouchement arrive après le quatrieme mois, il y a deux chofes à obferver; ou on fera préfent, ou on ne le fera pas; fi l'on eft préfent, il faut fur le champ

champ après la sortie de l'enfant, procéder à la délivrance, soit avec le cordon s'il est assez fort, soit avec la main.

880 Si l'on n'est pas présent, & qu'à son arrivée on trouve le cordon ou cassé ou foible, l'orifice de la matrice si resserré que l'on ne puisse y introduire les doigts, il faut cesser toutes tentatives de ce côté, crainte de l'inflammation, & en venir aux injections & aux antiseptiques donnés avec beaucoup d'art & de précaution.

881 Si le hasard vouloit que pareil fait arrivât après un accouchement, & qu'il fût impossible d'entrer dans la matrice, le col étant enflammé & irrité, suite des efforts inutiles que l'on a faits, il faut se comporter de même, ayant grande attention de faire faire des injections dans la cavité même de la matrice; car si on ne poussoit la liqueur que dans le vagin, cela ne serviroit à rien.

882 Enfin s'il reste quelques portions du placenta dans la matrice après la délivrance, soit à cause de ses adhérences intimes, soit parce que sa substance est plus solide & plus compacte que de coutume, il ne faut pas s'en inquiéter, elles sortiront dans la suite de la couche, soit par suppuration, soit en entier ou par parcelles, & on les apperçoit sur les chauffoirs.

V

Des circonf-
tances qui
regardent
l'enfant.

883 Après avoir satisfait à la délivrance, l'on ôte tous les linges mouillés qui sont
sous la femme, & l'on en substitue d'autres
secs, & légérement chauds; on retourne ensuite à l'enfant; on examine avec soin tous
ses membres, on observe s'il n'a rien de
luxé ou de fracturé.

884 Il ne faut jamais se fier à la premiere ligature que l'on a faite à l'enfant ;
des enfans sont péris manque de cette précaution ; il faut la recommencer & la faire
telle que je l'ai décrite plus haut.

885 Il faut toujours laisser la partie du
cordon qui tient à l'enfant longue de sept
à huit doigts pour plusieurs causes très-
essentielles :

1° Pour être dans le cas d'avoir un endroit frais, *c. a. d.* dont les vaisseaux n'auront point été froissés ni écrasés par la premiere ligature, si l'on veut saigner l'enfant,
ce qui est très-nécessaire en bien des cas.

2° Afin de choisir plus à son aise l'endroit du cordon le plus propre pour cette
ligature.

3° Afin de la faire selon la force, la substance & l'état du cordon.

886 C'est un abus de croire que le cordon lié loin du ventre soit nuisible à l'enfant; à quelque distance que se fasse la ligature, il ne s'en séparera pas moins au bout

de sept à huit jours, au niveau du cercle membraneux qui s'avance sur son principe ; il peut encore se trouver qu'à l'endroit fixé par les Anciens, le cordon soit contourné, replié, peut être même l'intestin s'y trouvera à raison d'un exomphale naturel.

887 Il faut ensuite examiner si les ouvertures naturelles sont bien formées, afin d'y remédier si elles étoient viciées, c'est ce que nous apprendrons plus bas, & prendre garde à la façon dont on l'habille, sur-tout si on l'enferme dans un maillot avec des bandes.

LIVRE SECOND.

SECTION PREMIERE.

Des Maladies des femmes accouchées.

888 UNE femme est accouchée, mais cela ne suffit pas, ses jours sont encore en danger ; ils peuvent l'être tout naturellement, *c. a. d.* une suite de couche simple peut être funeste, si l'on ne gouverne pas bien la femme ; de même que l'accident le plus fâcheux peut ne pas terminer ses jours, si l'Accoucheur, secondé de la nature, employe les médicamens avec connoissance de cause.

Des suites de couches simples. 889 Dès l'instant que la femme sera accouchée & délivrée, il faut la mettre à sec, *c. a. d.* passer sous ses reins un drap plié en huit, afin qu'elle ne ressente point de fraîcheur ; l'on est dans l'usage d'appliquer un chauffoir pour couvrir la vulve ; ce linge est inutile dans cet instant ; il peut même devenir préjudiciable.

890 Selon le conseil des Auteurs & de certains Praticiens, la femme doit rester couchée sur le dos, les jambes & les cuisses

ferrées & rapprochées ; cette fituation à la longue devient vicieufe ; il faut au contraire engager la femme à fe retourner tantôt d'un côté, tantôt d'un autre, & à lever le fiége de tems en tems.

891 Il faudra laiffer la femme fur le lit où elle eft accouchée pendant une ou deux heures, à moins que des raifons particulieres ne nous obligent à la laiffer long-tems ; pendant ce tems l'on fera préparer tout ce qui eft néceffaire pour la changer.

892 Les femmes ne font pas fans quelques légers accidens après être accouchées ; accidens qui peuvent devenir très-confidérables fi l'on n'y apportoit un prompt remède ; c'eft pourquoi je confeille de refter quelque tems auprès de la femme après qu'elle eft accouchée ; notre préfence tranquillifera la famille, & nous mettra dans le cas de remédier plus promptement aux accidens qui pourroient furvenir.

893 Dès que l'enfant eft forti du ventre de fa mere, il furvient un écoulemeut d'eau & de fang confidérable qui ne doit pas durer long-tems, & que l'on nomme premieres lochies ; cet écoulement diminue toujours, enforte qu'au bout de vingt-quatre heures, ce n'eft plus qu'une eau rouffe. Cet écoulement fanguin, qui eft une fuite du décollemcnr du placenta, n'eft pas le mê-

me à toutes les femmes, ni à la même femme à la suite de tous ses accouchemens; & l'on remarque le plus ordinairement que les femmes qui ont des travaux longs & laborieux, en ont moins que celles qui accouchent aisément, aussi sont elles beaucoup plus sujettes aux congestions.

894 Le sang qui sort des vaisseaux de la matrice après la délivrance, ne conserve pas toujours sa fluidité; on remarque qu'une partie se caillebotte pendant que l'autre sort fluide ; ces caillots peuvent apporter du dommage à l'accouchée ; il faut que nous nous tenions sur nos gardes dès l'instant que nous nous en appercevons.

895 Quelquefois ces caillots sortent aisément, & pour lors ils sont accompagnés d'une contraction, & suivis d'un flot de sang; leur formation & leur difficulté à sortir dépend du resserrement du col de la matrice, de l'impossibilité où est ce viscère à se contracter, de l'introduction de l'air froid dans la matrice, & de sa situation plus ou moins directe.

896 La mauvaise habitude que l'on a de faire rester les femmes sur le dos, donne souvent naissance à des caillots, plutôt que quelques portions de membranes qui seront restées : pour bien entendre ce paragraphe, il faut connoître la figure qu'a la matrice

après l'accouchement; toutes chofes d'ailleurs égales, on ne peut mieux la comparer qu'à une bouteille couchée fur le ventre, & qui ne fe débarraffe de la liqueur qu'elle contient, que jufqu'au niveau de fon embouchure; le refte ne fortira point qu'on ne change de place; c'eft la raifon qui m'a fait avancer plus haut qu'il étoit néceffaire de confeiller aux femmes, même de leur ordonner de fe mettre un peu fur le côté, quelques inftans après la délivrance.

897 Après que la femme eft accouchée & délivrée, on peut lui donner un peu de nourriture; le meilleur de tous les alimens eft d'abord un bon bouillon, rien ne répare les forces comme cette nourriture, elle eft de facile digeftion, & ne fatigue nullement l'eftomac de la femme.

898 Il eft dangereux de couvrir de trop de hardes les femmes nouvellement accouchées, elles doivent être dans une chaleur médiocre, trop de chaleur nuit autant, & je pourrois même dire plus que le froid; il faut en cela un milieu conforme aux intentions de la nature, & au tempérament de la femme accouchée.

899 Le lit dans lequel on doit mettre la femme ne doit pas être trop chaud, il provoqueroit la perte; trop froid, il pourroit contribuer à fupprimer les vidanges, & cau-

feroit, dans l'un ou l'autre cas, de terribles accidens.

900 L'air doit être pur & tempéré ; l'air chaud eſt nuiſible, il raréfie trop les humeurs ; l'érétiſme eſt entretenu par la chaleur outrée, il faut donc renouveler l'air dans la chambre d'une accouchée, le faire pluſieurs fois par jour, ayant attention de fermer les rideaux de ſon lit.

901 Il faut éviter de donner *des boiſſons échauffantes*, elles ne peuvent qu'accélérer la fiévre ; & loin d'augmenter l'évacuation, elles pourroient la ſupprimer ; *une ſimple boiſſon* faite avec un peu *de chiendent*, & *une idée de ſirop de guimauve* ſuffit, pourvu qu'elle ſoit abondante ; il y a des femmes qui boivent *un quart de vin ſur trois quarts d'eau* ; l'on peut permettre cette boiſſon, pourvu toutefois qu'il n'y ait pas d'accidens qui y mettent obſtacle.

902 Il faut que la femme nouvellement accouchée ſoit exactement tranquille, tant des choſes extérieures, que des peines d'eſprit ; en conſéquence on ne doit lui apporter aucune nouvelle qui la regarde perſonnellement, ſoit bonne, ſoit mauvaiſe ; l'on a éprouvé que ces deux états, contraires en eux mêmes, produiſoient ſouvent les mêmes accidens.

903 Les gardes ne doivent point faire d'ablutions avant le quatrieme jour, & il faut que la lotion employée à cet usage soit chaude, la meilleure est *le lait coupé avec l'eau de cerfeuil*, même *l'eau pure* : sans avoir égard aux déchirures & aux petits accidens qui sont arrivés pendant le travail.

904 Il ne faut permettre aux femmes de se lever & de marcher que le plus tard que l'on peut ; cependant quand il n'y a point d'accidens, que la femme est d'une bonne constitution, on peut se relâcher sur cette régle ; mais généralement pris les femmes jeunes, délicates, celles en qui l'on peut soupçonner penchant aux descentes, ou relâchement de matrice, doivent se lever plus tard que les autres.

905 Il faut empêcher que les femmes ne dorment sitôt qu'elles sont accouchées, parce qu'il peut leur prendre une perte, soit interne, soit externe, qui les feroit périr sans que l'on s'en apperçoive, raison de plus pour ne pas quitter la femme si promptement.

906 L'état de la femme accouchée doit être considéré sous deux points de vue différens, qui demandent une conduite différente : ou la femme nourrit son enfant, ou elle ne le nourrit pas ; examinons ce qui se

paſſe, & la conduite qu'il faut tenir dans l'une & l'autre de ces circonſtances.

Etat de la femme qui ne nourrit pas, conduite qu'il faut tenir. 907 J'ai dit plus haut que les vaiſſeaux de la matrice dans l'état de groſſeſſe changeoient de nature, que, hors la groſſeſſe, ils étoient preſque tous lymphatiques, & que pendant la groſſeſſe ils étoient preſque tous ſanguins; ce qui le prouve, c'eſt le flux abondant de ce fluide qui ſort, ſoit avant, ſoit pendant, ſoit après l'extraction du placenta, ſoit à la ſuite des germes avortés, ſoit enfin dans le courant d'une groſſeſſe après le décollement du placenta.

908 Dès que le placenta eſt ſorti, il s'écoule de la vulve une quantité conſidérable de ſang qui diminue peu à peu; cette quantité n'eſt pas toujours la même, cela dépendra des ſaignées abondantes ou multipliées que la femme aura eſſuyées pendant ſa groſſeſſe, de la perte avant l'accouchement, de la quantité de ſang contenue dans les vaiſſeaux de la matrice, dans ceux des parties voiſines, enfin de la difficulté ou de la facilité que la matrice a à ſe contracter. J'ai vu des femmes dont les chauffoirs étoient à peine teints, d'autres qui n'en perdoient pas plus de deux onces, & cela ſans qu'il leur arrivât aucun accident; cependant cet état doit être regardé comme contre-natu-

re, & il faut avoir beaucoup d'attention sur les suites.

909 Pendant les trois premieres vingt-quatre heures, la femme dort bien, digère bien, le lait commence à monter aux mammelles; passé ce tems il ne s'écoule plus rien par la vulve, le sein se gonfle de plus en plus, la fiévre s'allume, elle devient considérable, & ne cesse que lorsque l'écoulement s'est rétabli du côté de la matrice, c'est ce qu'on appelle secondes lochies.

910 Cet écoulement n'est plus sanguin, les premieres vingt-quatre heures, il a reçu le nom de lochies puriformes à raison de sa couleur & de sa consistance; au bout de ce tems, il se fait un autre écoulement qui est purement laiteux, aussi l'appelle-t'on lochies laiteuses; rarement voit-on du sang mêlé avec ces lochies, cependant cela peut arriver, mais ne tire à aucune conséquence.

911 La femme qui vient d'accoucher a tout le systême vasculaire resserré, & dans un état de sensibilité très-vif, c'est le propre de la douleur de produire cet effet; il en est la même chose chez l'homme qui souffre; l'artère est petite, tendue, concentrée, cachée, enfoncée, perdue sous la peau; cet état de constriction occasionne chez la

femme une pléthore relative à l'état des vaisseaux qui doivent laisser passage à la même liqueur.

912 Ce n'est pas immédiatement après l'accouchement que l'on reconnoît cet état, l'écoulement qui se fait après la délivrance en est la cause ; mais quand il vient à diminuer, il y a alors pléthore relative, & pléthore réelle.

913 Dans la femme qui n'allaite point, la fièvre occasionnée & entretenue par cette abondance de sucs qui trouvent les pores par où ils passoient bouchés, est vive, douloureuse, ramene l'érétisme qui étoit déjà diminué, & fait durer la sensibilité autant qu'elle.

914 Outre cette pléthore & cette sensibilité, il y a *cacochimie* qui s'établit des matieres qui forment la pléthore, qui ne sont point sanguifiées ni assimilées, & que l'on peut regarder comme *un levain étranger*, comme *une matiere réellement excrémentitielle*, qui a grande disposition à l'alkalescence.

915 Il faut, pour que tous ces accidens cessent, que la matrice qui commençoit à se reposer, travaille de nouveau pour se débarrasser de ces différentes matieres qui la surchargent ; elle en permet alors l'excrétion, mais imparfaitement, celle du sein

étant bien plus naturelle & plus abondante ; aussi la fiévre dans cet état est très - vive, très longue, & souvent très-douloureuse.

916 C'est la nature de cette pléthore qui occasionne dans les femmes une grande disposition à *l'inflammation*, qui les fait participer du caractere *des fiévres putrides ;* c'est cette humeur qui, si elle se porte à la tête, occasionne *l'apoplexie laiteuse*, à la poitrine *la péripneumonie*, & dans les autres parties *des abscès*, *des tumeurs*, *des engorgemens*, & nombre d'autres maladies, &c.

917 Voilà l'état de crainte & de douleur où se trouve la mere qui abandonne son enfant dès qu'il est né ; tâchons de réparer le tort que cela fait à sa santé, *par le régime*, & prévenir les accidens qui peuvent lui arriver ; j'ai déjà détaillé la maniere d'habiller les femmes en général, je ne vais parler que de ce qu'il faut faire dans la suite de la couche, tant qu'il n'y aura pas d'accidens.

918 La femme ne nourrissant pas doit observer un *régime très-sevère ;* elle attend l'orage, elle attend l'effet d'une matiere qui va redonder dans le sang ; elle doit être sur ses gardes, prendre le moins qu'elle pourra *d'alimens solides ;* & moins elle en aura pris, moins grande sera la pléthore, moins grands seront les accidens.

919 On doit commencer à diviser l'humeur, *c. a. d.* la rendre plus fluide, en conséquence les premiers jours de couche & suivans, elle doit boire abondamment d'une *ptisanne* quelconque pourvu qu'elle ne soit pas *échauffante*, car elle feroit alors plus de mal que de bien.

920 Quant aux alimens solides, les femmes qui ne nourrissent pas ne devroient en faire usage qu'après la fiévre de lait, encore faut-il en excepter *la viande*, qu'il ne faut permettre qu'au bout de dix jours.

921 Pendant la fiévre de lait, point de nourriture, beaucoup de boissons *adoucissantes* & un peu *diurétiques*, écarter *les acides*, y joindre des *lavemens*; pendant la révolution il n'en faut pas donner : il faut les faire administrer avant & après, un ou deux, tous les jours suivant les cas; ces lavemens seront *adoucissans* & *émolliens*; il n'en faut pas donner de *purgatifs*, on doit craindre dans ce cas tous les *irritans* & tous les *narcotiques*.

922 L'on est dans l'usage de donner *l'arcanum duplicatum* aux femmes, dès l'instant volontiers que la fiévre de lait est passée, *c. a. d.* le six, sept ou huitieme jour; l'on ne peut absolument blâmer cette pratique, tant que le tempérament de la femme l'exigera : mais le donner généralement à toutes

c'eſt un abus, il ne doit être employé que quand les évacuations ne ſuffiſent pas, ou quand on appréhende quelque choſe : quand la nature fait ſon devoir, on ne doit ni la gêner ni la forcer ; tout Accoucheur prudent doit reſpecter ſes fonctions.

923 Reſte à ſçavoir ſi l'on doit purger la femme avant ſix ſemaines, ou ſi ſuivant les anciens principes on ne doit le faire qu'après ce tems ; ce n'eſt point, je le répéte, ni le tems, ni la mode, ni l'uſage qui doit nous guider, c'eſt l'état où ſe trouve la femme, c'eſt ſon tempérament, c'eſt la qualité, & l'abondance de ſes évacuations, c'eſt l'état où ſe trouve ſon eſtomac ; & il eſt conſtant qu'une femme qui ſe ſera purgée avant d'accoucher, aura beaucoup moins beſoin de l'être que celle qui ne l'aura pas été.

924 *Le purgatif* que l'on doit employer doit être *très doux*, *les violens* ſont dans le cas de cauſer *l'érétiſme*, de ſupprimer *les évacuations*, & de faire beaucoup de mal à la femme

925 Si la femme qui ne nourrit pas éprouve des douleurs, des accidens, celle qui nourrit en eſt exempte ; ce n'eſt pas cependant qu'elle ne puiſſe en éprouver quelques-uns ; mais ils ſont de ſi peu de conſéquence, que ne pouvant lui porter aucun préjudice, l'on n'y fait pas grande attention.

Etat de la femme qui nourri, conduitequ'elle doit tenir.

926 J'ai dit plus haut que trois jours après l'accouchement, ou plus ou moins, le sein augmentoit de volume; que la femme qui ne nourrissoit pas étoit, à raison de ce gonflement, travaillée *de douleurs, de fièvre, de sueur, d'insomnie* & autres; c'est ce qui n'arrive pas à la femme qui nourrit, son sein étant vidé par la succion, ne peut s'emplir assez pour occasionner cet état, ni les accidens qui le suivent.

927 A la femme qui nourrit *la vulve devient séche, & elle ne s'humecte plus ou trèspeu;* le tems de la couche passé, elle ne voit point *ses régles*, & ce n'est que lorsque l'enfant a attrapé à peu près dix-huit mois, que fort & robuste il se dégoûte du lait; alors cette excrétion ne se faisant plus, *les régles* se rétablissent; c'est alors que la femme peut devenir mere, ce qui ne pouvoit arriver pendant sa nourriture.

928 L'on doit regarder une femme qui nourrit & ayant ses régles, dans un état contre-nature; aussi presque toutes celles qui sont dans ce cas ne peuvent pas finir la nourriture, ou deviennent grosses avant que l'enfant puisse se passer du teton.

929 La pléthore relative & la pléthore réelle n'ont pas lieu chez la femme qui nourrit: de combien d'accidens n'est-elle pas exempte; quel degré de force acquiert
son

fon enfant, qui, croiffant à mefure que le lait fe fortifie, fe trouve toujours affez fort pour le digèrer.

930 Chez la femme qui nourrit, quoique la vulve refte féche, *la fiévre eft courte, la pléthore eft foible, la tenfion affez médiocre*; l'humeur laiteufe prenant fon cours par les mammelles, il eft de fait que diminuant par fon excrétion la pléthore, *l'érétifme fe* termine en très-peu de tems.

931 Les femmes qui nourriffent n'ayant pas beaucoup d'accidens à craindre, font dans le cas de vivre à leur volonté, & de ne fuivre aucun régime, c'eft ce que je leur confeille; car j'ai vu bien des femmes être malades, & ne pouvoir nourrir plus de trois ou quatre mois, à raifon du régime auftère qu'on leur faifoit fuivre, foit pour les alimens, foit pour les chofes extérieures.

932 L'attention que l'on doit exiger de la femme qui nourrit, c'eft de s'y préparer en fe faifant les bouts, pour me fervir des termes de la campagne, deux ou trois mois avant que d'accoucher, une fimple attraction faite avec les doigts mouillés de falive, matin & foir fuffit; fur la fin de la groffeffe, il la faut purger, cette petite purgation eft de toute néceffité, la femme nourriffant ou ne nourriffant pas.

X

933 Il y a des femmes qui souffrent beaucoup en donnant à allaiter, souffrance qui les met dans le cas de ne pas continuer la nourriture ; un peu de précaution fait éviter cet état douloureux :

1° L'on ne présente l'enfant qu'au bout de vingt-quatre heures ; des Praticiens même poussent ce tems jusqu'à soixante ; le sein dans ce tems est déjà tendu & gonflé, le bout rentré en dedans, & sa longueur moins grande ; l'enfant ne pouvant le saisir souffre, s'échauffe, & fait beaucoup souffrir la mere ; pour éviter cet inconvénient, je prends le parti de donner l'enfant de bonne heure, il vide un peu le sein, & il n'en résulte aucun accident.

2° J'ai remarqué que le lait de la femme est purement un serum ; & l'expérience m'a démontré qu'il y avoit une espéce de matiere butireuse & caseuse qui en étoit séparée, & que les douleurs que les femmes ressentoient les premiers instans de l'allaitement, étoient occasionnées par la difficulté que cette humeur avoit de passer par les tuyaux du mammelon : les animaux éprouvent la même difficulté, aussi ont-ils grand soin d'amollir leurs mammelles. A la campagne l'on vide le pis de la vache avant que de lui donner son veau ; pour remplir cette indication naturelle, je recommande de légères frictions sur le sein avec la main seule

& dans la chaleur ordinaire; cette conduite m'a produit de très-bons effets.

934 Les femmes qui ne nourriffent pas pourroient éviter une partie de tous les accidens qui ont coutume de leur arriver, fi elles vouloient fe faire faigner du pied : il y a des provinces où cela fe pratique avec fuccès; mais dans ce pays les femmes croiroient être mortes, fi on le leur propofoit.

935 Cependant une faignée faite felon les loix de la nature, c. a. d. felon les forces de la malade, ne peut que produire un bon effet; la femme ayant, à raifon des douleurs qu'elle a effuyées, le corps vivement ébranlé, les nerfs font tendus, & tendent à l'érétifme : or y a-t'il de meilleurs calmans que la faignée; outre cet ébranlement il y a pléthore qui d'abord eft fanguine, & qui bientôt deviendra laiteufe, & produira *cacochymie*; pour parer cet inconvénient, rien n'eft meilleur que la faignée.

936 On ne doit pas faire cette faignée immédiatement après l'accouchement, la nature dans ce tems fe fuffit à elle-même; on pourroit la détourner de fon ouvrage, on affoibliroit trop la femme : ce ne doit être que douze ou vingt-quatre heures après, tems où les évacuations fanguines diminuent; cette méthode préviendroit la

suppression des lochies, & le transport du lait.

Continuation des suites de couches simples.

937 Sur la fin du travail de l'accouchement, les douleurs devenues très - fortes, très-vives, très-approchées & très-longues, hâtent & précipitent le cours du sang & des esprits animaux; d'où s'ensuit que le pouls s'éleve de plus en plus & devient très-fréquent : quelques heures après l'accouchement il se tranquillise, c'est une preuve du calme, & c'est un bon signe.

938 La constipation est de bonne augure dans les premiers jours de couche, si tout d'ailleurs est tranquille ; au contraire le dévoyement un peu considérable est d'un très-mauvais présage, sur-tout s'il est symptomatique.

939 Quelques heures après que la femme est accouchée l'écoulement du sang se modère, sa couleur commence à pâlir & à diminuer ; de sorte qu'après la fiévre de lait, ce qui coule ressemble plutôt à un pus louable qu'à toute autre excrétion : cette évacuation des premiers tems pourroit servir à prouver l'anastomose qui existe entre les vaisseaux du placenta & ceux de la matrice.

940 La matrice en se contractant resserre l'embouchure & le calibre des vaisseaux qui fournissoient du sang, diminue

son volume par le rapprochement de ses fibres, reprend par gradation celui qu'elle avoit avant la conception; cela se fait plutôt ou plus tard, *c. a. d.* dans l'espace de quinze jours, un mois plus ou moins; c'est la raison qui m'a engagé à dire qu'il faut que les femmes restent dans leur lit le plus tard possible, parce que la matrice ayant plus de poids, peut donner plus aisément lieu à son prolapsus.

941 La capacité des tuyaux se contractant, une partie du sang qu'ils contenoient est chassée dans la matrice par les ouvertures qui le portoient au placenta, & ces vaisseaux se retrécissant de plus en plus, il cesse tout à fait de couler; le col de la matrice se resserre, les vaisseaux sanguins s'effacent par gradation, & il ne reste plus que des lymphatiques.

942 Tous ces vaisseaux resserrés, la matiere qui passoit au placenta pour l'enfant reste dans le sang, & occasionne la pléthore. La nature cherche à se débarrasser de ce qui l'incommode, & c'est par le moyen de la fiévre; alors la fiévre de lait survient, la matiere circule par tout le corps, s'arrête aux mammelles, les gonfle, & les distend; la fiévre seule peut diminuer cette tension: si la femme nourrit, la douleur, la tension cessent bientôt; mais si elle ne nourrit pas, les

mammelles se gonflent de plus en plus, & la matiere ne trouvant point à s'écouler par les voies naturelles, la nature seule cherche à s'en débarrasser autrement.

943 Pour que la nature puisse s'en débarrasser, il est nécessaire que la fiévre continue ; alors la matrice s'humecte de nouveau, elle est relâchée, l'humeur y abonde, remplit ses vaisseaux, ouvre peu à peu les orifices, & la partie séreuse s'échappe ; mais la matiere épaissie par la fiévre, dont le serum a été dissipé, reste dans les vaisseaux de la matrice, y devient de plus en plus épaisse, & venant à s'écouler, établit ce que l'on appelle lochies puriformes: enfin les vaisseaux tout-à-fait dilatés, laissent couler la matiere superflue, c'est ce qu'on appelle lochies laiteuses; cet écoulement dure plus ou moins de tems, *c. a. d.* quinze jours, six semaines, six mois, & lorsque l'écoulement dure plus long-tems on l'appelle fleurs blanches.

De la fiévre de lait.

944 Du deux au trois, ou du trois au quatre de la couche, quelquefois plus tard, il survient ordinairement une élévation, & une fréquence dans le pouls qu'on a coutume de nommer fiévre de lait; dans ce tems l'humeur laiteuse qui monte aux mammelles occasionne la plûpart des accidens dont j'ai parlé.

945 Il y a des femmes qui n'essuyent pas

cette révolution, ou qui ne s'en trouvent nullement incommodées, à d'autres elle vient plus tard; quand elle n'arrive pas au tems prescrit, l'on doit toujours craindre les dépots.

946 Les femmes qui n'ont point de fiévre de lait, ou très-peu, sont celles qui ont perdu beaucoup avant, pendant ou après le travail; c'est pour cette raison que la saignée du pied devroit être pratiquée après l'accouchement.

947 La vulve, quand la fiévre de lait veut commencer, devient séche, il ne se fait plus d'écoulement, ce n'est qu'avec le tems, & après la fiévre qu'elle commence à s'humecter; *la fermeté, la tension, la sensibilité des mammelles* diminuent par gradation; *les lochies* coulent, & une partie de cette humeur s'échappe *par les selles, les urines & la transpiration;* quand elle sort par la transpiration, elle occasionne *des démangeaisons, des picottemens* qui incommodent beaucoup la femme, & lui ôtent *le sommeil;* celle qui nourrit est exempte de tous ces accidens.

948 Pour les calmer & tâcher de prévenir l'orage, il faut tenir la malade à un régime exact, la faire boire beaucoup d'une *décoction diurétique* & légérement *édulcorée;* plus elle boira, mieux les urines couleront, le sang circulera plus facilement, & se dé-

barraſſera aiſément de ce qui l'incommode,

949 La fiévre de lait étant paſſée, on
doit donner à la femme quelques lavemens
émolliens, & nullement *purgatifs* : il ne faut
pas non plus permettre aucune application
ſur le ſein, tous les *topiques* des bonnes
femmes font plus de mal que de bien.

SECTION II.

Des Suites de Couches avec accidens.

950 Je viens de décrire ce qui ſe paſſe
chez la femme, & comment il faut la gouverner lorſqu'il n'arrive rien de fâcheux,
voyons maintenant lorſque cet état change, quel remède on peut y apporter : les
cauſes qui rendent les ſuites des couches fâcheuſes viennent de l'accouchement ou du
dérangement de l'excrétion qui ſuit l'enfantement. Je vais parler des maladies qui dépendent de l'accouchement.

Des acci-
dens des
parties na-
turelles.

951 Après l'accouchement naturel les
parties ſe trouvent *gonflées, douloureuſes, li-*
vides, tuméfiées ; cet état dure plus ou moins ;
quelquefois il eſt ſi conſidérable que *l'in-*
flammation & la gangrene ne tardent pas à
ſurvenir, & laiſſent après elles *des eſcarres*

qui produisent les accidens les plus fâcheux.

952 Les contusions ordinaires, & qui ne sont pas considérables, demandent peu d'attention ; si elles ne sont point douloureuses, il ne faut rien faire, si elles le sont, il faut les faire bassiner avec *l'eau de gratin*, *l'eau de guimauve*, *le lait*, *l'onguent samaritain* ; il faut faire ces ablutions avec beaucoup de précautions, la femme étant couverte, elles doivent être chaudes, on peut les renouveler deux ou trois fois par jour selon le besoin.

953 Quelquefois les contusions sont si considérables qu'elles occasionnent les maux les plus fâcheux, elles procèdent toujours *de pressions*, *de machures* des petits vaisseaux, *de l'extension forcée* de la vulve, *du mauvais manuel* de l'Accoucheur, *du toucher trop fréquent*, *du séjour* de la tête au détroit inférieur, *des branches mal adaptées du forceps*, & *sur-tout de ces travaux inutiles* qu'on employe pour accélérer l'accouchement.

954 Lorsqu'elles existent, il y a *chaleur*, *douleur*, *tension*, *battement*, comme dans l'inflammation ; & quand l'inflammation survient, les femmes perdent *le sommeil*, la *fiévre prend*, *la gangrene* ne tarde pas à paroître, *la peau est noirâtre*, &c. Les meur-

triſſures ont rarement lieu poſtérieurement , c'eſt toujours aux parties latérales , & ſurtout à la partie antérieure.

955 Ces maladies ſe terminent différemment, cela dépend du degré de meurtriſ-ſures , *c. a, d.* ſi elles ſont conſidérables ou légères ; ſi elles ſont légères, elles ſe réſolvent facilement ; ſi elles ſont conſidérables, elles ont plus de difficulté , & ſe terminent aſſez ordinairement *par ſuppuration ,* ou *par gangrene.*

956 Quand la gangrene eſt éloignée, il faut fortement abreuver la partie, traiter la malade comme dans toute autre contuſion , *la ſaigner ,* faire tenir le membre tranquille , *doucher* la partie avec des *adouciſ-ſans ,* des *émolliens ,* ne point ſe ſervir de *corps gras ,* tenir la femme à *une diéte ſevère ,* ne lui permettre que des *alimens liqui-des ,* lui faire uſer *d'une boiſſon pectorale* dans laquelle on ajoutera quelques *antiſeptiques ;* le meilleur à employer eſt le *quinquina.*

957 Doit-on *ſaigner* du pied , le doit on faire du bras ? je crois que dans le cas d'inflammation , il eſt prudent de ſaigner du bras, quitte à revenir à la ſaignée du pied ſi elle eſt néceſſaire.

958 Souvent il n'eſt pas poſſible d'obtenir la ſuppuration ; la femme reſſent alors une eſpéce de fourmillement dans la partie

malade, avantcoureur de la gangrene ; si elle est totale, elle s'étend jusqu'à la matrice ; si elle n'est que locale, il se forme un cercle rouge qui sépare la partie malade de celles qui ne le sont pas ; on tâche alors de faire tomber *les escarres* le plutôt possible ; on fait suppurer *la plaie*, & on la cicatrise avec *le baume d'Arcéus* simple ou mêlé avec *l'huile d'hypericum* & *le jaune d'œuf*, de la chûte de l'escarre vient souvent *l'incontinence d'urine*, ou *son écoulement par le vagin*, & *postérieurement l'ouverture du rectum*.

959 Les parties naturelles peuvent non-seulement être contuses, mais encore déchirées, & ces déchirures diffèrent entre elles suivant leurs degrés, & le lieu où elles arrivent : le plus communément c'est à la partie postérieure ; quelquefois il n'y a que la fourchette d'entamée, d'autres fois le périnée, ou en totalité ou en partie, même l'anus peut y entrer pour quelque chose.

960 Ou ces déchirures sont anciennes, ou elles sont nouvelles ; si elles sont nouvelles, c'est une plaie contuse qu'il faut faire suppurer ; si elles sont anciennes, il faut examiner si elles sont humides ou séches ; si la déchirure est humide, elle forme ulcère de mauvais genre, attendu qu'il est abreuvé continuellement *par les urines, les régles, les fleurs blanches* qui sortent, &

qui s'écoulent de la matrice; si elles sont séches, il se forme *une cicatrice* dont les bords sont durs & calleux.

961 Les causes des déchirures sont *la disproportion* des parties du fœtus avec celles de sa mere, *les instrumens mal adaptés*, & *l'accouchement trop précipité*, aussi les femmes y sont-elles sujettes à leurs premiers enfans, si l'on n'y fait pas attention : j'ai déjà décrit le moyen de les éviter.

962 Il n'y a rien à faire aux déchirures de la fourchette & du périnée. Des Auteurs ont conseillé *la future*, d'autres l'application *d'emplâtre* agglutinatif; ces moyens sont souvent inutiles, & causent des accidens à la femme, il faut laisser agir la nature; c'est une solution de continuité qui peut se cicatriser seule, il faut tout simplement *tenir les cuisses de la femme* rapprochées l'une de l'autre.

Des accidens de la vessie, de son sphincter & de l'urèthre.

963 Les accidens qui arrivent à ces parties ne font connoître leur degré d'intensité qu'après la chûte des escarres : la compression occasionnée par la tête de l'enfant qui a démeuré long tems enclavée, ou qui a resté très long-tems avant de franchir le détroit inférieur, en est communément la cause.

964 L'inflammation commence toujours

par affecter le col de la veſſie, alors il y a retention d'urine; on la fera ceſſer en mettant la malade à *une diéte* très-exacte, à l'uſage des *boiſſons adouciſſantes, des lavemens émolliens*, en faiſant *des ſaignées petites & répétées, en ſondant* la femme dans la crainte où l'on ſera que la veſſie ne perde de ſon élaſticité.

965 Après la chûte des eſcarres, s'ils ont pénétré juſqu'au col, ce ſera l'incontinence d'urine, & il n'y a point de remède. La femme rendra continuellement des urines, & ne tardera pas à tomber dans le maraſme, & à périr.

966 Si le canal de l'urèthre eſt ſeul intéreſſé, les femmes peuvent guérir : pour lors il faut conſidérer, ſi l'ulcère eſt nouveau ou ancien; s'il eſt nouveau, il faut, dès que l'on s'en apperçoit, introduire *un algali* dont le volume remplira exactement le canal; alors les urines ne coulant plus par l'ouverture, la cicatrice pourra ſe faire & la femme guérir.

967 Si la plaie eſt ancienne, que les bords ſoient durs, calleux, il faut *les rafraîchir* avec la pointe d'un biſtouri, à l'aide du *ſpeculum uteri* : ceci fait, on introduit *l'algali* dans le canal, les urines ne fuyant plus par l'ouverture, l'on peut venir à bout de cicatriſer la plaie.

968 Dans la déchirure de la fourchette & du périnée, le rectum peut se trouver intéressé, alors ce sont les mêmes moyens à employer que ci-devant, mais il peut arriver que l'anus & la partie inférieure du rectum soient sains, pendantque le corps de l'intestin est malade, & alors les excrémens sortiront par le vagin : la cause de cet accident est la compression de la tête.

969 Ce n'est qu'après la chûte de l'escarre que l'on s'en appercevra ; il faut tâcher de remédier à cet accident, il est moins difficile que celui de la vessie, attendu que les matieres fécales ne sortent que par intervalles ; les urines au contraire, sur-tout si c'est le corps, ou le col de la vessie qui sont intéressés, fuyent goutte à goutte, & continuellement.

970 Pour remédier à cet inconvénient l'on a proposé d'introduire dans le rectum *une canule d'argent d'un gros volume*, & dont l'ouverture seroit assez grande pour laisser un libre passage aux excrémens. Ce moyen peut se pratiquer, mais à raison de la figure de l'intestin, il est très-difficile de pouvoir l'y maintenir : l'on conseille encore de pratiquer *des points de suture & de froncer les parties* pour les rejoindre ; par cette derniere méthode l'on est dans le cas de craindre l'inflammation.

971 Enfin le dernier moyen eſt, lorſque la plaie eſt récente, de faire *lever* la femme de bonne heure, de lui procurer par ce moyen une eſpéce de *relâchement* de matrice, afin que ce viſcère s'agglutine avec la plaie & ferme l'ouverture; enſuite l'on fait porter à la femme *un peſſaire*, pour empêcher la matrice de deſcendre plus bas.

972 Pendant que l'on travaille à guérir cette maladie, l'on tient la femme à une *diéte très-exacte*, on ne lui donne pas de *lavemens;* on joint à ſa ptiſanne *les antiſeptiques;* on peut, quand les premiers jours de couches ſont paſſés, porter dans le vagin & ſur la plaie quelque léger *défenſif*, y faire *des injections* qui d'abord ſeront *émollientes*, enſuite *déterſives*, & à la fin *aſtringentes & deſſicatives.*

973 L'incontinence d'urine arrive aſſez fréquemment à raiſon de l'atonie des fibres du ſphincter de la veſſie, ſur-tout après un accouchement un peu long; ne peut-il pas arriver qu'à raiſon de la préſence de la tête qui empêche les urines de couler, la veſſie ſoit diſtendue conſidérablement? La tête deſcendue, elles prendront leurs cours; mais les fibres du ſphincter trop long-tems diſtendues & tiraillées perdront de leur élaſticité, tomberont dans une eſpéce de relâ-

De l'incontinence d'urine ſans meurtriſſures ni plaies.

chement qui donnera lieu pendant quelque tems à l'incontinence d'urine.

974 Cet accident n'eſt pas fâcheux, surtout quand il n'y a ni contuſions ni meurtriſſures ; cela ſe remet peu à peu, quand *la femme eſt forte & vigoureuſe ;* mais c'eſt un peu plus long *ſi la femme eſt foible, ſi elle a la fibre lâche, qu'elle ait porté ſon enfant très-bas,* enfin *ſi elle a eu beaucoup d'enfans.*

975 Le traitement eſt fort aiſé, il n'y a rien à faire, c'eſt le meilleur parti ; cependant ſi l'on exigeoit l'application de médicamens, il ne faudroit que faire des *ablutions* ſur ces parties avec une décoction de *véronique, d'hypericum, d'aigremoine,* mêlée avec un peu *d'eau de-vie* ou *de vin,* faire prendre intérieurement les *eaux minérales de Spa, de Forges,* & conſeiller *les bains* de ces mêmes eaux, ſi l'incontinence duroit long tems.

De la déchirure du col de la matrice.

976 Il peut arriver que par cauſe interne le col de la matrice ſe déchire pendant le travail, l'Accoucheur ſe trouve obligé quelquefois de l'inciſer pour faciliter la ſortie de l'enfant ; il ne faut pas s'effrayer de cet accident, il y a des exemples qui prouvent qu'il ſe cicatriſe ſans aucun ſecours de l'art, & ſi par la ſuite la femme venoit

à

à avoir d'autres enfans, il faudroit avoir recours au même moyen.

977 Il ne faut pas confondre le renver-Du renver-
fement de la
matrice.
sement de la matrice avec la descente de ce viscère : ces maladies sont très-différentes entre elles, & l'une est bien plus fréquente que l'autre, car la descente peut arriver dans tous les tems de la vie d'une femme, au lieu que le renversement ne peut arriver que dans deux circonstances, 1° après l'accouchement, 2° après un laps de tems considérable, par la présence d'un polype attaché au fond, qui, par sa grosseur, distendra les parois, & par sa pesanteur entraînera le fond vers le col.

978 Le renversement de la matrice peut être partial, incomplet, ou complet ; il sera partial toutes les fois qu'il n'y aura qu'une portion de ce viscère rentré en dedans, & ce sera toujours celle où le placenta se trouvera attaché ; incomplet, lorsque le fond ne passera pas le col ; complet, lorsque le fond & le corps de ce viscère se trouveront hors de la vulve après avoir passé par le col.

979 Les ligamens larges & ronds ne sont pas cassés, comme le dit M. *Puzos*, ils sont seulement tiraillés, ce qui peut être une cause très - prompte de la mort de la femme, à raison de la distension considé-

Y

rable des nerfs qui amenent les convulſions les plus terribles, j'en ai pluſieurs exemples qui ne peuvent être révoqués en doute. Voyez la Thèſe que j'ai ſoutenue aux Ecoles de Chirurgie le 30 Décembre 1758, qui a pour titre : *De inverſo utero.*

980 *L'atonie* de la matrice, ſur-tout après une groſſeſſe volumineuſe, *les efforts* de la femme pour la délivrance, *l'adhérence inti-me du placenta, ſon extraction trop vive, trop bruſque,* joint à *l'ignorance* de l'Opérateur, ſont les cauſes de cet accident.

981 Quand la matrice eſt renverſée dans une petite partie, *il y a perte* & même aſſez abondante, la femme ſe plaint *de douleur* du côté où exiſte le renverſement ; quand il eſt incomplet, *la perte* eſt conſidérable, *il y a douleur, inflammation, tenſion du ventre, tiraillement, convulſions,* &c. quand il eſt complet la tumeur s'apperçoit aiſément en-tre les cuiſſes, la femme *perd la tête, les douleurs* ſont inouïes; les ſymptômes ci-deſſus énoncés ſont au dernier degré d'intenſité ; *la perte* n'eſt pas conſidérable à raiſon de l'étranglement qui ſe fait, mais la femme ne tarde point à périr dans les convulſions.

982 Pour remédier au renverſement, il faut remettre la matrice en place : l'on y procédera dès l'inſtant que l'on aura re-connu le mal ; la maniere de le faire eſt *de*

repouſſer le fond de ce viſcère avec le dos des doigts, de le faire avec force; & une fois rentré, il faut laiſſer *la main* dans la cavité juſqu'à l'inſtant où on la ſentira ſerrée par les parois de la matrice ; ſi l'on ne prenoit pas cette précaution, l'on ſeroit dans le cas de craindre la rechûte; je l'ai vue ſe renverſer trois fois de ſuite, avec moins de volume, à la vérité.

983 Si l'on ne délivroit pas auſſi promptement, ſi l'on donnoit le tems à la matrice de ſe contracter, ſi l'on conſidéroit ſon volume avant l'accouchement, l'on éviteroit le renverſement, & la perte n'arriveroit pas ſi communément après la délivrance. Le ſeul moyen de prévenir ces accidens eſt de ne point délivrer dans les cas ordinaires, que les contractions de la matrice ne nous avertiſſent qu'il eſt tems d'aider à la nature.

984 Les efforts de la mere dans les dernieres douleurs de l'enfantement, lorſque l'enfant pèſe ſur les parties naturelles externes cauſent la chûte de l'anus ; cet inteſtin forme alors une tumeur ſemblable à un champignon, il fait douleur, s'enflamme facilement quand il eſt étranglé ; la femme, ſi le mal exiſte depuis long-tems, ne peut reſter couchée ſur le dos, ni aller à la garderobe.

Du renverſement de l'anus.

985 Il faut diſtinguer la chûte de l'anus

d'avec la chûte d'une grappe d'hémorrhoïdes : la figure de l'anus eſt unie, ne préſente qu'une ſurface percée d'un trou au milieu, la grappe d'hémorrhoïdes, au contraire, eſt inégale, raboteuſe & préſente différentes ſurfaces.

986 Cette maladie n'eſt point fâcheuſe, & ſe diſſipe en peu de tems ; il eſt rare que l'inteſtin, placé comme il faut, retombe à moins que la maladie ne ſoit ancienne, pour lors il n'y a d'autre remède que de porter un bandage fait de façon à ſoutenir l'inteſtin.

987 Pour faire rentrer l'anus, il faut, ſitôt que la femme eſt délivrée, prendre *un linge imbibé d'huile*, en couvrir le doigt indicateur, puis le porter dans le trou de l'inteſtin, & avec les autres doigts *palper* l'inteſtin, & le faire rentrer ; une fois en place, il faut laiſſer *le doigt* un certain tems, après quoi on le retire ſans amener le linge, & au bout d'un ſecond eſpace de tems on retire le linge en le contournant, on baſſine la partie avec *du vin*, *de l'huile*, on fait tenir la femme ſur *le dos*, *les cuiſſes* près l'une de l'autre.

Des hémorrhoïdes.

988 Quand l'accouchement eſt long à ſe terminer, que la tête de l'enfant reſte longtems au paſſage, elle preſſe la veine hémorrhoïdale, gêne la circulation, & don-

ne naiſſance aux hémorrhoïdes, elles peuvent exiſter avant la groſſeſſe, ou ne venir qu'à l'inſtant du travail ; elles peuvent fluer ou être ſéches : ces dernieres ſont les plus communes chez les nouvelles accouchées.

989 Il y a trois eſpéces d'hémorrhoïdes ; celles qui ſont à la marge de l'anus, que l'on appelle externes ; celles qui ſont au-deſſus du ſphincter, que l'on appelle internes ; enfin celles qui ſont entre les fibres du ſphincter ; ces dernieres ſont très-douloureuſes, étant ſerrées & étranglées par le ſphincter ; la femme ſe plaint alors d'une peſanteur conſidérable ſur le fondement avec douleur très vive.

990 Cette maladie n'eſt pas dangereuſe, cependant elle fait beaucoup ſouffrir la femme, elle peut même la priver du ſommeil ; dans ce cas extrême, il faut chercher à ſoulager la malade le plutôt poſſible, dans la crainte où l'on doit être de la fiévre ; on les vide alors par le moyen *de la lancette* ou *des ſangſues* : ſi le mal n'eſt pas ſi conſidérable, l'on fait deſſus *des lotions émollientes* ou *avec le lait* ; on applique l'onguent *populeum*, *la litharge & le beurre* ; en un mot, tout ce qui peut *calmer & adoucir*, évitant avec grand ſoin tous les *repercuſſifs*, même les moins actifs.

991 Les hernies ont quelquefois lieu pen- Des hernies.

dant l'accouchement, mais elles fe font prefque toujours par l'anneau ombilical, qui fe trouvant diftendu & affoibli par la dilatation des mufcles du bas ventre, facilite plus aifément que dans tout autre tems la fortie de l'inteftin ; il s'en fait une autre efpéce entre les mufcles du bas ventre, à qui l'on a donné le nom d'éventration.

992 Quand la femme vient d'accoucher, l'on doit palper le ventre avec attention pour voir s'il n'y a point de hernie ; s'il y en a une, il faut la faire rentrer, appliquer deffus des compreffes graduées, en commençant par la plus grande, & foutenir le tout par la ventriere avec le fcapulaire.

993 Dans la hernie qui fe fait par l'interftice des fibres des mufcles du bas ventre, il faut fe conduire autrement, c. a. d. il faut, après la réduction, mettre un bandage uniffant pour foutenir & rapprocher les fibres des mufcles : il eft rare que les femmes guériffent de ces hernies, il faut toujours qu'elles ayent recours au bandage à plaque pour l'exomphale, & au bandage uniffant pour l'éventration.

SECTION III.

De la Perte de sang.

994 La matrice regardée comme muscle creux, est susceptible de dilatation & de contraction : la dilatation a lieu pendant la grossesse, & la contraction depuis le commencement du travail jusqu'à ce que la matrice soit dans son état naturel.

995 Les vaisseaux qui entrent dans la composition de la matrice dans l'état naturel changent de nature pendant la grossesse, c. a. d. que la plûpart des lymphatiques deviennent sanguins, & les sanguins capillaires deviennent des troncs considérables, sur-tout ceux qui sont sous le placenta ; c'est principalement de ceux ci que sort le sang qui établit les lochies après la délivrance ; c'est aussi d'eux que sort celui qui occasionne la perte après l'accouchement.

996 La perte légère après l'accouchement est un bien pour la femme, elle diminue la pléthore, en conséquence les lochies sont moins abondantes, la sensibilité moins grande, la révolution qui suit, très-légère, & la fièvre beaucoup moins considérable.

Y iv

997 La perte qui arrive après la fortie du placenta eft très-dangereufe, elle eft occafionnée :

1° Par la préfence d'un corps étranger.

2° Par l'atonie des fibres de la matrice.

3° Par l'impulfion plus ou moins grande du fluide, à raifon de fa quantité, de fa véhémence & de fa vivacité.

4° Par la crevaffe de quelques uns des vaiffeaux qui entrent dans la compofition de la matrice, ou le déchirement de quelques parties internes de ce vifcère.

998 Lorfque c'eft la préfence d'un corps étranger, il faut, pour remédier à la perte, le fouftraire, fans cela la matrice ne fe contracteroit pas, le corps étranger empêchant fes fonctions ; c'eft la raifon qui m'a fait avancer plus haut que la perte avant l'accouchement nous annonçoit, pour peu qu'elle fût confidérable, le détachement du placenta, & qu'il falloit alors délivrer la femme fur le champ.

999 Lorfque la perte proviendra de l'atonie, il faudra confidérer ce qui peut l'occafionner ; l'atonie peut être produite par deux caufes différentes : la premiere par *l'extenfion* trop confidérable des fibres de la matrice, par *l'épuifement* où fe trouve la femme après un accouchement difficile & laborieux : la feconde viendra de la lenteur

de la contraction de la matrice, & elle aura lieu chez celles qui accouchent trop promptement, & que l'on délivre de même, il n'est pas rare de voir des femmes accoucher très - promptement, très - heureusement, s'endormir, & périr sans que l'on s'en apperçoive.

1000 Cet accident arrive rarement à celles qui ont eu un accouchement long & difficile, parce que la matrice dans ce cas a le tems de se contracter, de se resserrer, au lieu que chez la femme qui accouche très-promptement, & que l'on délivre de même, il peut arriver, quoique la matrice ne cesse de se contracter, que ce viscère n'étant pas assez resserré, & les contractions lentes, foibles, ayant peu d'effet, ne resserrent pas assez les orifices, laissent couler le sang abondamment ; & la matrice a perdu son ressort, quand elle est parvenue au point de contractions nécessaires pour les resserrer tous également.

1001 Il y a donc atonie réelle qui vient du manque de force de la part de la matrice, & atonie relative qui vient de la lenteur de la contraction ; c'est cette derniere qui est plus fréquente ; la perte peut quelquefois venir *d'un mouvement de colère, de l'usage de boisson spiritueuse*, &c.

1002 Quand la femme est attaquée d'u-

ne perte, *les forces* lui manquent, *les con-*
vulsions, *les hocquets* lui surviennent, *le*
pouls se concentre, est *petit, inégal, inter-*
mittent, convulsif, le *tintement d'oreilles*, les
éblouissemens, tous ces symptômes se suc-
cédent rapidement, & la femme périt en
très-peu de tems.

1003 L'atonie de la matrice peut être
complette ou incomplette ; elle sera complette si tout le corps de la matrice est dans
l'atonie ; & incomplette s'il n'y en a qu'une
partie : la perte est toujours dangereuse dans
l'un ou l'autre de ces cas ; mais dans la complette elle donne à peine le tems de se retourner : la perte peut encore arriver douze, quinze, vingt - quatre heures après la
délivrance ; elle sera alors occasionnée par
la retenue de quelque corps étranger.

1004 Il ne suffit pas de reconnoître ce
qui peut causer la perte & les symptômes
qui l'annoncent, il faut tâcher de la prévenir, & y remédier lorsqu'elle a lieu; avant
qu'elle existe, l'énormité de la grossesse,
soit à raison du volume d'eau, soit à raison
de la pluralité des enfans, la foiblesse de la
femme soit naturelle, ou à la suite de quelque maladie chronique, la longueur déme-
surée du travail, à raison des lentes & foibles contractions de la matrice, nous met-

tront dans le cas de craindre l'atonie, & vous fera agir en conséquence.

1005 Lorsqu'elle existe, il ne s'agit plus que de déterminer & de connoître la cause qui l'a produite ; si c'est par le détachement du placenta, il faut *l'extraire sur le champ*, parce qu'il fait corps étranger, & la perte cesse assez ordinairement après son extraction.

1006 Si elle est produite par la crevasse de quelques vaisseaux ou leurs déchiremens, il n'y a point de remède, à moins que l'accident ne soit très-léger ; il n'y a que la contraction vive & forcée de la matrice qui puisse arrêter cet accident ; mais il en résulte ordinairement une maladie de langueur qui termine les jours de la femme.

1007 Si elle est produite par l'atonie, il faut sçavoir si elle est complette ou incomplette : dans le dernier cas, elle donne le tems de secourir la femme, alors l'irritation ménagée du col, les contractions produites par l'art peuvent réussir : si elles ne réussissent pas, il faut en venir aux remèdes extrêmes.

1008 Si l'atonie est complette, à peine a-t'on le tems de secourir la malade, pour lors, dès que l'on s'en apperçoit, on fait frotter le ventre avec les mains trempées dans l'eau & le vinaigre, on fait appliquer des compresses trempées dans l'eau & le vinaigre, on fait jeter de l'eau de puits, on applique des draps trempés dans la même eau, on employe même de la glace ; mais le meilleur de tout est l'injection dans la matrice faite avec l'eau & le vinaigre ou l'eau-de-vie partie égale, mieux encore avec le vin pur ; ceux qui feront contre ce re-mède, opposeront l'accident qui peut sur-venir ; mais cet accident peut se guérir avec le tems, au lieu que la perte continuant la femme périt très-promptement.

De la perte interne.

1009 Il est une autre espéce de perte à laquelle l'on ne fait pas assez d'attention, qui cependant est aussi dangereuse, c'est la perte interne ; rien ne l'annonce, en con-féquence on ne peut la prévenir : la femme a été délivrée selon les régles de l'art, l'on ne foupçonne point d'accidens, cependant au bout d'un inftant la femme *étouffe*, *est pâle*, ne *peut parler*, *une fueur froide* s'empare de tout fon corps, enfin *elle ne tarde point à périr*, fi l'on ne vient promptement à fon fecours. La *retenue* de quelques caillots, la mauvaife habitude que l'on a de faire refter la femme *couchée fur le dos*, *la difpofition* de la ma-trice pendant la groffeffe, font autant de caufes de cet accident.

1010 Les caillots en bouchant l'orifice

empêchent le fang de couler, il fe coagule, refte dans la cavité, diftend, à raifon de fon augmentation fucceffive, les parois de la matrice, augmente, par cet écarte-tement, les bouches béantes des vaiffeaux, occafionne une plus grande diftenfion, qui, augmentant le volume contenu, donne lieu à la fuffocation.

1011 J'ai dit plus haut pourquoi la fitua-tion horifontale de la femme occafionnoit la perte interne. §. 896.

1012 La fituation de la matrice occa-fionne encore cette perte ; fi elle eft en de-vant fon col s'appuye fur le facrum ; après la délivrance fon volume n'eft pas affez di-minué pour qu'elle refte dans la cavité du baffin, en conféquence elle reprendra la fituation qu'elle avoit pendant la groffeffe, le col s'appuyera fur le facrum, la pefanteur de la totalité de ce vifcère peut être affez confidérable pour ne pas permettre la for-tie du fang ; le fang retenu dans la cavité occafionnera alors la perte interne.

1013 Voilà les accidens, les caufes & fymptômes énoncés ; quel remède faut-il employer ; il n'y en a point de plus fûr que *de vider* la matrice du fang qu'elle contient ; & malgré l'avis de quelques Praticiens, je fou-tiendrai que l'entrée de la main dans la cavité n'eft pas bien difficile, j'ai des exemples de ces faits de pratique : la matrice vidée, la suffocation cesse, la femme revient à elle, & ses suites de couches sont pour l'ordinaire très-heureuses.

1014 Tout ce que je viens de dire sur les pertes, dépend très-souvent d'une délivrance précipitée, & de la sécurité où l'on est après l'accouchement, s'imaginant qu'il n'y a plus rien à faire ni à craindre, la femme étant délivrée, & l'on se trompe.

De la descente du vagin & de la matrice.

1015 Après l'accouchement le vagin peut tomber hors la vulve, la matrice peut le suivre ainsi que les intestins, & former au dehors une tumeur plus ou moins considérable ; cette tumeur incomplette s'appelera descente de vagin ; complette elle sera descente de vagin & de matrice : il est rare que la descente de toutes les parois du vagin existe sans descente de matrice, au lieu qu'il peut arriver descente de matrice sans que le vagin se trouve intéressé.

1016 Cette maladie arrive rarement chez les femmes aisées, à moins qu'elles ne soient sujettes à un flux considérable de fleurs blanches, qui, relâchant les fibres du vagin, les rendent susceptibles de dilatation & de relâchement, si la femme a fait plusieurs enfans ; celles du petit peuple qui portent des fardeaux très lourds, qui font des exercices pénibles, y sont très sujettes.

1017 Les caufes de la defcente du vagin & de la matrice font tous les efforts que la femme peut faire pendant fa groffeffe, fon accouchement, & fa délivrance; le trop grand diamétre du baffin, le relâchement des fibres, la réaction des mufcles abdominaux; les defcentes du vagin, font beaucoup plus communes que celle de la matrice.

1018 Il eft une autre efpéce de defcente de vagin qui, à la vérité, eft moins confidérable, c'eft celle qui fe fait à la partie antérieure du vagin; elle arrive prefque toujours après l'accouchement, fur-tout fi la tête de l'enfant s'eft arrêtée long-tems au paffage.

1019 Quand la tumeur ne fort point, les femmes n'en font pas beaucoup incommodées; mais fi elle furpaffe les grandes lévres elle gêne en marchant, les femmes ont des cuiffons en urinant, ne peuvent fe coucher fur le côté, principalement fi elles font graffes & charnues.

1020 Lorfque c'eft la partie antérieure du vagin qui forme la defcente, il y a peu de chofes à faire, le tems remédiera, il ne faut que de fimples *ablutions* légérement *aftringentes* fur la partie: le vagin a coutume de refter un peu bourfouflé, mais cela n'apporte aucun dommage. Je ferois même affez porté à croire que les femmes y gagnent.

1021 Si la defcente eft à la partie poftérieure, elle demande plus d'attention ; on fe fert d'abord des *ablutions & injections toniques & aftringentes* ; mais le meilleur de tous les remèdes pour la femme attaquée de pareille maladie, eft de devenir groffe.

1022 Si cette conduite ne réuffit pas, on fait porter à la femme un *peffaire*, foit fimple, foit à pivot : de tous les moyens que j'ai été dans le cas d'employer en diverfes circonftances, celui qui m'a conftamment réuffi, eft l'éponge trempée dans le vin, & introduite au fond du vagin.

1023 Quant à la defcente de matrice, fa guérifon eft plus longue, rarement réuffit-on quand elle eft complette ; il faut de néceffité que la femme porte un peffaire, celui qu'on nomme péffaire à pivot eft le meilleur de tous : celles qui ont cette incommodité ne doivent faire aucun effort.

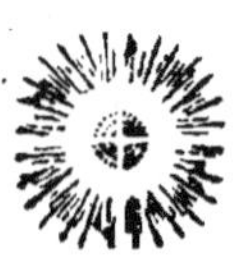

SECTION IV.

*Des Maladies qui proviennent du dérange-
ment de l'excrétion qui se fait pendant la
couche.*

1024 JE viens de parler des maladies qui
proviennent de l'accouchement : dans ces
maladies les unes sont légères, les autres
sont considérables, mais elles ne sont jamais funestes, au lieu que celles que je vais
traiter sont toutes très dangereuses.

1025 La plûpart des femmes après la
délivrance éprouvent des tranchées plus ou
moins considérables; on appelle ces douleurs *dolores post partum*; elles viennent
par intervalle, sont toujours suivies de quelques excrétions par la vulve. Il y a deux
espéces de tranchées; celles qui viennent
immédiatement après l'accouchement, &
celles qui prennent dans le courant de la
couche : les premieres arrivent conformément aux loix de la nature, & ne sont
point fâcheuses; les autres annoncent presque toujours des dépots.

*Des tran-
chées.*

1026 Les femmes qui accouchent de
leurs premiers enfans n'ont point de tranchées, ou elles sont si légères qu'à peine

Z

elles s'en apperçoivent ; celles qui ont fait beaucoup d'enfans, & qui accouchent très-facilement, les éprouvent très-vives & très-longues ; chez celles qui ont un travail très-long & pénible, elles sont très-rares.

1027 La cause des tranchées n'est pas, comme l'ont avancé certains Auteurs, l'effet du mauvais régime pendant la grossesse, ni la présence des vents, comme le dit *Mauriceau* ; ces douleurs sont dans la matrice, & non dans les intestins ; c'est ce que l'on peut reconnoître par le moyen du tact.

1028 M. *Puzos* regardoit l'écoulement des lochies comme une fonte suppurée. M. *Dionis* avoit imaginé des cicatrices. M. *Levret* dit que c'est le sang épanché dans la cavité de la matrice, qui, par sa résidence, forme un corps solide qui gêne ce viscère, le fait entrer en contraction pour le chasser.

1029 Cette cause peut avoir lieu, mais je crois qu'elle n'existe que dans le premier instant ; il y a des tranchées qui sont occasionnées par la distraction de l'orifice à raison des caillots contenus dans la cavité de ce viscère ; mais aussi il y a des tranchées qui ne sont pas causées par les caillots : d'ailleurs toutes les femmes sont sujettes à cette espéce de tranchées, même à leur premier accouchement ; au lieu que celles dont je parle, les unes y sont plus sujet-

tes que les autres, fur-tout fi ce n'eſt pas
un premier enfant, & fi le travail n'a pas
été long & laborieux.

1030 Quelle eſt donc la cauſe de ces
tranchées, la voici : la matrice après l'accouchement eſt plus ou moins fatiguée,
elle vient d'opérer un travail extraordinaire
auquel elle n'eſt point accoutumée ; ſes contractions l'ont fatiguée, épuiſée, ſes fibres
muſculaires s'en reſſentent, & ne peuvent
plus ſe contracter ſans douleurs ; ſi elle ſe
tient tranquille la malade ne ſouffrira pas ;
ſi elle ſe contracte, elle ne le fera pas ſans
douleurs.

1031 Or, il peut arriver que la matrice
ſoit ſollicitée à ſe contracter après l'accouchement ; il doit même ſe faire avant la révolution du lait un dégorgement : il eſt
difficile qu'il ſe faſſe aiſément ; s'il ne ſe fait
promptement, il ſe formera des ſtaſes dans
quelques vaiſſeaux ; de là naîtra l'irritation
qui fera entrer la matrice en contraction,
elle ne pourra le faire ſans douleurs ; en
conſéquence les tranchées ſeront plus ou
moins vives.

1032 Plus l'accouchement a duré, plus
il a été difficile, plus la matrice ſe ſera contractée, plus elle ſera dégorgée, moins les
contractions après l'accouchement ſeront
douloureuſes ; c'eſt la raiſon qui fait que

les femmes, à leur premier enfant, n'ont point de tranchées, parce qu'ordinairement elles accouchent moins vîte, & que les parties molles réfiftent davantage.

1033 Plus les fucs que les vaiffeaux de la femme renfermeront feront groffiers, plus l'irritation fera grande; plus ils auront de peine à fortir, plus facilement ils formeront ftafe; c'eft la raifon qui a fait attribuer au mauvais régime pendant la groffeffe, ces tranchées dont les femmes fe trouvent tourmentées.

1034 Les tranchées prennent au nombril, defcendent vers le fiége; il en eft toujours de même quand la matrice fe contracte; elles reviennent par intervalle, le ventre eft mou, la matrice feule eft dure parce que la tranchée ne fe paffe que dans ce vifcère; quand la fueur & la liberté du ventre viennent, les tranchées difparoiffent parce que la matiere qui les caufoit fe trouve enlevée par ces excrétions.

1035 Quand les tranchées font modérées, elles inquiétent peu les femmes; mais quand elles font violentes, elles les allarment, il faut y faire attention; il eft à craindre qu'elles ne viennent de la grande quantité d'humeurs; pour lors il peut arriver ftafe, de là l'engorgement, & peut être la fiévre.

1036 Il faut, quand elles font mo-dérées, folliciter *l'infenfible tranfpiration*, recommander à la femme de ne pas fe laif-fer gagner *par le froid*, encore moins *par la grande chaleur*; lui faire faire ufage *de boif-fon raffraîchiffante*, & légérement *diaphoréti-que*; tous les prétendus remèdes fi vantés font tous à craindre; l'on doit d'autant mieux s'en méfier qu'il entre de *l'opium* dans prefque toutes ces drogues.

1037 Si abfolument la femme veut des remèdes, on fixe un régime *adouciffant* & *raffraîchiffant*, on prefcrit une *potion légè-re*, qui, dans le vrai, ne fignifie rien; on la fait beaucoup boire, & on tâche de l'a-mufer, & de faire paffer le tems.

1038 Si les tranchées font violentes, qu'elles ôtent le fommeil, le repos, qu'elles agitent beaucoup la femme, il faut *faigner*, appliquer fur le ventre des *herbes émollien-tes*, donner des *lavemens émolliens*, exciter *la tranfpiration*, & éviter *les purgatifs*.

1039 Si ces remèdes ne fuffifent pas, on a recours aux *antifpafmodiques*, on fait prendre en *lavement* quinze, vingt grains de *caftoreum*; on fait faire une potion dans laquelle entre *l'eau de tilleul*, *de caille lait*, &c. on peut donner *la poudre de valerianne fauvage*, *la liqueur minérale d'Hoffman*; on fait fur le ventre des embrocations avec *l'huile de succin*, *l'huile d'amande douce ;* les douleurs passées l'on purge la malade.

1040 Les lochies rouges doivent couler pendant un tems limité, elles varient cependant par rapport à leur durée & à leur quantité : la suppression de ces lochies occasionne toujours des maladies aiguës ; le local de la maladie est le bas-ventre.

1041 Quand elles se suppriment, *le ventre s'éleve*, devient *dur*, *douloureux*, *tendu*, sur-tout à la région de la matrice, *la fiévre* s'allume, devient bientôt *vive*, *les douleurs* sont insupportables, *le transport* survient, *la difficulté* de respirer, enfin tout ce qui accompagne l'inflammation.

1042 L'on regarde la suppression des lochies rouges comme un accident mortel, sur-tout si elle est portée à un certain degré, je ne suis point de cet avis ; il est vrai de dire aussi qu'elle le sera toujours si l'on traite avec *les emménagogues* qui sont tous médicamens incendiaires, qui font plus de mal que de bien.

1043 La suppression des lochies est plus ou moins grave suivant le tems où elles se suppriment ; le troisieme jour le mal est leger, le second il est plus considérable ; en un mot, le mal augmente à proportion que le tems est plus long ou plus court entre la suppression & l'accouchement.

1044 Il faut encore obſerver ſi la ſupreſ-
ſion eſt parfaite, ou ſi les lochies ne ſont
que diminuées ou altérées, cette ſuppreſſion vient de la congeſtion du ſang
dans la matrice, qui ferme l'embouchure
des vaiſſeaux qui le laiſſoient couler, & les
cauſes de cette congeſtion ſont *l'étranglement des vaiſſeaux* qui doivent livrer paſſage, &c.

1045. La premiere ſe fait rarement appercevoir, la ſeconde eſt beaucoup plus
commune, ayant un nombre infini de cauſes déterminantes, comme *la peur, la colere, le ſaiſiſſement, le chagrin, la joie, les
coups, les chûtes, les meurtriſſures, les plaies,
les déchirures, les contuſions de la matrice*,
enfin tout ce qui peut occaſionner & donner lieu à l'inflammation.

1046 Les accidens qui accompagnent
cette maladie ſont graves, les femmes ſen-
tent *des douleurs* vers le fondement, éprouvent *une grande chaleur* à la région de la
matrice, *les lochies* ceſſent de couler, ou
elles ne ſont plus qu'une *ſéroſité rouſſeâtre*,
le pouls de la femme eſt *dur, gros, fréquent*,
la tête eſt dérangée, il y a *diſparates*, la phy-
ſionomie de la femme eſt *altérée*.

1047 La chaleur que reſſent la femme
vient de la congeſtion du ſang & de l'érétiſme, d'où il s'enſuit un effet ſemblable à
Z iv

l'inflammation , & c'eſt cette maladie que l'on peut appeler inflammation de matrice. Quand il ne ſort plus rien par la vulve, *la chaleur* augmente ; s'il ſort quelque choſe, c'eſt une *eau rouſſeâtre de mauvaiſe odeur*, le ventre devient *ſerré, élevé, tendu, tuméfié, douloureux* ; *la peſanteur* ſimplement du drap incommode la femme, elle ne peut rien ſupporter ſur cette région.

1048 Dans l'inflammation du bas-ventre *le pouls eſt petit, concentré, intermittent* ; dans celle de la matrice, au contraire, *le pouls* au commencement *eſt élevé, gros, plein, fréquent, dur* ; quand la maladie dure long-tems, *le pouls* tombe, devient *petit, intermittent, le viſage s'altére, les fonctions animales* ſont troublées, la femme tombe dans une eſpéce *de coma* dont on a beaucoup de peine à la faire revenir ; *elle ronfle*, rend quelquefois *de l'écume* par la bouche, les yeux ſont *toniques, hagards, niais*, &c.

1049 Cette maladie eſt très-dangereuſe, ſur-tout ſi elle dure depuis quelques jours; il faut, pour la guérir ; connoître les premiers ſymptômes qui l'annoncent, & prévenir le mal de loin; les premiers ſymptômes ſont *la diminution* ou *la ſuppreſſion des lochies ; les chauffoirs*, au lieu d'être empreints d'un ſang qui fait croûte, *ſont mouillés & pénétrés* d'un ſang *clair & délayé, le pouls eſt plus tendu*, la femme *déraisonne* de tems en tems, elle est *triste*, *absorbée*, &c.

1050 L'inflammation arrive communement à la matrice après l'accouchement, parce que ce viscère est *fatigué*, que *ses fibres sont dans un état violent de contraction*, qu'il *doit se faire une excrétion*, que la malade *est pléthorique*, obstacle considérable pour bien guérir l'inflammation ; qu'il y a *cacochymie*, nouvel obstacle à vaincre, parce que l'humeur redondante chez la femme est prompte à s'altérer.

1051 Les femmes qui éprouvent cette maladie ne tardent point à périr ; *la gangrene* se met à la matrice, & elle est si violente & si prompte, que leurs cadavres, dans l'espace de sept à huit heures, portent une odeur insupportable.

1052 Il y a deux indications à remplir dans le traitement de cette maladie ; mais le premier de tous les soins est d'apporter remède à l'inflammation, en procurant *le relâche & la détente* de la partie enflammée, afin de favoriser la résolution de la matiere qui a formé la congestion ; le second est de *solliciter le retour des lochies* ; mais ceci ne doit pas occuper beaucoup, parce que si l'on remédie à l'inflammation, ou les lochies couleront, ou l'on ôtera la nécessité de leur écoulement.

1053 Le public & quelques Praticiens croyent encore que *les saignées* du bras dans ce cas ne font pas falutaires, c'eft une erreur, & il n'y a point de meilleur remède à employer dans les premiers inftans ; il faut *les faire de trois heures en trois heures*, faire *les premieres copieuses & abondantes*, ne point faire attention à tout ce qui coule par la vulve, & être perfuadé du principe qu'il faut traiter cette maladie comme une inflammation très-grave, qui va bientôt produire *la gangrene* ; il faut en conféquence *éviter tout ce qui peut irriter*, c'eft ce que l'on ne feroit pas *en faignant du pied.*

1054 Après la faignée on demande fi l'on peut fe fervir de *l'émétique* ; oui & non fuivant les tems de la maladie, *c. a. d.* fi on le donne au commencement de la maladie on réuffira ; il faudra cependant le mêler avec *quelques liqueurs fimples & cordiales* ; fi l'on n'eft mandé que lorfque la femme a éprouvé les premiers fymptômes, & qu'ils durent depuis long-tems, il ne faut pas s'en fervir, il deviendroit *pernicieux* en augmentant *par fes fecouffes l'inflammation & l'engorgement* plutôt que de débarraffer la matrice.

1055 L'on fait *des fomentations* fur le ventre de la malade, on y applique des *veffies pleines de lait*, on met *des flanelles*

*trempées dans la décoction d'herbes émol-
lientes* ; on fait *des frictions sur le ventre avec
l'huile d'hypericum,* & *l'huile rosat,* auxquelles
on ajoute quelques gouttes *d'huile de rhue,
d'anis, de succin* ; on donne beaucoup de
lavemens *émolliens, on fait boire* la malade
abondamment ; on prescrit *un régime très-
sévère* ; on employe *les bains de vapeurs* ;
enfin on met en usage tous les médicamens
émolliens & *résolutifs.*

1056 *Les bains de vapeurs* produisent une
sueur qui dégage la matrice d'une partie
de la matiere superflue, & tend à procurer
la résolution du reste.

1057 Le dérangement de ces secondes
lochies ne produit pas toujours des maladies aiguës ; intérieurement elles en causent
d'aiguës, de simplement aiguës, & de chroniques ; extérieurement elles causent ces maladies que l'on appelle dépots laiteux.

*De la sup-
pression des
lochies
blanches.*

1058 Quand le lait se grumelle dans les
mammelles, *ces organes se durcissent, rou-
gissent,* sont *douloureux,* la malade y
sent *des battemens, la fiévre* survient, les
symptômes augmentent de plus en plus, il
se fait *une fausse suppuration* dans les mammelles, & la matiere s'écoule par des trous
qui s'y forment ; cette maladie se divise en
trois :

*Des engor-
gemens lai-
teux dans
les mam-
melles.*

1° Ou la tuméfaction est légère ou passagere.

2° Ou l'inflammation est vive & dure long-tems.

3° Enfin l'inflammation est telle qu'elle ne peut se terminer que par suppuration.

1059 La sécrétion du lait interceptée est la cause déterminante de cette maladie ; il est rare qu'elle vienne du lait seul, c'est ordinairement de causes extérieures, *comme le froid*, *la retenue du lait dans les mammelles*, *la quantité considérable de ce fluide*, *l'usage des alimens âcres & irritans*; enfin *l'intempérance*, & sur-tout *les médicamens répercuffifs*.

1060 Si la tuméfaction du sein est considérable, la femme y ressent *de forts élancemens* ; dans le commencement *elle respire assez facilement*; mais quand *la fièvre* devient *très-vive*, elle perd *le sommeil*, *l'appétit*, *les urines sont claires*, *la peau est séche*, *le ventre serré*, *la respiration gênée ;* en un mot, tous ces symptômes accompagnent & augmentent de plus en plus, jusqu'à ce que la suppuration soit établie.

1061 Quand la suppuration se fait, la femme ressent *de petits frissons*, sur-tout *entre les épaules*, *son pouls devient petit*, *la moiteur* se fait appercevoir, & l'on ne tarde pas à sentir *la fluctuation.* Quand la suppuration se déclare totalement, c'est une maladie longue & vive, il n'y a ordinairement qu'une mammelle *de grosse, d'empâtée,* l'autre est simplement *flétrie.*

1062 J'ai dit plus haut qu'il y avoit trois degrés d'inflammation, en conséquence on ne doit pas appliquer, ni se servir des mêmes médicamens. Dans le premier degré les mammelles *sont engorgées, l'inflammation* est prête à venir, *il y a douleur, rougeur, tension,* il faut *saigner* la malade, provoquer *la sueur,* ce que l'on obtiendra par différens moyens, mais le plus simple est l'application des *vessies;* faire boire *une tisanne adoucissante,* comme *la scorsonère,* avec quelques feuilles *de bourrache,* éviter les *échauffans & les toniques,* frotter le sein avec *des huiles & le blanc de baleine* quand il est frais; on employe ensuite les *résolutifs & les émolliens.*

1063 Si malgré vos soins le second degré vient, *l'on saigne* plusieurs fois, *on fait suer* la malade abondamment, on tâche de débarrasser les mammelles par *la succion,* on entretient *le ventre libre, on purge souvent,* ce dernier moyen est fort avantageux; on met la malade à l'usage *des apo-sèmes seuls ou aiguisés;* on met sur le sein des cataplasmes faits avec la *ciguë, la ca-*

momille, *la farine d'orge, le pain émietté, le vieux lard*, &c.

1064 Enfin le troisieme degré arrive, l'inflammation eſt conſidérable, & ne peut ſe terminer que par ſuppuration ; on employe alors *les maturatifs*, & quand la fluctuation eſt à ſon point, on fait *l'opération*. Des Praticiens défendent d'ouvrir l'abſcès ils ont raiſon en certains cas ; c'eſt lorſque le volume de la tumeur ne s'étend pas beaucoup, & eſt volontiers circonſcrit dans la mammelle ; or dans ce cas il faut laiſſer la femme, la nature ſeule ſuffit ; mais pour peu que l'on s'apperçoive que la matiere quitte le ſein, *il faut l'ouvrir* ; c'eſt un dépôt critique dont il faut écouler la matiere le plutôt poſſible : il y a des femmes qui, pour avoir voulu différer, ont eu des clapiers juſques ſous les bras.

Des dépots
laiteux ex-
térieurs.

1065 L'humeur laiteuſe détournée de la route par où elle devoit ſortir, ſe jette le plus communément à l'extérieur, & y forme ce qu'on appelle dépots laiteux ; ces dépots ſont annoncés par *des friſſons irréguliers, par la douleur* que reſſent la malade dans la partie où ils ſe forment, par *l'élévation* & *la dureté* de cette partie, par *la fiévre* plus ou moins vive, ſelon le degré de douleur & de tenſion.

1066 La peau dans ce cas ſe trouve *un*

peu altérée, il y a *empâtement*, quelquefois tout disparoît pour un tems, & revient ensuite avec plus de force; *ces maladies sont tenaces, difficiles* à vaincre, & laissent presque toujours *des suites fâcheuses*, mais enfin on en vient à bout, pour réussir il ne faut pas traiter méthodiquement, il faut brusquer la maladie, la témérité dans ce cas est d'un grand secours.

1067 Ces dépots laiteux sont différens à raison du lieu où ils sont, *c. a. d.* ils arrivent aux bras, au ventre, aux extrémités inférieures, &c. à raison de leur étendue ; il y en a de très considérables, comme depuis l'aine jusqu'au pied; il y en a d'autres qui sont circonscrits, d'autres n'occupent qu'une petite partie d'un grand tout; d'autres occupent tous les muscles du bas-ventre; d'autres forment des escarres gangreneux, enfin d'autres produisent des maladies chroniques.

1068 La congestion de l'humeur laiteuse dans les parties cellulaires est la cause immédiate des dépots laiteux, aussi sont-ils fréquens dans les parties où il y en a beaucoup, comme *aux plis des aines*, *aux fesses*, à la *région des reins*, à celle de la vessie; les causes qui la détermineront à se porter plus sur une partie que sur l'autre seront *la foiblesse de la partie*, *sa vexation*, *son défaut d'action*.

1069 La trop grande quantité d'humeur laiteuse, l'embarras dans la filtration, sur-tout si la femme n'éprouve aucune excrétion, font encore des caufes de dépots; pour lors la femme reffent *de petits friffons irréguliers* ; fi ces friffons s'étoient fait fentir avant la fiévre de lait, & s'ils continuent après, il faut fe tenir fur fes gardes, ce figne peut annoncer, comme je l'ai déjà dit, une fuppreffion des lochies.

1070 Dans ce tems le vifage de la femme *eft altéré*, *l'économie animale eft dérangée*, *les dégoûts viennent*, *les naufées*, *le vomiffement*, quelquefois *la langue eft chargée*, *la foif eft grande*, *la femme eft abbatue*, elle fent une fatigue, *une brifure univerfelle*, le dépot alors eft prêt à fe former.

1071 Lorfqu'il fe forme, la plûpart des fymptômes ceffent, mais ils ne tardent pas à revenir avec plus de force ; la malade reffent alors, dans la partie affectée, *une douleur gravative* qui augmente par degré, *la tumeur s'éleve*, devient quelquefois *d'une groffeur horrible* ; la cuiffe, fi c'eft la partie affectée, *fe gonfle avec excès*, la femme reffent *des engourdiffemens*, la partie eft *comme amputée*, *la fiévre eft vive*, *le pouls eft roide*, *l'artère eft tendue*, *pleine*, &c.

1072 Quand le dépôt eft parvenu à fon point, *l'artère eft petite*, les femmes ont *le*

jugement

jugement fain, *les urines*, qui dans le commencement étoient claires, font *troublées dans la crife*, *le ventre devient ferré*, *la peau eft aride*, *féche*, il y a *courbature univerfelle*, *maux de tête*, &c.

1073 Ces dépots font longs & opiniâtres, d'autant plus dangereux qu'ils font proches de quelque capacité, la gangrene furvient, la fuppuration fe fait mal, fouvent il fuccéde des ulcères de mauvais genre.

1074 Pour parvenir à guérir ces maladies, il faut beaucoup *évacuer*; quand les dépots font petits, il fuffit de faire *garder le lit* à la malade, de lui faire obferver *une diéte févère*; de ne lui faire ufer *que d'alimens liquides*, l'exciter *à la tranfpiration*; fi la fueur vient difficilement, il faut *la faire boire* abondamment, afin que l'abondance des urines rempliffe la même indication.

1075 Si le dépôt eft grand, il faut fçavoir s'il eft ancien ou nouveau; s'il eft nouveau, on ne peut trop fe hâter d'enlever l'humeur pendant qu'elle eft encore fluide: pour cela il faut *faigner* la malade *copieufement*, lui prefcrire *une boiffon diurétique*, la *faire fuer*, & lui donner beaucoup *de lavemens*, prefcrire *des apofèmes laxatifs*, lui adminiftrer *des purgatifs minoratifs aiguifés*, & *la purger* fouvent & beaucoup.

A a

1076 C'eſt une queſtion de ſçavoir, ſi, quand il y a fluctuation, il faut ouvrir la tumeur; je crois qu'il ne le faut faire que lorſqu'on craint les fuſées comme aux mammelles, aux parties ſupérieures des cuiſſes, & en général dans tous les endroits où il y a beaucoup de tiſſu cellulaire; quand on ne peut rien eſpérer de la réſolution, il faut hâter la coction; ſi on l'eſpére, & que le dépôt ſoit ſous les aponévroſes, il faut appliquer *les médicamens les plus forts* pour l'obtenir.

Des dépôts ternes.

1077 L'humeur laiteuſe peut ſe porter à l'intérieur, & y former des maladies plus ou moins aiguës; elle ſe portera pour lors à l'une des trois capacités, *c. a d.* au cerveau, à la poitrine, ou au bas ventre.

De l'apoplexie laiteuſe.

1078 Quand l'humeur ſe porte au cerveau, elle y produit ce qu'on appelle l'apoplexie laiteuſe; cet accident a coutume d'arriver les huit premiers jours de couche, & l'on y peut diſtinguer trois tems, l'apoplexie menace, l'apoplexie ſe forme, ou elle eſt déjà formée.

1079 La cauſe de l'apoplexie eſt l'engorgement du lait dans les vaiſſeaux du cerveau, la matiere du lait ne pouvant ſortir par les mammelles, ni par la matrice, erre par tout le corps; entraînée par la circulation, elle ſe dépoſe ſur le cerveau,

d'autant plus aifément que la pofition horifontale où eft la femme la détermine.

1080 Rien n'eft fi rare que l'apoplexie
laiteufe, quand le lait coule librement ;
mais elle peut avoir lieu fi les mammelles
ou la matrice ne filtrent point ; en conféquence tout ce qui pourra empêcher le lait
de fortir, fera caufe déterminante, comme
le faififfement, le chagrin, &c.

1081 Nous avons des fignes qui annoncent l'apoplexie, d'autres qui nous appre-
nent qu'elle eft formée, d'autres enfin qui
nous dénotent le dernier degré, & en conféquence la mort prompte de la malade ; le
grand art de l'Accoucheur eft de prévenir
la maladie, & fçavoir ce qui l'annonce ;
c'eft ce que je vais décrire.

1082 Chez certaines femmes, *les lochies
font arrétées*, chez les autres *elles coulent encore*, mais *en petite quantité* ; ce n'eft plus
qu'une férofité rouffeâtre ; dans les premiers
jours elles font encore *fanguinolentes, les
mammelles* ne fe tuméfient pas ; apres la fiévre de lait, il ne fort *qu'une férofité blanche* ;
mais dans l'un ou dans l'autre cas elle ne
tache point le linge, *le ventre eft mou, la
région de la matrice eft en bon état, les urines diffèrent peu* de l'état naturel, de même
que *les excrétions par l'anus* ; *le pouls eft fréquent, gros, ondulant, la peau eft féche, la*

A a ij

femme eſt *dans un état de ſtupidité*, *dort* toujours, *crie* beaucoup, & ſe met facilement
en colere.

1083 Quand on s'apperçoit que l'apoplexie va ſe former, il n'y a point de tems
à perdre, peut-être ſous une demi-heure le
mal ſera fait, il n'y aura plus de ſecours à
donner; des Praticiens dans ce cas font ouvrir *les veines*, donnent *l'émétique*, font *reſpirer des odeurs fortes*, cela eſt inutile ; ſi le
mal eſt fait, la partie affectée a trop peu
de reſſort pour eſpérer la réſorption.

1084 Ce qu'il y a de mieux à faire, quand
il reſte une lueur d'eſpérance, c'eſt l'application *des véſicatoires*, en des lieux différens ; *la ſuccion* opérée *fortement & vigou-
reuſement*, les lavemens avec *le vin émétique*, *la décoction de ſéné*, ou *le tartre ſtibié* ;
on fait tenir la femme *aſſiſe ſur ſon lit*, on
lui donne *de l'air ;* d'autres fois l'on *pouſſe
à la tranſpiration*, on *l'égaye*, on empêche
qu'elle ne ſoit à elle·même, *les lavemens* s'ad-
miniſtrent de trois heures en trois heures ,
on donne *le ſel duobus*, on applique *les ſangſues*, on *frotte* la tête avec *l'huile animée de
ſuccin* ou *d'eſprit volatil*.

1085 Quand les urines *ſe troublent*, *de
claires* qu'elles étoient, c'eſt un bon ſigne,
il ſe fait alors *une évacuation copieuſe*, l'a-
poplexie n'eſt plus à craindre, mais aſſez or-

dinairement suit *la fiévre putride*; si cependant l'on a traité la maladie *brusquement &*
vigoureusement, il n'y a rien à craindre.

1086 Il est une autre maladie qui a tant *De la suffo-*
de rapport à celle-ci, que les Praticiens les *cation.*
confondent l'une & l'autre; il est cependant très-nécessaire de sçavoir les distinguer : c'est la suffocation, qui produit *perte*
de connoissance, convulsions, tremblement
dans tout le corps, les lochies diminuent, le
jugement s'altére, il y a *fiévre ;* cette maladie n'est point dangereuse.

1087 Les suffocations sont complettes ou
incomplettes, habituelles ou accidentelles;
complettes, quand la femme perd absolument la tête, & qu'elle ne se souvient pas
de ce qui s'est passé pendant l'orage; incomplettes, lorsqu'elle ne perd pas tout-à-
fait connoissance ; habituelles, si la femme
étoit sujette à ces accès pendant ou avant
la grossesse, c'est ce qui est très-important
de sçavoir; accidentelles, si elle n'en avoit
jamais éprouvé.

1088 Les causes qui donnent lieu à cet
accident, sont les *caillots* de sang restés dans
la matrice, qui *la distendent, la gonflent*, &
forcent la matiere qui doit sortir de rester
dans ses vaisseaux, *l'irritent & peuvent* à la
longue former une maladie inflammatoire,
ce qui arrive cependant très-rarement; *le*

A a iij

froid subit, le saisissement, en un mot, tout ce qui peut s'opposer au libre dégorgement de la matrice, peut être cause de cet accident; *la sensibilité trop grande de la femme, l'abondance des sucs, & l'hystérisme* sont les causes disposantes.

1089 Cet état prend brusquement, il n'est précédé ni accompagné *d'éblouissemens, de frissons*, ni des autres accidens qui accompagnent l'apoplexie. Les femmes se plaignent *de gargouillement dans le ventre, de pesanteur à la matrice, de sentir une masse* qui monte du bas-ventre à la poitrine qui gêne la respiration; *la transpiration s'arrête*, elles perdent *connoissance, ne respirent qu'en ralant, leurs yeux sont tournés, fixes*, elles ont *des convulsions au visage*, ou *dans tout le corps; le pouls est serré, convulsif, il se perd* souvent pendant la convulsion; mais il se fait sentir dès que le calme paroît.

1090 Il faut distinguer cette maladie de l'apoplexie laiteuse; dans l'apoplexie les excrétions de l'humeur laiteuse *sont arrêtées, le lait* ne coule point par la vulve, & ne monte point aux mammelles; *la région du ventre & de la matrice est molle, la voix est glapissante, l'œil sinistre, hagard, effrayant;* il y a *disposition au sommeil, au ronflement, les convulsions* sont au visage, *le pouls est gros, fréquent*, il y a *écume* à la bouche,

*écoulement par le nez, par le grand cantus de
l'œil*, &c.

1091 Dans les suffocations *les linges font
tachés, les lochies font louables, la région de
la matrice eft élevée, les femmes babillent un
peu, mais la voix n'eft pas plus glapiffante,
l'œil n'eft point finiftre ni hagard, il eft lan-
guiffant,* noyé *de larmes, trifte, la conver-
fation* eft de même; *elles s'imaginent* mourir, *les convulfions* font univerfelles; *elles
fentent* pefanteur à la région de la matrice,
*le pouls eft ferré, petit, intermittent, convul-
fif,* &c. L'on reconnoît, d'après la defcription de ces fymptômes, que ces maladies
diffèrent beaucoup entre elles; qu'on ne
peut faire trop d'attention pour les diftinguer, & qu'il eft très-dangereux de les confondre.

1092 Pour remédier à cette fuffocation,
il faut fçavoir fi c'eft la préfence de quelques caillots qui l'occafionne, le meilleur remède & le plus fimple eft d'en faire
l'extraction; fi l'on ne peut introduire la
main, il faut fe fervir *de la pince de M. Levret;* on fait *des injections,* on donne *des
lavemens,* ils *détendent, forment* des bains
intérieurs, *font aller à la felle;* pendant ce
tems la femme rend les grumeaux de fang,
dès qu'ils font fortis elle fe porte bien.

1093 Si ce n'eft pas la préfence des caillots, la fuffocation ne peut être occasionnée que *par l'ébranlement des nerfs* ; & cet ébranlement eft produit *par l'engorgement de la matrice* ; dans ce cas il faut fe conduire comme dans une inflammation commençante, faire beaucoup *fuer* la malade, appliquer fur le ventre des *topiques émolliens*, donner *le fel duobus*, *purger* la malade, *procurer par la voie des felles & des urines* une excrétion abondante ; écarter de la femme *les fujets de chagrin*, *de mélancolie*, *ne pas faigner du pied*, *ni appliquer les véficatoires.*

De la péripneumonie laiteufe.

1094 Le lait fe portant fur la poitrine, produit la péripneumonie laiteufe ; cette maladie eft de même nature que les autres, c'eft une congeftion inflammatoire occafionnée par la matiere laiteufe amalfée dans les vaiffeaux de la poitrine ; elle ne diffère des autres maladies dont nous venons de parler, que parce qu'elle fe forme dans le tems de la fiévre de lait.

1095 Cette maladie confifte dans *une grande oppreffion*, *difficulté* de refpirer, *fiévre violente & continue*, quelquefois *crachement de fang*, *douleur pongitive* au côté ; il n'eft pas poffible, dans la pleurefie laiteufe, de voir, d'examiner & de fuivre tous les fymptômes qui accompagnent les autres pleuréfies ; la maladie eft trop prompte, les accidens fe fuivent de trop près, & les malades périssent avant que l'inflammation ait le tems de passer de la plévre au poumon.

1096 La cause de cette maladie est le dépôt de lait sur la poitrine ; l'ouverture des cadavres nous le prouve, & ce qui produit ce dépôt est tout ce qui produit en général les dépôts laiteux ; il peut arriver particuliérement que pendant la fiévre de lait, les mammelles refusent de s'enfler, le tissu cellulaire de la plévre, & le poumon se trouvant dans le voisinage l'humeur s'y arrête quelquefois, & occasionne alors la péripneumonie laiteuse.

1097 Les femmes qui ne nourrissent pas sont plus sujettes à cet engorgement que celles qui nourrissent ; il est surprenant que cette maladie n'arrive pas plus fréquemment ; il est très rare qu'elle arrive à une femme d'un bon tempérament ; & le plus communément ce sont les femmes affectées de la poitrine chez qui ces dépôts paroissent.

1098 La cause déterminante de cette maladie *sera le froid*, *les astringens* appliqués sur le sein, *les linges* que l'on aura trop serrés ; en un mot, tout ce qui pourra empêcher les tuyaux du sein de recevoir la matiere laiteuse ; cette matiere alors pourra se jeter dans le voisinage, *c. a. d.* dans le

tiſſu cellulaire de la plévre & ſur le poumon ; enfin toutes les autres cauſes déterminantes des dépôts laiteux pourront donner lieu à celui-ci.

● 1099 La malade dans ce dépôt éprouve
un friſſon très grand, *très-long*, il vient de
la maſſe du ſang ſurchargée d'une humeur
excrémentitielle ; c'eſt de là que vient le
friſſon qui précéde les fiévres intermittentes,
la fiévre s'éleve en peu de tems, *devient vi-*
ve ; ſi l'humeur eſt ſur le poumon *le pouls*
eſt fréquent, *gros*, *ondulant*, conſerve un
peu *de ſa flexibilité & de ſa molleſſe* : quand
la maladie eſt ſur la plévre, *le pouls* devient
gros, *plus roide & plus fréquent*.

1100 *Les urines ſont en petite quantité*,
claires, *fortes*, *enſuite rouges*, *le bas-ventre*
eſt ſouple, *la matrice l'eſt auſſi*, *& réſide dans*
le petit baſſin, *les mammelles ſont plus ou*
moins flaſques, *& rendent par là* le danger plus
ou moins grand ; en un mot, toute l'humeur ſuperflue eſt ſur la poitrine, il y a
douleur très-vive, *inſomnie*, *difficulté de reſ-*
pirer ; enfin toutes les autres circonſtances
qui accompagnent les pleuréſies & les péripneumonies.

1101 Il faut bien prendre garde au principe de cette maladie , car il arrive ſouvent
que la fiévre de lait eſt précédée de friſſons,
accompagnés d'étouffemens plus ou moins

grands, la femme sent des douleurs ; on croit que ce sont des vents, on donne des lavemens, on frotte le côté, elle touffe, on regarde cela comme l'effet de la fiévre, à la fin le sang paroît avec les crachats ; & ce qui est le plus funeste, c'est que l'on a perdu le tems le plus précieux.

1102 Pour guérir cette maladie, il y a deux indications à remplir ; la premiere est de remédier à l'inflammation, on le fait par *les faignées abondantes & rapprochées*, & il faut les faire plus fortes & plus souvent que dans d'autres péripneumonies ; on fait respirer à la malade un *air tempéré*, on lui fait garder *une diéte févère*, on remédie à la toux par le moyen des *adouciffans*, on tient la femme *fur fon lit* affife.

1103 Il ne faut pas prefcrire *l'émétique* ; il nuiroit à la femme, à moins que l'accident ne foit occafionné par une indigeftion, ce qui n'est pas probable, fi la malade fuit la façon de fe gouverner que l'Accoucheur aura indiquée.

1104 La feconde indication est *de rappeler* l'humeur laiteufe aux mammelles, *de l'évacuer* par la voie des felles & des urines ; il faut brufquer la nature, la déterminer promptement à faire quelques évacuations, & il n'y en a pas de plus prompte *que les felles, le dévoyement* réuffit toujours, il faut tâcher de l'obtenir par les *purgations*, *les lavemens*, *les boiffons*, attirer l'humeur aux mammelles par le moyen *des ventoufes*, *des topiques émolliens*, *attractifs*, *& par la fuccion*.

Des fiévres miliaires laiteufes.

1105 Quand le lait ne fort point par les mammelles ni par la vulve, qu'il ne fe filtre point, il donne lieu à des fiévres de nature putride, accompagnées d'exanthêmes femblables à des grains de millet ; c'eft ce qui a fait donner à ces fiévres le nom de fiévres miliaires ; il y a deux fortes de millet, l'effentiel & le fymptômatique.

1106 On diftingue deux fortes de fiévre miliaire ; la fiévre miliaire proprement dite, & le petit millet : ces deux maladies font de même nature, mais la caufe de la feconde eft plus douce ; ce n'eft, en quelque forte, que la fiévre de lait prolongée ; les fiévres miliaires fe diftinguent encore en bénignes & malignes ; elles participent auffi quelquefois des fiévres putrides, & d'autres des fiévres malignes.

Du petit millet ou fiévre miliare fymptômatique.

1107 Le petit millet n'eft autre chofe que la fiévre de lait prolongée : il y a des femmes chez qui l'humeur laiteufe eft en fi grande quantité, la fiévre de lait fi longue, qui tranfpirent fi abondamment, & dont les vifcères fe défendent fi bien de la charge des humeurs que, quoique les lochies coulent bien, que les mammelles se gonflent, cela ne suffit point à la nature, elle pousse encore avec force à la peau ces humeurs que la bonne constitution de la femme empêche de se depoler sur les viscères; l'humeur s'échappe alors au dehors, coule sous l'épiderme, pousse au dehors des boutons rouges qui, au bout de sept à huit jours, se séchent & tombent en farine.

1108 Les femmes se plaignent dans cette *fiévre de chaleur, de démangeaisons à la peau, le pouls est plein*, médiocrement *fiévreux, la tête un peu malade, les vidanges vont bien, le sein se gonfle*, quelquefois même *il s'humecte, les urines sont rouges & déposent un peu, la peau est rude, la langue l'est aussi*; mais ces derniers symptômes ne durent pas long-tems.

1109 Le petit millet n'est point un mal, c'est bien piutôt un bien, car le sang se dépure, la matrice est déchargée, l'humeur laiteuse est évacuée de la masse des humeurs; il faut donc le faire valoir, ne jamais le répercuter; car s'il rentroit, la metastase occasionneroit une maladie très-dangereuse, même mortelle: la femme pendant l'éruption ne doit faire usage *d'aucun aliment solide*, doit *garder le lit*, être *dans une chaleur égale & tempérés, boire copieusement*; sa tisanne, pour aider à la sortie, doit être un peu *diaphorétique*; on peut lui ordonner *quelques potions légérement diaphorétiques*, & éviter les *purgatifs*.

1110 Le millet est commun dans ce pays à raison de la quantité des femmes aisées qui l'habitent; les femmes tirent avantage de cette maladie, car la peau devient plus blanche & s'éclaircit, quand les écailles sont tombées; c'est la raison qui fait dire qu'une femme qui a fait plusieurs enfans a la peau bien plus blanche.

De la fiévre essentielle. 1111 La fiévre miliaire essentielle a la même cause à peu près; elle se divise en bénigne & maligne; en effet, la fiévre miliaire n'est autre chose que la fiévre de lait continuée *par l'humeur* retenue dans le sang; *le mauvais état de la machine, l'épuisement, l'irritation* du genre nerveux, *la pléthore, la cacochymie, les crudités amassées* dans les premieres voies; mais pour que le millet malin ait lieu, il faut supposer une altération dans tout le genre nerveux, une tension à l'alkalescence qui cherche à détruire l'énergie du principe vital.

1112 Ainsi pour absorber le lait retenu dans le sang en petite quantité; si le corps est en bon état, le petit millet aura lieu, & se terminera en sept à huit jours; si le lait est en grande quantité, si les humeurs sont altérées, s'il y a sabure dans les premieres voies, le millet effentiel putride aura lieu, & la maladie durera dix-huit ou vingt jours; fi le corps eft épuifé, fi le genre nerveux eft affaiffé, l'humeur laiteufe altérée, fi elle fe porte aux principes des nerfs, le millet malin paroîtra.

1113 Le petit millet perd fes forces de jour en jour; le millet effentiel au contraire les augmente ; *les mammelles s'affaiffent, les lochies fe fuppriment*, dans le petit millet rien de tout cela.

1114 Quand le millet putride commence, la femme éprouve *des frifsons irréguliers* à plufieurs reprifes, on la croit menacée *d'un dépôt* ; on fe trompe, car la fiévre continue, & elle ceffe ordinairement quand le dépôt eft formé ; dans le millet *tous les vifcères, fe défendent fortement de la charge de l'humeur, le lait coule dans le fang, entretient la fiévre, le pouls eft gros, roide,* les *redoublemens* font irréguliers, & accompagnés *de frifsons ;* enfin viennent tous les accidens qui accompagnent *les fiévres putrides ;* il n'y a de différences que dans l'humeur qui la produit; le traitement diffère donc, c'eft ce que je vais décrire.

1115 La faignée dans les fiévres putrides ordinaires eft très-utile, elle eft nuifible dans les malignes; ici elle eft utile dans l'une & dans l'autre, mais plus dans la putride ; il faut donc commencer *par faigner*, enfuite donner *l'émétique* comme *vomitif*, dans le millet putride ; comme *purgatif* dans le malin ; on applique *les véficatoires*, & on le fait de très-bonne heure ; on donne à la femme *des purgatifs réïtérés*, car il ne faut pas laiffer le ventre s'embarraffer ; on met en ufage *la fuccion*, *les ventoufes*, &c.

Du dévoye-
ment pen-
dant les cou-
ches.

1116 La diarrhée eft une excrétion qui fe fait par le fondement, d'une matiere liquide & de différentes couleurs, laquelle eft précédée *de tranchées*, *accompagnée* & *fuivie* de douleurs affez vives ; fi elle arrive après l'accouchement, ce fera tantôt un bien, tantôt un mal, fuivant le tems qu'elle prendra.

1117 Il y a plufieurs efpéces de diarrhées, à raifon du tems où elles commencent, ce qui peut être avant ou après la fiévre de lait ; cette maladie peut être *abondante*, *compliquée d'accidens*, devenir *dyffentérique* ; il eft rare que ce dernier cas arrive après la fiévre de lait, elle peut être accompagnée *de fiévre*, & de beaucoup d'autres chofes qui dépendent *du tempérament du fujet*, & *du régime avant, pendant & après l'accouchement.*

1118 Le dévoyement provient de l'irritation caufée par les douleurs *que la femme a éprouvées* dans fon accouchement, par

les

les matieres amassées dans le canal intestinal, à raison de la pression de l'enfant,
quand il vient avant la fiévre de lait ; c'est
assez souvent l'usage des *médicamens âcres*
que l'on a pu administrer qui en est la cause, & sur-tout *les lavemens composés* que la
plûpart des gens peu instruits donnent dans
l'intention de réveiller les douleurs.

1119 Le dévoyement qui vient après la
fiévre de lait, reconnoît pour cause le lait
retenu dans la masse des humeurs pendant
un long tems, qui cherche à en sortir par
quelques voies ; s'il se jette sur la matrice
avant la fiévre, il occasionne l'inflammation ; si c'est sur le sein, il produira congestion, sur la poitrine, péripneumonie ;
s'il reste dans le sang, il produira le millet ;
enfin s'il se jette sur le canal intestinal, il
produira le dévoyement, que l'on peut regarder comme un bien, puisqu'il met la
femme à l'abri de tous les maux où l'expo-
soit l'humeur laiteuse retenue dans le sang.

1120 Dans le dévoyement qui vient
avant la fiévre de lait, la matiere ne sort
qu'après *des tranchées, elle est séreuse*, ordinairement *rougeâtre, noirâtre, quelquefois
sanglante*, à peu près comme *dans la dyssen-
terie* ; alors *le ventre se durcit, s'éleve*, est
douloureux ; si l'inflammation est grande,
le dévoyement devient *dyssentérique, les*

B b

vidanges coulent très-peu ou point du tout; les femmes ont *la peau féche , font froides à l'extérieur*; néanmoins elles fe plaignent *de beaucoup de chaleur* à l'intérieur , elles font beaucoup *altérées* , ont *la langue féche* , &c.

1121 Les fymptômes n'ont pas lieu dans la diarrhée qui furvient après la fiévre de lait , *les mammelles* reftent gonflées, il n'y a point *de fiévre* ou *très-rarement* , *elle diminue bien vîte* ; *la peau eft douce, humide, la femme n'eft point altérée, le pouls eft plein, mais mou & fouple* ; *les fonctions* ne font point dérangées; l'on voit d'après ceci qu'il y a une grande différence entre ces deux efpéces de dévoyemens.

1122 Pour le dévoyement qui arrive après la fiévre de lait, on ne doit pas chercher à l'arrêter, tant qu'il n'eft pas trop fort ; on doit plutôt l'entretenir un certain tems ; on fait ufer à la femme *d'alimens fains, nourriffans* ; on peut, s'il dure plus long-tems, *fortifier* un peu fon eftomac avec *une décoction de fima-rouba, d'eupátoire, de petite centaurée* , &c.

1123 Il n'en eft pas de même du dévoyement qui prend avant la fiévre de lait, il eft très-dangereux , & fouvent la femme meurt : *la faignée* ne convient pas , elle affoibliroit trop la malade ; mais quand la tuméfaction du ventre augmente beaucoup ,

quand les lochies sont tout-à-fait supprimées, elle est très-nécessaire.

· 1124 *Les huileux* ne conviennent point,
la chaleur intérieure ne tarderoit pas à les
rendre *caustiques*, par là ils deviendroient
irritans; les *narcotiques* suspendroient les vidanges, & augmenteroient le mal; *les amers
chauds* irriteroient encore, desorte que l'on
est fort embarrassé.

1125 Il faut frotter le ventre avec des
adoucissans, donner *des lavemens doux*;
tels que ceux qui sont faits avec une décoction de *guimauve*, de *tussilage*, faire boire
une ptisanne des mêmes décoctions animée
avec un peu de teinture de *tanesie*, de *ro-
marin*, de *petite centaurée*, de *petit chêne*,
ou autres *aristolochiques* : le dévoyement di-
minué, on *purge* la malade, on tâche de
le faire de bonne heure ; mais il faut que la
maladie & les symptômes soient bien dimi-
nués. Lorsque le dévoyement veut devenir
dyssentérique, on employe *l'ipécacuanha*,
mais il faut pour cela que les tranchées
augmentent avec la fièvre ; on donne le *si-
ma-rouba*, &c.

1126 Quelquefois il se forme des dépôts
de lait à la matrice ; après la fièvre de lait,
l'humeur laiteuse vient impétueusement sur
la matrice, il s'y fait comme une fonte ; les
femmes rendent alors des vidanges abon-

dantes, leurs linges font enduits d'une liqueur épaiſſe comme de la colle.

1127 Quand le lait quitte les mammelles, *la région de la matrice s'éleve*, les femmes y fentent *des douleurs*, *les parties naturelles* font environ trente-six heures fans s'humecter ; le cas eſt rare, alors il y a dépôt à la matrice ; on le confond aifément avec ceux qui fe forment autour de la veſſie ; il faut traiter cette maladie comme nous l'avons dit, en parlant des dépôts laiteux, *c. a. d. faigner* fans rien craindre, appliquer *des émolliens* ; & les vidanges ne tardent point à revenir.

Des convul-
fions après
le travail.
1128 La femme après fon accouchement peut avoir des convulſions ; elles feront maladies eſſentielles, & fymptômes de quelque hémorragie ou de fpafme hyſtérique ; lorſqu'elles arrivent au bout de fept à huit jours, elles font fymptômes de quelque dépôt prêt à fe faire au cerveau. J'ai traité plus haut de cette maladie dans les cas où elle eſt fymptôme d'autres accidens.

Des dépôts
laiteux dans
les ligamens
larges.
1129 Il fe forme des dépôts dans la duplicature des ligamens larges & de leurs aîlerons : ces dépôts arrivent ordinairement quelques jours après l'accouchement, ils nous font toujours indiqués *par*

des douleurs assez vives que ressentent les femmes dans l'une ou l'autre région iliaque, & *par un corps solide*, plus ou moins éminent, qui se fait sentir au toucher.

1130 **Dans** le commencement il n'y a qu'engorgement ou infiltration laiteuse, plus ou moins étendue ; mais par la suite, si on ne secoure promptement, l'abscès ne tardera pas à se former, & il n'est pas aisé de le bien distinguer, la fluctuation se fait cependant sentir sourdement.

1131 **Quand** on l'a reconnu, *il faut ouvrir* la tumeur, afin de donner écoulement à la matiere contenue ; & comme en pareil cas les femmes courent les risques d'avoir une fistule, si elles sont assez heureuses de ne pas périr, il ne faut pas s'aviser de promettre une guérison certaine, il faut toujours faire son prognostic plus incertain que certain.

1132 **Ces** dépôts sont presque toujours accompagnés de fiévre ; pour en arrêter le cours promptement, il faut *saigner du bras* plusieurs fois de suite la malade, & à peu d'intervalle ; il faut la mettre à une *diéte très-sévère*, la faire *boire* amplement, lui faire donner beaucoup *de lavemens* & *d'apozèmes purgatifs* ; mais s'il n'y a point

B b iij

de fiévre on n'aura recours qu'à la diéte,
à *l'ample boisson*, aux *lavemens* & *aux apo-*
zèmes, fur - tout y joindre *le fel duobus*,
c'eft le meilleur remède, lorfqu'il eft bien
préparé ; l'on s'en fert avec fuccès pour
tous les dépôts en quelques endroits qu'ils
arrivent.

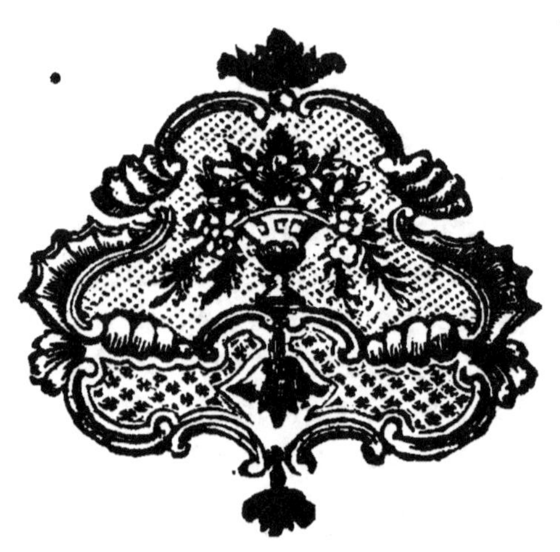

LIVRE TROISIEME.

SECTION PREMIERE.

Des Maladies des petits Enfans.

1133 Nous avons traité de tout ce qu'il falloit faire pour bien conduire une femme, depuis le commencement de sa grossesse jusqu'après l'accouchement : nous avons parlé des accidens qui pourroient lui arriver pendant sa couche ; je vais traiter à présent de l'enfant, de la façon de l'élever, des maladies, des accidens qui lui surviennent, & des remèdes qu'il faut y apporter.

1134 Il est très-difficile d'engager les meres de ce pays-ci de soigner & d'habiller leurs enfans selon les loix de la nature, *la paresse, la prétendue foiblesse* de tempérament, *le peu de richesse, la lésine, les affaires, le plaisir*, sont autant de mauvaises raisons que l'on apporte pour éloigner son enfant, & ces pauvres innocens en sont souvent la victime.

De la conduite qu'il faut tenir avec l'enfant nouveau né.

1135 Nous ne voyons que deux sortes de femmes nourrir leurs enfans ; les femmes riches qui ont beaucoup de monde pour les fervir , & qui en conféquence n'ont d'autres embarras que de préfenter le teton à l'enfant, encore fous de légers prétextes le fait-on attendre fort long tems; & les pauvres femmes qui n'ont pas le moyen de les envoyer en nourrice.

1136 C'eft un malheur pour le nouveau né d'être abandonné fi promptement de fa mere, fon tempérament fe ruine, fouvent même il périt ; & tel enfant, foible, délicat, fe portant bien du refte, qui feroit devenu un homme fort robufte, un citoyen utile à l'état, périt entre les mains de la mercénaire à qui on l'a confié : les peres & meres perdent ce qu'ils ont de plus cher, mais cette perte ne les affecte que jufqu'à un certain point.

1137 Enfin puifque les meres ne veulent point nourrir, il faut qu'elles faffent attention à la façon dont l'enfant fera élevé, qu'elles choififfent *le lait , la nourrice, le pays, la fituation* de la maifon qu'elle doit habiter ; enfin qu'elles veillent à la façon dont on l'habillera, ce qui eft fort effentiel , &c.

1138 L'enfant en venant au monde eft le plus fouvent couvert d'un enduit graiffeux & blanchâtre ; cet enduit eft néceffaire pour empêcher les eaux de macérer fa peau :

dans tous les pays chauds l'on baigne les enfans, c'est une fort bonne maxime, dans ce pays l'on ne le fait pas; l'on a la mauvaise habitude de les laver simplement avec un linge trempé dans l'eau & le vin, ou l'eau-de-vie; cette maxime ne vaut rien, avec d'autant plus de raison que cet enduit est quelquefois très épais; il ne faut rien faire à l'enfant, les premiers linges dans lesquels on le mettra enleveront cet enduit, & par ce moyen on ne courra point les risques de l'enrhumer ou de le fatiguer.

1139 Ensuite on emmaillote l'enfant, l'on a grand soin de lui mettre beaucoup de hardes pour qu'il ait chaud, de le serrer fortement dans des bandes, & sur tout les jambes; on retient par ce moyen autour de lui les matieres âcres qu'il rend, les membres de l'enfant nouveau né ne sont pas faits pour être gênés, ils ne l'étoient pas dans la matrice quoique pliés, pourquoi veut-on sur le champ les obliger à être droits.

1140 L'enfant ainsi gêné doit être de mauvaise humeur, il se remue machinalement; pour se débarrasser, il fait des efforts inutiles, il se plaint, voilà l'origine de ses cris; & j'ai éprouvé plusieurs fois que l'enfant qui crioit le plus dans son maillot, ne jetoit ni cris ni plaintes lorsqu'il n'étoit plus serré; enfin il n'est pas habillé selon les loix de la nature, il eſt donc contrarié, & l'on travaille à ſon détriment dès qu'il voit le jour.

1141 Quand on veut ſuivre mes avis, voici la façon dont je fais habiller les enfans, je fais mettre d'abord une compreſſe ou deux, ſoutenues du bandage de corps au cordon ombilical, enſuite une petite chemiſe qui tombe juſqu'au nombril, & le fais coucher comme un adulte entre deux draps ſur un petit matelat; on lui couvre le corps avec quelque choſe de chaud, mais très-léger; la tête doit être légérement couverte; & afin de pouvoir tranſporter l'enfant, on lui fait faire un petit berceau d'ozier, & la nourrice le porte par tout par le moyen d'un ruban large; l'enfant dans ce berceau ſe trouve à ſon aiſe, & eſt dans le cas d'être changé de linge plus ſouvent, & plus aiſément.

1142 Quand on ne peut habiller ainſi un enfant, & qu'il faut de néceſſité le mettre en maillot; je défends l'uſage des bandes, je n'en fais pas donner à la nourrice, elle ſe trouve alors obligée de ne maintenir les couches qu'avec des épingles; & quoique l'enfant ſoit toujours ſerré par ce moyen, il l'eſt moins, & tenu moins ferme.

1143 L'enfant forti du ventre de fa mere, on lui donne toujours quelque chofe à pren-dre, par exemple, *de l'huile avec du firop, du vin & de l'eau dégourdie, avec un peu de fucre* ; cela n'eft pas néceffaire, je dirai mê-me nuifible. L'Auteur de la nature n'a dé-terminé le lait vers les mammelles qu'au bout d'un certain tems ; l'enfant doit donc être cet efpace de tems fans rien prendre, il a affez à travailler, il faut qu'il fe fami-liarife *avec l'air* ; *la circulation du fang* n'eft plus la même, c'eft un travail réel pour fon petit individu qu'il ne faut pas augmenter par celui de la digeftion.

1144 Des Auteurs difent que cela eft néceffaire, parce que l'on a trouvé la tra-chée - artère bouchée d'une humeur vif-queufe, & que cette humeur ne fortant point a étouffé les enfans : c'eft une erreur, l'enfant fort d'un endroit chaud, & eft fu-bitement frappé par un air froid, tel tem-péré qu'il foit, en conféquence il s'enrhu-me, *fon poumon fe trouvera donc gorgé, l'ir-ritation* qu'il éprouvera lui fera donc jeter une grande quantité d'humeur bronchique, & c'eft là la naiffance des phlegmes ; or on ne donne point de nourriture à un adul-te enrhumé, pourquoi en donner à un en-fant qui de toute façon ne doit point en prendre.

De l'air. 1145 L'air étant le principe de la vie, l'on doit choisir un air salubre à l'enfant nouveau né, tous ne conviennent pas également; l'air vif est propre aux enfans nés de parens forts & robustes; un air sec, une habitation sur un sol élevé convient aux enfans nés de parens pituiteux; pour les autres tempéramens l'air tempéré convient.

Du choix de la nourrice. 1146 Il faut pour la nourrice en choisir une qui ait le plus d'analogie possible avec l'âge de la mere & son tempérament; un enfant délicat périra entre les mains d'une femme forte & robuste, & un enfant fort & robuste dépérira, pourra peut-être mourir entre les mains d'une nourrice délicate; le lait de la nourrice ne doit pas être trop âgé; c'est une erreur de croire que l'enfant nouveau né renouvelle le lait, c'est un conte de bonnes femmes.

1147 Les quinze premiers jours un enfant ne profite pas, il se vide seulement, le lait de la mere n'est qu'un serum fait pour entretenir le calibre des vaisseaux sans leur donner trop de force; mais à mesure que l'enfant croît, le lait de la mere se fortifie, l'estomac de l'enfant devient plus fort, il digère bien, & croît à vue d'œil; c'est donc un très-grand mal de donner aux enfans nouveaux nés un lait de six mois, sa consistance est trop forte pour son estomac, l'enfant ne peut le digèrer, il en vomit une partie, & le reste fait un mauvais chyle.

1148 Je souhaiterois pour la plûpart des meres qui aiment leurs enfans, pour celles à qui ils sont chers, soit par intérêt, soit pour le soutien de la maison dont ils sortent, qu'elles eussent l'attention de choisir une nourrice dont le lait fut très-nouveau, l'enfant s'en trouveroit mieux.

1149 Le sein de la nourrice ne doit pas être trop petit ni trop gros, il doit être détaché de la poitrine, & avoir la figure d'une poire; le mammellon doit être détaché, long, sans être trop gros, &c.

1150 Les femmes qui sont réglées sont mauvaises nourrices, le lait s'altère pendant le tems de l'écoulement, elles ne doivent point voir leurs maris, elles se trouveroient plus promptement dans le cas de devenir grosses; celles qui ne sont pas réglées le deviennent rarement, il faut que la nourrice se conduise à son ordinaire pour les alimens; le conseil qu'elle doit suivre c'est de manger plus de végétaux que d'animaux, les sucs de ces derniers rendent le lait putride & alkalescent.

1151 L'on doit donner à téter à l'enfant de deux heures en deux heures quand il ne dort point, & ne crie point; on ne doit pas sous prétexte d'être long-tems sans

De la façon d'allaiter l'enfant.

lui en donner, lui laisser surcharger son estomac, il ne faut pas non plus, comme font la plûpart des femmes, régler un enfant, *c. a. d.* l'accoutumer à prendre le teton dans des tems marqués, cela le fatigue, il faut lui donner le teton quand il en a besoin, peu à la fois, plus le jour que la nuit, sur-tout les trois ou quatre premiers mois.

Du sommeil.

1152. Il faut laisser dormir l'enfant nouveau né tant qu'il voudra ; tant qu'il dort c'est qu'il est à son aise ; quand il crie, c'est qu'il est malade, ou que quelque chose le gêne ; on ne doit jamais l'éveiller en sursaut, ni l'empêcher de dormir, on ne doit pas même l'éveiller pour téter ; & ne pas faire comme la plûpart des meres qui nourrissent, qui, pour avoir la satisfaction de recevoir des complimens sur leur petit poupon, l'éveillent autant de fois dans la journée qu'elles reçoivent de visites différentes : ce manége ruine leur tempérament par gradation.

Du berçage.

1153. On ne doit pas bercer les enfans quand ils crient ; on leur procure par ces mouvemens un sommeil dont ils n'ont pas besoin, & on ne leur enleve pas la cause du mal ; de plus, en les berçant on ne les endort qu'en les étourdissant ; & les ébranlemens qu'on excite dans un cerveau si délicat, si tendre, dans une machine si peu développée & si facile à déranger, peut en troubler l'harmonie.

1154 La lumiere doit tomber d'aplomb sur les yeux de l'enfant ; ces petits innocens apprennent à voir par gradation ; ils sont incapables de mesurer les distances, ils alongent les bras pour saisir les objets souvent les plus éloignés ; il faut donc leur diriger la vue de bonne heure : si la lumiere vient de côté, un œil travaillera beaucoup plus que l'autre, aura plus de mouvement, & les enfans deviendront strabismes.

De la lumiere.

1155 L'enfant à la mammelle ne doit avoir d'autre nourriture que le teton : *la bouillie* & les autres alimens qu'on lui donne, ne lui conviennent nullement , & surtout la bouillie qui est le plus détestable de tout : c'est proprement *une colle, un mélange qui n'a point fermenté*, & qui ne peut produire qu'un chyle visqueux ; aussi presque tous les enfans qui en usent, ontils *des maladies d'épaississemens.*

Des alimens que doit prendre l'enfant à la mammelle.

1156 Il n'y a point de tems fixe pour finir d'alaiter un enfant ; on doit le faire jusqu'à ce que ses dents soient venues ; & comme elles viennent aux uns plûtot, aux autres plus tard, on ne peut fixer le tems ; mais la regle la plus sûre, est de les sé-

Du tems où l'on doit sévrer l'enfant.

ver quand ils ont dix dents ; on leur donne
alors du pain trempé dans du bouillon,
de la soupe trempée seulement, des végétaux & du fruit, &c.

S E C T I O N II.

Des vices de conformation des Enfans.

1157 L'ENFANT peut venir au monde avec
différens vices de conformation, dont quelques uns sont mortels ; pour découvrir s'ils
existent, il faut bien examiner l'enfant, soit
avant de l'emmaillotter, soit avant de le
laisser partir en nourrice, parce qu'il y a
des vices dont on ne s'apperçoit pas sur le
champ.

De l'agglu-
tination des
paupieres.

1158 Les paupieres peuvent être agglutinées par une membrane qui couvre l'œil,
par le mêlange des deux tarses, ce qui est
très-rare : la pellicule qui unit les deux tarses, peut être adhérente au globe de l'œil,
ou en être détachée, ce qui est assez ordinaire ; elle peut occuper tout l'espace,
depuis le grand cantus, jusqu'au petit sans
nulle interruption : elle peut être percée de
plusieurs petits trous. Cet accident ne peut
se voir immédiatement après l'accouchement,

ment, parce qu'il y a presque toujours œdème aux paupieres, ce qui doit peu inquiéter.

1159. Quand il n'y a qu'une pellicule interrompue, l'opération est assez facile ; quand les tarses sont agglutinées, l'opération est plus ou moins difficile ; quand la pellicule est adhérente au globe de l'œil, il n'y a point de remede : dans le premier cas il faut séparer cette membrane, mais en faisant cette opération, il faut prendre garde d'intéresser les cartilages.

1160. Quand les deux tarses sont confondus, l'opération est plus difficile ; il ne faut pas la faire sur le champ, il faut recommander à la nourrice *de frotter* les yeux de l'enfant de tems en tems, afin que l'œil ne s'affaisse ni ne s'agglutine pas, & *à l'âge de trois* ou quatre ans on opére l'enfant.

1161. Dans cette opération il faut ménager les paupieres ; des deux c'est la supérieure qui fait plus de mouvement ; elle fait couler les larmes, interrompt les rayons de la lumière trop continus, trop vifs, &c. C'est par conséquent la paupiere inférieure qu'il faut sacrifier : on fait *une incision le plus près* qu'il est possible *du tarse inférieur* ; on souleve un peu *le tarse supérieur*, & avec la pointe d'un bistouri ou d'une lancette, on taille une paupiere, la supérieure

C c

fe retire & enleve le tarfe ; l'inférieure defcend , & l'œil refte éraillé.

De la jonc-
tion des lé-
vres.

1162. Les lévres quelquefois font collées
ou confondues, il faut les féparer ; fi c'eft
une fimple membrane *on la fend* ; fi elles
font confondues , l'on fait *une incifion* au
milieu du fillon qui eft toujours marqué ;
on fait l'*ouverture petite* , elle grandit affez
avec le tems.

Du bec de
liévre.

1163. Les lévres peuvent former la maladie que l'on appelle bec de liévre, c'eft
toujours la fupérieure ; l'on fait dans ce
cas l'opération du bec de liévre : il eft des
cas où il faut la faire fur le champ, c'eft
quand l'enfant ne peut pas téter ; mais fi
l'enfant prend bien le teton, je confeille
de la remettre à un âge plus avancé, l'o-
pérateur fera plus à fon aife, & l'enfant
guérira plus promptement & mieux.

Du palais.

1164. Les enfants naiffent encore fans
l'os du palais, quoique les lévres foient en
bon état ; il faut laiffer ces enfans, ils
peuvent téter ; dans un âge plus avancé
on mettra un obturateur, quelquefois auffi
il n'y a qu'écartement aux os du palais,
cet écartement peut nuire à l'enfant ; cependant à fon âge il n'y a point de remede : s'il y a impoffibilité de téter, *il faut
le faire boire à la cuiller.*

De la lan-
gue.

1165. L'on voit des enfans venir au
monde fans langue, il n'y a point de re-

mède ; d'autres ont le frein si prolongé qu'ils ne peuvent pas téter, pour lors il le faut couper ; dans la section il faut prendre garde d'ouvrir les artères ranines, l'enfant périroit si cet accident arrivoit : on ne peut pas faire de point d'appui dans cet endroit, & le mouvement machinal de succion ne feroit qu'augmenter l'hémorragie.

1166. Il est dangereux de trop couper de cette membrane, il est nuisible à l'enfant de n'en pas couper assez ; les enfans dans ce cas ont une difficulté de parler fort désagréable ; pour ne tomber dans aucun de ces accidens, *il faut lever la langue de l'enfant, couper un peu de cette membrane, & avec les doigts dechirer le reste,* par ce moyen il n'y a rien à craindre.

1167. La langue peut encore être retenue par des brides ligamenteuses qui l'empêchent de faire la gouttiere, ce qui est nécessaire pour qu'elle puisse embrasser & serrer le mammelon ; lorsqu'on s'en apperçoit, *il faut les couper transversalement avec des ciseaux mousses.*

1168 Le méat auditif peut être fermé Desoreilles. par une membrane qui le couvre, soit en dehors, soit en dedans ; quand elle existe en dehors on la fend, lorsqu'elle est en dedans il n'y a point de remède, l'enfant sera sourd. C c ij

De l'anneau ombilical.

1169 L'enfant peut venir au monde avec l'anneau ombilical très évalé, donner paſſage à l'inteſtin, & former ce qu'on appelle exomphale ; cette maladie n'eſt point dangereuſe, elle ſe guérit avec le tems ; il faut d'abord *faire rentrer les inteſtins*, enſuite appliquer ſur l'anneau *des compreſſes graduées*, en commençant par la plus grande, ſoutenir le tout par un bandage de corps.

De l'imperforation de l'anus.

1170 L'anus peut être imperforé, cette maladie eſt légère ou conſidérable ; elle ſera légère lorſqu'il n'y aura que la peau qui fermera l'anus ; alors *une ſimple ſolution de continuité* ſuffit pour remédier à cet accident ; & après l'inciſion il ne faut mettre qu'une ſimple *méche* pour empêcher les bords de ſe réunir.

1171 L'anus peut paroître ; une partie de l'inteſtin, à une certaine profondeur, peut être dans l'état naturel, & au milieu l'on trouve une petite cloiſon membraneuſe qui empêche la ſortie des excrémens ; comme cette cloiſon n'a point d'épaiſſeur, l'on peut la fendre *avec la lancette, le biſtouri, le trois-quart* ou *le pharingotome*, & l'accident ceſſe ſur le champ.

1172 Dans un autre cas l'anus eſt dans ſon état naturel, & le doigt étant introduit on le ſent arrêté, on ſent le fond du cul-de-ſac ſe retrécir, il n'y a point de fluctuation comme dans les cas précédens, ç'eſt la partie fupérieure du rectum dont les parois font agglutinées de deux ou trois pouces plus ou moins, & forment un cordon rond & ferré ; dans cette efpéce d'imperforation il n'y a guère de remède, les enfans ne tardent point à périr.

1173 Dans la quatrieme efpéce il n'y a nulle marque d'anus, on ne découvre à l'endroit où il doit être, ni tumeur, ni fluctuation, ni changement à la peau ; ce cas eft fort embarraffant, l'opération que l'on peut pratiquer eft très-incertaine, la nature fauve quelquefois ces enfans, fur tout chez les filles en procurant la fortie des excrémens par le vagin ; l'on peut confulter les Mémoires de **M. Petit**, premier volume des Mémoires de l'Académie de Chirurgie.

1174 Le canal de l'uréthre peut auffi être imperforé, cette imperforation eft plus ou moins confidérable fuivant les cas, elle eft extrêmement à craindre dans les enfans mâles à caufe de la longueur du canal.

De l'imperforation de l'uréthre,

1175 Il y en a de plufieurs efpéces, la premiere eft celle où le prépuce n'eft point troué, la feconde c'eft lorfque la peau qui couvre le gland eft continue ; dans l'une ou l'autre *une fimple folution de continuité fuffit.*

1176 La troifieme eft lorfque le canal eft imperforé dans toute fa longueur, à celle-là il n'y a point de remède, la nature facilite quelquefois la fortie des urines aux filles par le vagin, aux mâles par l'ouraque, il y en a des exemples.

De l'imperforation du vagin.

1177 Quant à l'imperforation du vagin, la maladie n'eft pas de conféquence à cet âge, rarement y regarde-t'on quand les enfans viennent au monde, ce n'eft que dans un âge plus avancé ; j'ai déjà parlé plus haut des moyens d'y remédier. Il eft très-difficile, pour ne pas dire impoffible, de donner des caufes de tous ces phénomènes: l'Hiftoire de la génération nous eft trop peu connue, peut être en découvrira-t'on davantage avec le tems.

SECTION III.

Des accidens qui peuvent arriver à l'enfant.

Du cordon ombilical.

1178 LE cordon ombilical peut tomber avant que l'oblitération foit parfaite, alors il y aura hémorragie qui fera périr l'enfant très promptement ; cet accident n'eft pas fi rare qu'on le penfe, il arrive entre les mains de plufieurs nourrices qui ne difent rien ; la ligature trop courte du nombril, les cordons de foie dont on s'eft fervi pour la faire, la curiofité font autant de caufes qui procurent cet accident.

1179 Pour arrêter l'hémorragie qui furvient, il faut appliquer *des cauſtiques*, car la compreſſion ne peut avoir lieu ; de tous *le cautere actuel* eſt à préférer, il faut l'appliquer très-légérement, empêcher l'enfant de crier, & le meilleur moyen eſt de ne le pas emmaillotter, de le laiſſer libre & à ſon aiſe.

1180 **Avec** l'attention la plus grande il peut arriver que lorſqu'on retourne un enfant, on lui luxe le fémur ou l'humerus ; quelquefois l'on caſſe l'un des os qui compoſent les extrémités.

Des membres luxés & fracturés.

1181 Si c'eſt la luxation, rien de plus facile à réduire, *le taxis ſeul ſuffit* ; lorſque la réduction eſt faite il faut empêcher que l'os ne ſe dérange quand on change l'énfant ; pour cet effet *on maintient* la partie dans une poſition avantageuſe *par le moyen d'une petite bandelette* ; l'attention ſeule qu'il faut avoir dans la réduction de ces luxations eſt de ne point pincer la capſule, ſurtout à la tête de l'hùmérus, où la cavité eſt petite, & la capſule très conſidérable.

1182 S'il y a fracture, l'appareil eſt bientôt fait, il faut entourer la partie avec *des cartes taillées exprès* que l'on trempe *dans du vin*, & que l'on maintient avec une *bandelette* : ces fractures bien remiſes ſe guériſſent très-aiſément, c'eſt l'affaire de quinze jours, trois ſemaines au plus.

C c iv

De la gre-
nouillette.

1183 Les petits enfans sont sujets à une maladie à qui l'on a donné le nom de grenouillette, il y en a de trois espéces, la pierreuse, la schirreuse, & la grenouillette inflammatoire qui se termine par abscès ; cette derniere espéce attaque très souvent les adultes, forme presque toujours des ulcères de mauvais genre ; les symptômes qui accompagnent cette maladie sont *la fiévre très-vive, les angoisses, les agitations, les inquiétudes, l'insomnie* ; l'enfant ne peut *téter, il dépérit, l'inflammation* ne tarde point à se porter aux parties voisines, *gagne les méninges, le delire vient & la mort.*

1184 Il faut détruire cette maladie dès l'instant que l'on s'en apperçoit, & le faire très promptement. Les Auteurs conseillent de se servir *du cautère actuel*, d'autres *du potentiel* ; il faut rejeter ce dernier, l'on court trop de risques de s'en servir ; quand elle est abscédée, il faut l'ouvrir, faire sortir le pus, bassiner la partie avec *le vin miellé*, examiner s'il n'y a point de chiste ; s'il y en a un, il faut l'emporter, sans cela la matiere ne tarderoit pas à reparoître ; pendant ce tems on nourrit l'enfant *avec du lait*, on le *purge* ordinairement, mais très-légérement : ces maladies prises dès leurs principes, n'ont point de mauvaises suites.

Du strabis-
me.

1185 Le strabisme est cette maladie, dans laquelle un œil se porte sur un objet, &

l'autre s'en éloigne, & s'écarte vers le petit ou le grand angle de l'œil : la cause déterminante de cette maladie, quand elle ne vient pas d'accidens, *c. à d. de chûte, de coup, de convulsion sur ces parties*, est le peu d'attention que l'on fait en plaçant les berceaux des enfans contre le jour, *c. à d.* que le jour tombe sur eux de côté, ces petites machines tournent en conséquence les yeux du côté de la lumiere, & par habitude les yeux sont de travers.

1186 Pour guérir cette maladie, on se sert de différens moyens : l'on met aux enfans des *verres percés* directement au milieu, des *coquilles de noix*, *d'ivoire*, percées de même, afin que l'enfant n'ayant qu'un point fixe, ses yeux se redressent ; l'on réussit par ces moyens, mais le plus simple est de tenir *le bon œil fermé*, afin d'accoutumer l'enfant de se servir de son mauvais.

1187 Les aphtes sont de petits boutons qui se forment sur les glandes folliculeuses de la bouche ; ces petits boutons s'excorient, & deviennent de petits ulcères, ils sont benins & malins : quand ils sont malins, ils dépendent d'un vice scorbutique, vénérien, ou autre. Je ne parlerai ici que des simples ; quand ils restent seulement à la bouche, ils ne sont pas dangereux ; mais il peut arriver aussi qu'ils attaquent par gradation la gorge, l'œsophage, l'estomac, alors les enfans périssent.

1188 Il n'y a pas grand remède à apporter à cette maladie ; il faut les toucher avec un peu de *phlegme de vitriol*, ou un *peu d'eau seconde*, faire prendre à l'enfant *des aigrelets*, en faire prendre à la nourrice, & purger l'un & l'autre avec *des minoratifs*.

De la teigne.

1189 Le teigne est une maladie d'enfant, quoique les adultes en soient quelquefois attaqués, ce qui est cependant très-rare : cette maladie se manifeste par des croûtes au cuir chevelu, ces croûtes tombent ensuite, & laissent de grandes taches rouges, d'où coule une humeur verdâtre & fétide, les croûtes en tombant enlevent quelquefois les cheveux. On distingue deux sortes de teignes, la vraie & la fausse.

1190 Dans la fausse, les poils ne font point endommagés, la puanteur n'est pas la même. Cette teigne fausse n'est que la croûte laiteuse qui a gagné du visage jusqu'au cuir chevelu, mais qui ne pénetre pas plus avant, elle peut finir quelquefois par la teigne ; cette maladie est très - difficile à guérir ; il ne faut pas se servir de repercussifs, car les enfans ne tardent point à périr après la guérison ; c'est pourtant de ces remèdes dont se servent les Charlatans.

1191 La maladie attaque les oignons ou bulbe des cheveux ; aussi pour la guérir a-t-on pris le parti d'arracher tout le cuir chevelu : aux petits enfans, on fait un *cau-*

tère, un *féton* : on leur fait prendre intérieurement la *patience fauvage* ; *la racine
d'aunée* : on baſſine avec une décoction de
viarme, que l'on mêle avec un peu *d'aigremoine & de lait* : de cette façon, quoiqu'elle
ſoit très longue, l'on parvient à guériſon ;
mais il faut beaucoup de patience.

1192 On connoît la dentition, la façon
dont elle ſe fait, l'ordre que la nature ſuit
pour l'exécuter : ainſi je n'en parlerai pas,
je traiterai ſeulement des accidens qui peuvent avoir lieu pendant qu'elle s'opere.

De la denti-
tion.

1193 Il y a des enfans qui ont la dentition très-facile, d'autres qui ſouffrent beaucoup pendant qu'elle s'opere, il faut quelquefois aider à la nature ; quand l'enfant ſalive
beaucoup, la dentition n'eſt pas dangereuſe,
mais elle le devient, ſi pluſieurs dents ſortent à la fois, parce que l'enfant ne peut
s'aider, il n'oſe approcher de ſes *gencives*,
l'inflammation étant trop forte.

1194 Quand le tems de la dentition eſt
venu, il faut voir ſi elle ſe fait ſelon l'ordre
de la nature, ou ſi elle pouſſe ſon intenſité
juſqu'à devenir maladie : dans ce cas, il faut
régler le régime de vivre de la nourrice,
elle eſt ſur la fin de ſa lactation, ſon lait
n'eſt plus balſamique, chez quelques-unes
il devient âcre ; en conſéquence on lui
donne des potages *de veau*, *de viandes blanches* ; & on fait tout ſon poſſible pour don-

ner au lait une vertu tempérante & adoucissante.

1195 Si le ventre de l'enfant est serré,
la maladie devient grave, parce que les
convulsions ne tardent point a suivre, il ne
faut pas dans ce cas épargner les lavemens,
on emploie *tous les médicamens capables* de
pouvoir procurer la liberté du ventre, il ne
faut rien mettre sur les gencives, le meilleur de tous les remèdes *est la dent d'ivoire*
ou *de cristal*, avec laquelle les enfans frot-
tent leurs gencives, rien ne les rend plus
susceptibles d'inflammation que tous les
prétendus secrets des nourrices.

1196 Si la dent paroît sous la gencive,
& que la roideur de la fibre soit telle, qu'elle
ne puisse prêter, il faut alors y faire une
incision avec la pointe *d'un bistouri* ou *d'une*
lancette, ce remède est inutile pour les inci-
sives ; si l'on appréhende les convulsions,
on peut faire prendre à la nourrice *quelques*
narcotiques, on peut même en donner à
l'enfant. Si le devoiement est considérable,
il faut *purgeoter avec l'eau de rhubarbe* : voilà
tout ce qu'il y a à faire dans ce tems ; l'on
voit que par des précautions toutes simples
& émanées de la nature, on peut rendre la
dentition moins fâcheuse.

Section IV.

Des Maladies des petits Enfans.

1197 Les fibres du corps de l'enfant nouvellement né, sont d'une extrême délicatesse ; les oscillations sont fréquentes, mais petites ; les humeurs sont à la vérité battues par l'action très-répétée des solides, mais elles le sont très-foiblement ; leur mêlange se fait avec beaucoup de peine, l'assimilation des alimens est donc très-difficile : de là l'on doit conclure que l'enfant doit être sujet aux maladies qui viennent d'obstruction, &c.

Origine des maladies des enfans.

1198 Quiconque veut guérir un enfant, doit avoir devant les yeux la gracilité & la grande délicatesse de ses fibres ; or la vibratilité, la sensibilité & la ténuité de la fibre produisent dans l'enfant une sensibilité telle, que l'action des agens extérieurs, qui est insensible pour nous, produit chez lui les effets les plus marqués.

1199 La délicatesse de la fibre produit encore un autre effet, les oscillations sont foibles ; mais elles sont plus fréquentes, le pouls de l'enfant bat deux fois contre une de l'adulte, & trois contre une du vieillard, toutes choses dans l'ordre naturel ; l'action des solides sur les liquides doit par conséquent être très-fréquente, & en même tems très-foible.

1200 De cette action des solides, il s'en-suit que, si l'enfant use d'alimens, dont les principes sont difficiles à tenir unis & s'assimilent difficilement à sa subitance, l'action des solides sera insuffisante pour les unir, les broyer & les atténuer ; en conséquence cela produira chez l'enfant *des matieres indigestes* dans les premieres voies, *des obstructions, des engorgemens* dans les secondes, les liqueurs seront épaissies ; de là naîtra *le carreau, l'atrophie, &c.*

1201 De l'action foible des solides sur les liquides, il arrivera que les humeurs n'étant point pressées, leurs principes se désuni-ront très-facilement, la partie séreuse, abandonnera la partie rouge, lorsque la moindre chose déterminera cette désunion; de là naîtront les *maladies séreuses*, le tempérament des enfans *sera aqueux, pituiteux*. Nous serons donc dans le cas de diviser les maladies des enfans en maladies séreuses, maladies d'empâtemens, & maladies convulsives.

De l'enfant hydrocéphale.

1202 Les enfans viennent quelquefois au monde avec la tête pleine d'eau, c'est ce qu'on appelle hydrocéphale, quand cette maladie attaque les enfans dès les premiers inftans de la conception ; elle produit le femi-acéphale : ces enfans viennent vivans au monde, mais ils ne tardent pas à périr.

1203 L'enfant peut naître hydrocéphale, & pour lors on en distingue de deux especes; la premiere, lorsque l'eau est dans les ventricules, est mortelle; l'autre, lorsque l'eau est dans le tissu cellulaire, ce qu'on appelle œdème de la tête : on ne peut connoître cette maladie, l'enfant étant encore renfermé dans la matrice; on ne peut même lui assigner des causes bien certaines.

1204 Les effets de cette maladie sont ceux ci : L'enfant a la tête *fort grosse*, *les os du crane sont écartés* les uns des autres, les *tégumens distendus*, *la tête est transparente*; on distingue *les sinus*; si la maladie n'a pas été considérable, au point d'empêcher l'enfant de venir au monde, *il est stupide, hébété, le cerveau est comprimé, distendu.*

1205 Cette maladie est mortelle; le cerveau est distendu, réduit à une simple membrane d'autant plus mince, que la cause de la distraction est plus grande, que l'amas d'eau est considérable; en un mot, elle détruit le premier de nos viscères; & quand on trouveroit le moyen d'évacuer les eaux, il ne seroit pas possible de rendre à cette partie sa premiere organisation.

1206 L'hydrocéphale peut venir à l'enfant après la naissance, ou exister avant : s'il existe avant la naissance, il n'y a point de remède; s'il n'existe pas,

comment reconnoître l'état du cerveau &
son hydropisie avant l'écartement des os ?
Je crois que cela est impossible ; il est rare
même que l'on soupçonne cette maladie.

1207 Dans le cas de soupçon, des Auteurs conseillent d'appliquer *un séton*, *un cautére*, *les véficatoires*, l'administration *des hydragogues* ; d'autres, conseillent *des scarifications*, *la preffion*, ou *le ferrement* ménagé & perpétuel des eaux du crâne par le moyen d'un bandage. Ces derniers moyens pourroient, je crois, réuffir dans les premiers mois de la naiffance ; mais paffé six mois, ils font insuffifans : au reste, je ne rapporte ici que le sentiment de plufieurs Auteurs, & ce qu'ils confeillent ; car le peu que j'ai vu de *ces maladies* n'ont jamais eu de bons succès.

Du spina bifida. 1208 On appelle spina bifida l'hydropisie de l'épine ; c'est un amas d'eau qui se fait dans la gaine qui enveloppe la moëlle ; il peut être plus haut ou pius bas ; mais le plus volontiers on le trouve aux vertebres lombaires : la préfence de l'eau empêche l'offification de l'épine ; en conféquence le canal de l'épine fait dans cet endroit une gouttiere, au lieu d'un trou rond.

1209 Cette maladie est mortelle, on ne peut y apporter aucun remède ; *les incifions*

fions, *les compreffions font inutiles*; par conféquent quand il tombe entre les mains
d'un Accoucheur de pareilles maladies, il
ne peut faire qu'un prognoftic très-fâcheux,
& il doit prendre toutes les précautions néceffaires pour éviter qu'on ne lui attribue la
mort de l'enfant.

1210 L'hydrocele eft l'amas d'eau dans
la tunique vaginale du tefticule, & le tiffu
cellulaire du dartos. L'on voit des enfans
venir au monde avec cette maladie ; on en
voit d'autres à qui elle prend dès la premiere enfance : le maillot feul peut fouvent
la produire, & fi l'on s'en apperçoit, il faut
en ôter l'enfant, le mettre à fon aife, &
il guérit tout feul.

1211 Si cela ne fuffit pas, l'on baffine
les parties avec *du vin aromatique alumi-
neux*, dans lequel on a fait diffoudre un
peu de *fel ammoniac*, avec de l'eau *de vie
camphrée*; d'autres fe fervent d'*aftringens* :
on laiffe fur les bourfes des compreffes im-
bibées de ces liqueurs : fi malgré ces petits
remèdes la tumeur augmente, & gêne l'enfant, il faut faire une *moucheture* de chaque
côté, enfuite on les panfe fuivant les regles
de l'art.

1212 La vibratilité de la fibre eft, comme
on fait, en raifon de leurs efpèces & quantité : plus une fibre eft mince, plus elle eft

De l'hydro-
cele.

Des convul-
fions.

D d

facile à se mettre en mouvement & à se tendre ; &, comme je l'ai déjà énoncé, les causes qui chez l'adulte agiroient très foiblement, sont capables de causer à l'enfant nouveau né les convulsions les plus violentes.

1213 Les convulsions sont universelles ou particulieres ; si elles sont à l'estomac, elles occasionnent le vomissement; aux bras, aux jambes, ce qu'on appelle *insultus epilepsiæ* : enfin elles peuvent arriver aux yeux, au visage ; ces dernieres sont plus fréquentes.

1214 Les Auteurs attribuent la cause déterminante des convulsions aux dents : cette cause peut exister quelquefois ; mais elle n'est pas le principe de la maladie, la plupart des convulsions des enfans viennent *des douleurs du bas ventre*, & presque routes commencent par cette partie : la preuve en est que quand les enfans sont vidés, les convulsions cessent ; *la douleur, les vers, les matieres indigestes* sont donc les causes des convulsions.

1215 La plupart des enfans qui meurent dans les convulsions, sont ceux qui sont nourris par d'autres que leurs meres ; ceux qui sortent de peres & meres vaporeux, ceux qui d'une nature & d'un tempérament délicat sont alaités par une nourrice forte & robuste, & *vice versâ*; ceux enfin qui sont alaités par une nourrice qui n'a nulle analogie avec l'âge & le tempérament de la mere.

1216 *La mauvaise qualité du lait , son peu d'analogie* produisent des coliques; *la gêne de l'enfant dans* le maillot *, l'air trop froid , trop chaud , la nourriture trop solide* sont autant de causes qui non seulement produisent des convulsions , mais qui peuvent encore faire périr l'enfant très promptement.

1217 *Le ventre* se crispe le premier , *& ce resserrement se fait par ondulation.* Les nourrices appellent ce mouvement *grouillement. l'enfant tourne douloureusement la tête , les narines s'agitent , ses yeux* se tournent en tous sens, mais sur-tout du côté de la partie supérieure ; *les levres* sont agitées de mouvemens convulsifs, *l'enfant ne peut prendre le teton , son gozier* est serré , *la langue tremble ,* il n'a *plus la force de crier ,* enfin il ne tarde pas à périr.

1218 Dans cette maladie il faut toujours commencer par *vider* l'enfant : persuadé qu'il n'y a que la sabure des premieres voies qui cause cette maladie· Je commence , quand je suis appelé de bonne heure, par *purger* l'enfant, car au bout de 36 h. il n'est quelquefois plus tems : si l'enfant ne peut rien avaler , on lui donne un lavement avec *le vin émétique ,* cela le fait vomir , par ce moyen l'on obtient quelquefois guéri-

D d ij

fon , on donne enfuite *l'Ipécacuanha* , 6 , 7 grains à un enfant de fix mois, & 3 ou 4 à un enfant de 3 mois.

1219 Les dents peuvent auffi occafionner les convulfions , mais elles ne feront jamais caufes premieres, ce fera toujours *la fabure* qui les occafionnera ; dans ce cas, il faut commencer par *vider* le petit enfant; après quoi l'on pourra *lui tirer une cuillerée de fang* , & fi les gencives font trop fortes , & que la dent ne puiffe percer , il faut de nécef-fité les ouvrir avec la *pointe d'un biftouri* : voilà le moyen le plus sûr & le plus prompt , & il faut éviter tous ceux dont les nour-rices fe fervent.

Du vomiffe-ment.　　1220 Le vomiffement des petits enfans eft une chofe fi commune, & on le regarde de fi peu de conféquence, que l'on n'y fait pas attention : l'on a tort , car il peut être tel, que l'enfant ne prenne aucune nourri-ture, tombe dans le marafme ; quand la diarrhée s'y joint , l'enfant ne tarde point à périr : dans le premier tems le vomiffement provient d'une fimple contraction de l'ef-tomac ; dans le fecond , il y a obftruction des glandes du mefentère ; je vais d'abord parler du vomiffement qui provient de la contraction convulfive de l'eftomac.

1221 Chez l'enfant il y a irritabilité , en conféquence l'eftomac fera plus facilement excité à la convulfion ; chez l'enfant *l'ef-*

tomac n'est point étendu de gauche à droite, *il est rond*, *le foye* est très-gros, le *comprimé*, & il n'allonge *le pylore* du côté droit, qu'en proportion que le foye semble se reculer dans l'hypocondre droit : *l'estomac doit donc* plus souffrir de la contraction, & se contracter plus facilement, puisqu'il a une figure presque sphérique.

1222 *L'œsophage a très-peu de longueur, il y a peu de chemin* du cardiac au gosier, *la poitrine est courte, le diaphragme est plus bombé* que chez l'adulte : toutes ces circonstances tendent à rendre le vomissement très-facile chez les enfans. L'on sçait tous ces phénomènes, & c'est là, je crois, la raison qui détermine à ne pas faire beaucoup d'attention à cette maladie.

1223 Quand le vomissement est léger, il n'est pas beaucoup à craindre, c'est une chose presque naturelle : on voit des enfans qui se portent très-bien, quoiqu'ils aient beaucoup vomi : à la fin ils s'accoutument au lait ; cependant il vaudroit beaucoup mieux qu'on changeât la nourrice : si le vomissement est considérable, les enfans ne prennent point de nourriture, ils deviennent alors *atrophiés*, & ils ne tardent pas à périr.

1224 Quand c'est la quantité de lait qui occasionne le vomissement, il faut recom-

mander à la nourrice d'en donner très-peu
à la fois à l'enfant ; fi le lait n'eft point analogue à l'âge de l'enfant, il faut de néceffité
le changer, fans cela l'enfant ne tarderoit
pas à périr, ou feroit toute fa vie foible,
délicat, & d'une mauvaife conftitution : fi
l'on ne veut pas changer la nourrice, il faut
donc corriger fon lait ; s'il eft trop épais,
il faut la faire vivre d'*herbages*, *de légumes*,
lui défendre les *alimens fucculens* ; fi le lait
eft jaune, il faut lui faire faire ufage de fubftances *aigrelettes & tempérantes* ; fi malgré
ces foins continués pendant long-tems, le
vomiffement exifte, il faut *émétifer* l'enfant,
& tâcher par ce moyen de le dégager de
l'embarras qui exifte dans fon eftomac.

1225 Il faut obferver de quelle qualité
eft le lait que l'enfant vomit ; pour qu'il foit
dans fon état naturel, quoique caillé, il
doit être exempt de mauvaife odeur & de
couleur vicieufe ; car s'il fe trouvoit em-
preint d'une de ces mauvaifes qualités, ce
feroit une marque qu'il fe feroit mêlé avec
le lait quelques humeurs dépravées, auxquelles il faudroit remédier.

1226 L'examen des couches eft très effentiel : fi c'eft du lait caillé qui les faliffe,
il faut partir de ce figne pour donner à l'enfant quelques remèdes toniques évacuans,
comme *l'eau de rhubarbe*, ou *le firop* qui eft
compofé de ce médicament ; il faut bien

distinguer du lait caillé des matieres blanchâtres & engrumelées, qui quelquefois sont plutôt des parties chyleuses, mêlées avec la bile, que du lait ; pour ne pas se tromper, il faut examiner le ventre de l'enfant ; s'il est dur & très gros, pendant que les autres parties du corps sont maigres & atrophiées, c'est du chyle & non du lait caillé ; si c'est du lait, le ventre est plat & mollet ; ces deux maladies demandent un traitement particulier : dans l'une, *il faut fortifier* les fibres de l'estomac ; dans l'autre, il faut tâcher de *désobstruer* les voies & les organes qui servent à la chylification, c'est ce que nous allons examiner.

1227 Les humeurs péchent toutes ou par acrimonie, ou par trop de consistance. Il est rare chez les enfans qu'elles péchent par ténuité, c'est toujours par épaississement ; c'est là l'origine des obstructions qui attaquent les enfans dans leurs premieres années, lorsqu'on les sévre, & même beaucoup au-dela ; ces obstructions peuvent se former par tout le corps, ou n'occuper que certaines parties ; mais c'est particuliérement aux glandes du mesentère qu'elles se rencontrent.

Des obstructions.

1228 L'obstruction commence quelquefois *par la rate, gagne le foye & les autres viscères* du bas ventre ; alors *ils se durcissent, se gonflent.* C'eſt à cette maladie que l'on a donné le nom de *carreau ;* dans une autre eſpèce, il n'y a que les *glandes du meſentère* obſtruées, *le chyle* ne peut y paſſer, l'enfant tombe *en chartre,* c. à d. *s'atrophie,* & périt en peu de tems ; il ne faut pas confondre *le rachitis avec la chartre :* ces maladies ſont bien différentes, c'eſt ce que nous ferons voir.

1229 Les cauſes qui donnent naiſſance à cette maladie, ſont dans les enfans *la foibleſſe & l'humidité de l'eſtomac ;* en conſéquence *la digeſtion* ſe fait mal, *les matieres* paſſent trop vîte, elles ne reçoivent point la préparation néceſſaire, de-là vient que leurs excrémens ſont toujours fluides, *la limphe* s'épaiſſit, de-là vient la bouffiſſure ; il y a des nourrices qui ont aſſez peu de bonne foi pour donner *de la bouillie* dès les trois premiers mois, ce déteſtable aliment forme *un chyle épais* qui produit à la longue *les obſtructions.*

1230 Quand le carreau a lieu, *le ventre* eſt plus ou moins gros, il y a *tumeur inégale, très-dure, fort renitente : elle exiſte* d'abord *au bas de la région hypocondriaque, elle deſcend* peu à peu *vers le nombril,* enſuite gagne *'hypogaſtre,* dans ce cas *les jambes, la poitrine, le viſage ſe gonflent peu à peu, la fiévre s'allume* inſenſiblement, & l'enfant périt en peu de tems.

1231 Les enfans font attaqués de cette maladie à 6 ou 7 mois, rarement avant ce tems ; mais ils y font très-fujets lorfqu'on les févre, & beaucoup au-delà ; *le carreau, l'atrophie* fe confondent pour lors, *les inteftins fe brouillent, fe mêlent*, à moins que l'enfant n'ait une fiévre très-vive, & ne reffente des douleurs de colique.

1232 La maladie portée à un certain degré, eft incurable, & même dès le commencement il eft très difficile de la guérir ; s'il y a maladie aigue, l'enfant meurt très-vîte : quand *l'atrophie* eft pouffée à un certain degré, il eft inutile de fonger à guérir l'enfant, on ne doit chercher qu'à lui prolonger les jours ; mais dans le commencement de la maladie, il faut faire boire à l'enfant une décoction de *grande fcrophulaire*, lui mettre dans tout ce qu'il prend quelques *poudres apéritives*, lui appliquer fur le ventre une emplâtre *incifive & fondante*.

1233 Il faut mettre le malade à l'ufage *d'alimens légers, de facile digeftion*, lui mettre dans tout de la poudre de *racine de grande fcrophulaire*, un peu d'*Ipécacuanha*, effayer *la panacée*, faire fur le ventre des embrocations *avec le mercure*, lui faire boire *l'eau de favon*, en commençant par la faire très-légere.

1234 Je me fuis fervi avec beaucoup de fuccès, fur la fin de ces maladies, de *l'huile de lin*, prife intérieurement & en petite quantité.

Du dévoye-ment.

1235 Les enfans font affez fujets aux flux de ventre, fur tout lorfque les dents commencent à vouloir percer, cela vient de ce que la fermentation, qui eft néceffaire pour faire les dents, échauffe & met les humeurs en mouvement ; l'enfant etant alors plus altéré, il téte davantage, & fon eftomac ne pouvant digérer tout le lait, il eft obligé de le rendre, à l'aide du vomiffement, ou s'il ne le vomit pas, la digeftion fe fait mal, & occafionne le flux de ventre.

1236 Ce flux de ventre peut être ou humoral ou lientérique ; s'il eft humoral, l'on peut purger l'enfant *avec l'eau de caffe égui-fée*, ou avec *de la manne*, ou avec *un peu de jus de pruneaux* ; lorfqu'il eft lientérique, on doit le purger avec un peu de *rhubarbe tor-réfiée*, lui donner une boiffon qu'on édulcorera avec un peu de *firop de coing*.

1237 Si l'enfant n'a point de fiévre ni autre accident, il ne faudra rien craindre ; néanmoins s'il continuoit long tems, il faudroit y remédier à raifon de la continuelle évacuation des humeurs, qui feroit périr l'enfant en très-peu de tems. Pour le faire, on commencera par examiner le lait de la nourrice, *on fortifiera l'eftomac de l'enfant*, enfin on employera tous les autres petits remèdes néceffaires, ayant toujours égard au flux de ventre.

Du rachitis.

1238 De l'acrimonie, de l'acefcence des

humeurs de l'enfant naissent beaucoup de maladies différentes : le rachitis est une des plus fâcheuses. Souvent la nature cherchant à se débarasser de cette humeur morbifique, produit une crise, & jette cette humeur sur la peau, de là naîtront *les crusta lactea*, *les galles*, *les teignes*, *les feux sauvages*, *les gourmes*, &c. Cette crise est très-familiere aux enfans, leur peau étant extrêmement délicate.

1239 La cause du rachitis est très difficile à déterminer; néanmoins les os s'amollissent non-seulement à leurs extrêmités, mais encore dans leur milieu, où la substance est plus compacte; or rien n'opere le ramollissement des os comme les acides, l'origine de ce levain acide chez les enfans est le lait dépravé, qui devient acescent; c'est donc la matiere aigre qui produit le ramollissement des os ; & tout ce qui pourra occasionner l'acescence du lait, sera la cause disposante de cette maladie.

1240 Les enfans les plus sujets au rachitis sont ceux qui sont sortis *de peres & meres âgés*, *attaqués de rhumatismes*, *de gouttes*, *de maladies vénériennes*, *de maladies de peau*, ceux qu'on éleve dans des *endroits humides*, ceux qu'on éleve à *Paris*, qui ne font point *d'exercice*, qui respirent *un air lourd*, *qui ne sortent* presque jamais.

1241 Dans le commencement de la maladie, l'enfant a beaucoup de peine *à marcher*, *sa petite machine s'affoiblit*, *ses muscles* n'ont plus la même force, *il dandine, il est triste, morose, veut toujours manger, le ventre se tuméfie, devient bouffi*, le reste du corps *s'amaigrit*, excepté *le visage*, qui est *plus gros, plus gonflé*, qui paroît considérable *par l'amaigrissement du corps*; les os dans ce tems ne sont gonflés que dans leurs parties cartilagineuses, les mouvemens sont peu gênés; mais bientôt le mal augmente, *les os fléchissent, se courbent*, l'enfant *devient paresseux*, ne veut, ou ne peut *plus marcher*, il est continuellement *assis*, *ou sur les bras de sa gouvernante*.

1242 Pendant ce gonflement, les fibres du cerveau se développent; *ces enfans sont spirituels, s'appliquent assidûment aux choses* qui demandent de l'attention, *ils sont précoces, l'épine se contourne* de différentes manieres, *la poitrine s'écrase, la difficulté de respirer vient*, ces enfans *font asthmatiques*, souvent *ils crachent le sang*, ils deviennent *phtisiques*: voilà par degré l'état où se trouvent les enfans rachitiques.

1243 Souvent l'on confond le rachitis avec la cachexie: ces maladies sont pourtant différentes. Nous venons de voir les symptômes de l'une, nous allons voir les symptômes de l'autre; dans cette derniere, les enfans *font pâles, ne font pas plus paresseux que leur foiblesse l'exige*, ils n'ont point d'appétit, ils ont *le dévoyement*, c'est ce qui ne se trouve point dans le rachitis.

1244 Pour remédier à cette maladie dans son principe, il faut commencer par envoyer l'enfant *à la campagne*, ne lui donner *aucun laitage*; s'il est à la mammelle, défendre toute autre nourriture que le teton, lui faire boire, ainsi qu'à la nourrice, une *infusion théiforme de racine de garance*, le purger de tems en tems avec *le cristal minéral*; si le lait de la nourrice est de mauvaise qualité, il faut la changer sans balancer.

1245 Si l'enfant est sevré, il faut lui prescrire un régime de vivre, lui défendre les *aigres*, le nourrir *de pain, de bouillon*, & le purger avec *les amers*, lui faire faire beaucoup *d'exercice*, ne jamais le laisser *tranquille*, lui défendre d'être *assis*; il vaut mieux pour lui d'être par terre tout étendu : on le purge avec *les amers*, le sel *d'epsum*, on lui fait prendre *l'Ipécacuanha* à petites doses; mais le meilleur de tous les remèdes est le *bain froid, l'exercice*; on se détermine fort difficilement pour le premier dans ce pays ci.

1246 Quand une femme a la vérole, il est rare qu'elle conçoive; si elle conçoit, le plus souvent elle avorte; mais elle peut gagner la vérole étant grosse, & la grossesse continuer, l'enfant qui naîtra sera entiché du vice vénérien; par conséquent il

De la vérole.

ne faut pas le donner à une nourrice, il ne tarderoit pas à la gâter, à moins que prévenue, elle ne voulût paſſer les grands remèdes : ſi la mere eſt traitée de ſa maladie pendant la groſſeſſe, & que le traitement ſoit fini avant qu'elle accouche, l'enfant ſera ſain, & il n'y aura rien à craindre.

1247 Le traitement eſt le même que pour les adultes, cependant il eſt plus aiſé de traiter de la vérole un enfant à la mammelle, que lorſqu'il eſt ſevré ; il eſt même très-rare dans ce tems qu'il ne périſſe pas ; quand il eſt au teton, il faut adminiſtrer *le mercure* à la nourrice, & très légérement à l'enfant, lui mettre ſimplement *des linges impregnés de mercure* ſur les puſtules, & lui en appliquer dans différentes parties de ſon corps : on peut par gradation pouſſer la *friction* juſqu'à un gros.

1248 Les filles dans les premiers tems de leur naiſſance ſont ſujettes à un écoulement par la vulve, qui quelquefois eſt très-âcre, l'intérieur de la vulve eſt irrité, l'humeur qui eſt aux environs des aînes & des replis des grandes lévres peut ſe fondre, devenir acrimonieuſe, & occaſionner des chancres. Cette maladie à la premiere inſpection annonceroit la vérole, mais il ne faut pas s'y tromper, ces enfans ſont très-ſains, il ne faut que de la *propreté* ; s'il y a des chancres, comme *ils ſont benins*, on les panse avec un *digestif simple*, & quand ils font guéris, on a soin *de laver ces enfans au moins tous les deux jours.*

1249 La coqueluche est une espèce de catharre, accompagné *de fiévres, de maux de tête, de foiblesse, de difficulté de respirer, de toux, de douleurs vagues.* Les enfans attaqués de cette maladie vomissent tout ce qu'ils mangent, ont un cri guttural : la durée de cette maladie est ordinairement de six semaines. Les causes de cette maladie, qui quelquefois est épidémique, est un vice particulier dans l'air, qui occasionne l'épaississement & l'âcreté de la lymphe contenue dans l'estomac & les poumons.

De la coqueluche.

1250 Pour traiter cette maladie, le meilleur de tous les remèdes est *le vomitif*, & pour lors il faut se servir de *l'hypécacuanha*, avec une petite infusion *d'Issope*, ou *d'hérisimum* pour boisson, il est rare que la coqueluche dure après deux ou trois vomissemens ; si cela arrive, il y a stase dans les poumons, dans ce cas *l'Ipécacuanha* ne peut rien, malgré l'expectoration, & l'enfant périt.

1251 Le levain morbifique, les crudités qui infectent les humeurs de l'enfant, se jettent quelquefois à la peau, & produisent différentes maladies, qui toutes sont salutaires & bénignes ; ces maladies sont, *le*

Des maladies de la peau.

cruſta lactea, les feux ſauvages, les boutons, les exanthèmes.

1252 Le cruſta lactea n'eſt autre choſe qu'une croûte laiteuſe qui vient au viſage, qui le couvre tout entier, qui s'étend juſqu'au cuir chevelu ; ſi elle attaque les oignons ou bulbes des poils, elle prend le nom de teigne, & pour lors elle n'arrive qu'à quatre ou cinq ans : cette maladie eſt contagieuſe, au lieu que toutes les autres ne le ſont pas. Les boutons, les rougeurs qui arrivent aux feſſes, viennent toujours de la malpropreté ; les enfans qui ne ſont point emmaillottés, & que l'on eſt obligé de *changer ſouvent*, n'ont point de ces maladies.

1253 Quand l'enfant eſt ſain, il ſuffit de *le rafraîchir*, ainſi que la nourrice, les *purger* de tems en tems, mettre quelques adouciſſans, comme de la crême, du cerat, &c. ne jamais tenter les répercuſſifs ; car c'eſt une criſe ſalutaire ; ſi on faiſoit rentrer cette humeur, elle pourroit ſe jeter ſur le poumon ou le bas-ventre, & faire périr l'enfant.

FIN.

TABLE DES MATIERES.

PREMIERE PARTIE.

LIVRE PREMIER.

E e

LIVRE TROISIEME.

Des Maladies des femmes grosses.

SECONDE PARTIE.

LIVRE PREMIER.

E c iij

LIVRE SECOND.

APPROBATION.

J'Ai lu par ordre de Monseigneur le Chancelier, un Manuscrit qui a pour titre : *Traité des Accouchemens*, *par M. Deleurye, Fils, Conseiller & Chirurgien ordinaire du Roi au Châtelet de Paris.* Cet Ouvrage, destiné aux Leçons particulieres de l'Auteur, doit être accueilli des Eleves qui connoissent les talens héréditaires & acquis de ce Maître de l'Art sur la partie qu'il professe : je n'y ai rien trouvé qui puisse empêcher la permission de l'imprimer. A Paris, le 15 Novembre 1769. LOUIS.

PRIVILEGE DU ROI.

LOUIS, par la grace de Dieu, Roi de France & de Navarre : A nos amés & féaux Conseillers, les Gens tenans nos Cours de Parlement, Maîtres des Requêtes ordinaires de notre Hôtel, Grand Conseil, Prevôt de Paris, Baillifs, Sénéchaux, leurs Lieutenans Civils, & autres nos Justiciers qu'il appartiendra ; SALUT. Notre amé le Sieur DELEURYE, Maître en Chirurgie, Nous a fait exposer qu'il desireroit faire imprimer & donner au Public, un Ouvrage de sa composition, qui a pour titre, *Traité sur les Accouchemens*, &c. S'il Nous plaisoit lui accorder nos Lettres de Privilége pour ce nécessaires. A CES CAUSES, voulant favorablement traiter l'Exposant, Nous lui avons permis & permettons par ces Présentes, de faire imprimer ledit Ouvrage autant de fois que bon lui semblera, & de le faire vendre & débiter par tout notre Royaume, pendant le tems de six années consécutives, à compter du jour de la date des Présentes Faisons défenses à tous Imprimeurs, Libraires, & autres Personnes de quelque qualité & condition qu'elles soient, d'en introduire d'impression étrangere dans aucun lieu de notre obéissance ; comme aussi d'imprimer ou faire imprimer, vendre, faire vendre, débiter ni contrefaire ledit Ouvrage, ni d'en faire aucun Extrait sous quelque prétexte que ce puisse être, sans la permission expresse & par écrit dudit Exposant, ou de ceux qui auront droit de lui, à peine de confiscation des Exemplaires contrefaits, de trois mille livres d'amende contre chacun des contrevenans, dont un tiers à Nous, un tiers à l'Hôtel-Dieu de Paris, & l'autre tiers audit Exposant, ou à celui qui aura droit de lui, & de tous dépens, dommages & intérêts : à la charge que ces Présentes seront enregistrées tout au long sur le Regiftre de la Communauté des Imprimeurs & Libraires de Paris, dans trois mois de la date d'icelles ; que l'impreſſion dudit Ouvrage ſera faite dans notre Royaume, & non ailleurs, en beau papier & beaux caractères, conformément aux Réglemens de la Librairie, & notamment a celui du dix Avril mil ſept cens vingt-cinq, a peine de déchéance du préſent Privilége ; qu'avant de l'expoſer en vente, le manuſcrit qui aura ſervi de copie a l'impreſſion dudit Ouvrage, ſera remis dans le même état où l'Approbation y aura été donnée, ès mains de notre très-cher & féal Chevalier, Chancelier Garde des Sceaux de France, le ſieur de MAUPEOU ; qu'il en ſera enſuite remis deux Exemplaires dans notre Bibliotheque publique, un dans celle de notre Château du Louvre, & un dans celle dudit ſieur DE MAUPEOU ; le tout a peine de nullité des Préſentes : Du contenu deſquelles vous mandons & enjoignons de faire jouir ledit Expoſant & ſes ayant cauſes, pleinement & paiſiblement, ſans ſouffrir qu'il leur ſoit fait aucun trouble ou empêchement. Voulons que la copie des Préſentes, qui ſera imprimée tout au long, au commencement ou à la fin dudit ouvrage, ſoit tenue pour duement ſignifiée, & qu'aux copies collationnées par l'un de nos amés & féaux Conſeillers, Secrétaires, foi ſoit ajoutée comme a l'original. Commandons au premier notre Huiſſier ou Sergent ſur ce requis, de faire pour l'exécution d'icelles, tous actes requis & néceſſaires, ſans demander autre permiſſion, & nonobſtant clameur de haro, chatte normande & lettres à ce contraires ; car tel eſt notre plaiſir. Donné a Paris le mercredi treizieme jour du mois de Décembre, l'an de grace mil ſept cent ſoixante-neuf, & de notre regne le cinquante-cinquieme.

PAR LE ROI EN SON CONSEIL.

Signé LEBEGUE.

Regiſtré ſur le Regiſtre XVIII de la Chambre Royale & Syndicale des Libraires & Imprimeurs de Paris, n° 967, fol. 88, conformément au Réglement de 1723, qui fait défenſes, art 41, à toutes perſonnes de quelque qualité & condition qu'elles ſoient, autres que les Libraires & Imprimeurs, de vendre, débiter, faire afficher aucuns Livres pour les vendre en leurs noms, ſoit qu'ils s'en aiſent les Auteurs ou autrement, & à la charge de fournir à la ſuſdite Chambre neuf Exemplaires preſcrits par l'art. 108 du même Réglement. A Paris, ce 29 Décembre 1769.

BRIASSON, *Syndic.*

www.ingramcontent.com/pod-product-compliance
Lightning Source LLC
LaVergne TN
LVHW011221170726
843501LV00002B/324